心理治疗经典与前沿译丛

Handbook of Systemic Psychotherapy

系统式心理治疗 工作手册

著者：［德］安德雷亚斯·弗利斯泽尔
　　　［德］瑞纳·史汶
译者：吕文瑞　任　洁　王素华　胡　斌
译校：闪小春
译审：刘　丹

华东师范大学出版社
·上海·

上海市版权局著作权合同登记 图字:09 - 2015 - 879 号

作者

安德雷亚斯·弗利斯泽尔(Andreas Fryszer)

心理学家、心理治疗师和儿童青少年心理治疗师。目前他主要作为训练师、督导师、管理顾问和教练私人开业。

瑞纳·史汶(Rainer Schwing)

心理学家和认证心理治疗师,系统式治疗和督导的培训师。他是系统式咨询实习机构负责人(德国汉瑙,Hanau),他也是一个活跃的、私人开业的心理治疗师、督导师、组织顾问和教练。

译审者

刘丹

现任清华大学学生心理发展指导中心副主任,清华大学心理学系兼职教授。北京大学心理学系临床心理学方向博士毕业,中国心理学会临床与咨询心理学专业机构和专业人员注册系统督导师(编号 D-06-42)。中国心理卫生协会心理治疗与心理咨询专业委员会委员及家庭治疗学组副理事长。德国德中心理治疗研究院副主席。中国心理卫生协会大学生心理咨询专业委员会委员。德国海德堡大学医学心理研究所访问学者。香港大学家庭研究院访问学者。主要工作领域:青少年心理咨询,婚姻与家庭治疗。

译校者

闪小春

同济大学博士研究生,上海大学翻译专业硕士,国家二级心理咨询师。同济大学心理咨询中心兼职咨询师,林紫心理咨询中心副主任级咨询师,曾任心融集团心理咨询师、主任,中化集团翻译,二级认证考试带教老师。多次担任世界心理治疗大会(IFP)、中德班精神分析连续项目等翻译。受训于中德精神分析督导组、中德(弗莱堡大学)心身医学和心理治疗高级研修班、中美精神分析联盟(CAPA)连续培训督导项目、国际巴林特小组、精神分析连续督导班(李鸣)、家庭治疗督导班(孟馥)、"一年四季"家庭治疗班(赵旭东)、结构式家庭治疗连续项目(李维榕)、策略式家庭治疗培训班及团体治疗项目(John Miller)等。

译者

吕文瑞

　　英国亨利管理学院(Henley Management College)MBA,上海财经大学经济学硕士;15年跨国公司高管经验,在中英、中加、中法合资企业担任财务总监;也曾担任董事会秘书、高级翻译、投资总监、投资部总经理。参加中美认知治疗、中德精神分析、中美团体咨询、中美创伤治疗、中德系统家庭高级班、李维榕三年结构式家庭治疗督导班、杜亚松家庭治疗督导班、孟馥家庭治疗督导班、中美国际婴幼儿青少年心理评估三年培训、萨提亚模式家庭治疗班、客体关系婚姻治疗培训班等。致力于亲子关系与家庭教育。

任洁

　　晋城大医院(晋煤总医院)心理咨询门诊医师,2011—2012年在德国法兰克福大学教学医院圣灵医院(Hospital zum Heiligen Geist)心身医学科进修心理动力治疗在临床的应用,第六期中德高级家庭治疗师连续培训项目学员兼第三轮、第四轮小组翻译,中德精神分析治疗师连续培训项目平行B班(2014—2016)第六组翻译。

王素华

　　副教授,中科院心理学硕士,国家二级心理咨询师,中国心理卫生协会专业委员会会员,发展与教育心理学专业,研究方向为青少年的情绪与行为,擅长家庭治疗、儿童青少年行为治疗,曾接受叙事治疗(吴熙琄)、中美澳儿童青少年叙事治疗(Jill Freedman & Jean Hutton)、中德高级家庭治疗(德方和中方教师)、萨提亚家庭治疗(John Beman)、意象对话治疗(朱建军)、绘画治疗(张同延)、沙盘治疗(张日昇)、精神分析(李鸣)等训练。目前在美国伊利诺伊州埃文斯顿家庭治疗中心学习。

胡斌

　　心理健康教育硕士,中学高级教师,中国心理学会注册助理心理师,上海市复旦中学心理咨询室负责人,国家二级心理咨询师、华大应用心理研究院资深咨询师。曾受训于"沙盘游戏疗法"(申荷永)、"房树人投射测验"(张同延)、"结构式家庭治疗"(孟馥和刘丹)、"心理咨询与治疗"(Frank Cardelle)、"中澳心理危机干预医疗队长和志愿者骨干培训班"、"精神分析案例督导"(李鸣)、"家庭治疗高级督导班"(李维榕博士)、"一年四季"家庭治疗系列讲习班(赵旭东教授)、中德班第六届催眠连续培训项目、中德班第六届系统式家庭治疗连续培训项目等。擅长儿童青少年成长、亲子关系、人际关系、神经症、职场人际关系及个人发展咨询。

一个学科的发展,不仅需要概论性及技术性的书,更需要梳理这个学科的里程碑式的奠基之作,以及介绍当今最新发展的重要著作。心理治疗在当今世界的发展,早已超越经典的各门各派的独立发展,而趋于后现代与本土的整合,在技术上百花齐放的同时,具有越来越多理论的共识。在这样的背景下,华东师范大学出版社发挥自身在教育心理出版方面的深远影响,以经典和专业为宗旨,带着研究开发的心态,认真整理,出经典,出精品;专业著作和大众成长类同时推出,以大众类图书普及知识,提供自助信息,以专业著作深化学科发展;翻译上细心打磨、多重审校,保证品质——这些都不失为回应现实需要、指导实践和引领学科发展的重要举措。

"心之源"丛书的选书、出书是个浩大工程。在选书过程中,不仅各位编委认真研究、积极梳理,家庭治疗的老前辈哈琳·安德森、李维榕博士大力推荐经典书目,约翰·米勒博士提供美国心理治疗领域百读不厌、经久不衰及最新的重要著作,来自中国台湾的吴熙琄老师、王浩威老师贡献多年合作选书出书的经验并推荐本土书目,身居加拿大的鲍立铣博士也积极参与。在众多学者、专家推荐的基础上,我们选择了重复推荐次数最多的书目先行出版,并且很荣幸地按计划推出第一批心理治疗的重要著作。在与多位不同年龄、资历的同道一起迎接这个初步成果的时刻,我想跟大家分享一下参与者们辛勤务实的匠心背后应该告诉人们的心愿、动机,以及他们在学理上对于心理治疗之"道"的领悟。

心理治疗在中国是一个既古老又年轻的学术技术领域,人们对它既感到熟悉,又觉得陌生。作为一种文化现象,利用情绪安抚、励志教化、行为规训等方法来改变人的心身健康状况,一直是我们中国的人文及医药传统的长项。可是,作为一个单独学科的心理治疗在中国并没有得到充分的发展,时至今日还没有合适的地位,其对社会、民众的作用也未得到认可。没有几本好书可看,就是这个学科屡弱的标志。

没书可看的局面,与心理学的发展历程以及在中国的坎坷命运有关。说到此处,一般就会有人提到具体的社会运动的影响。但我在此更想说有关认识论、方法论的问题。

自从西方的心理学在 19 世纪从哲学中"离家出走",努力把自己当作自然科学的一个分支发展以来,心理治疗由于其与人文的密切关联而成为一个纷争不断的问题领域。科学主义者用自然科学实证研究方法,力图将心理治疗里面的混杂因素甩干净,意图发现可观察的现象与事实之间的清晰的因果联系;而人文主义者恰恰顽强抵制着非人化的尝试,继续靠感悟、体验和思辨的方法,死守由心理学的哲学传统围起来的意义的王国。前者走的是"解释心理学"的路,后者走的是"理解心理学"的道。

例如,号称现代心理治疗鼻祖的弗洛伊德及其追随者们,用了科学的概念、术语,串起神话、催眠、自由联想、释梦、心理防御机制、客体关系、依恋等内涵丰富的人类体验,发展了庞大的理论与实践体系,曾经在西方占过心理治疗大半壁江山,也影响了心理学、医学及其他许多学科,但到现在也不被科学认可。相比之下,以巴甫洛夫条件反射学说为基础的行为主义,沾了前者的光,一路昂首挺胸走来,几乎所向披靡。不过,即使这个比较符合唯物主义、自然科学研究范式的心理学流派，其主要用途是用于"解释高级神经活动"，也并没有在改革开放之前的中国促成临床上的行为治疗的开展，因为一旦用于活生生的临床患者，心理治疗就不是像训练狗、鸽子、小鼠那么简单，一定是人文的实践了，而这又是上述时期不可能得到鼓励或支持的工作。

也就是说，片面强调科学性的解释心理学与重视人文的理解心理学之间的"方法之争"一直持续了百余年，加上我国社会的一些历史原因，二者结合以致显著影响了心理治疗的引进、传播与发展。这是近百年来的积弊沉疴，应该尽力革除、矫治。对此最有效的办法之一，就是引进出版国外的经典及重要的著作，并致力于及时整理、出版蕴含本土文化理论与实践的成果。

心理治疗与咨询方面的著作虽在近30年来有很多出版，但仍然存在以下问题：(1)不够全面，缺乏深度和系统性——或偏于概论性的基础读物，或重于实践导向的技术引进，或立足于某一流派的引介，缺乏整体的考虑，尤其是缺乏经典著作和理论发展源头的整理；(2)在专业与应用之间，科普与大众需求之间存在很大差距；(3)许多著作的学术价值不高，既不科学也缺乏人文精神与境界，有的著作翻译质量还有待提高。

除了精神分析和行为治疗，世界上很多其他行之有效的心理治疗形式和流派在中国的知晓率更低。在这些鲜为人知的流派中，有的比精神分析还偏向人文，如基于系统思想的心理治疗、基于后现代主义的心理治疗，以及各种表达心理治疗。相反，有一些心理治疗比经典的行为治疗更贴近冷峻的神经科学，如强调用简单躯体性运动来诱导神经活动调节的生物反馈、眼动脱敏治疗等。如果我们对于"理解心理学"有更加宽容、好奇的心态，如果对神经科学与心理治疗结合的应用现状及前景有更强的兴趣，就会发现，其实心理治疗领域十分宽广，前景无限。从出版书籍的角度说，我们就有了非常大的选择范围。

本丛书既选择了涵盖以往心理咨询与治疗的经典著作，又发掘表现当代的前沿理论和本土实践进展之重要著作，同时还推出大众成长类的优秀科普著作。丛书分为三个分部，包括：心理治疗经典与前沿译丛(陈向一主编)，华人心理治疗与咨询精粹丛书(王浩威主编)，七彩虹心理成长系列(孟馥主编)。丛书中，可谓是经典与精品汇集、理论与实践结合、专业与科普共享，满足各层次读者的需求。"问渠那得清如许，为有源头活水来"，希望这个丛书系列真正成为心理治疗领域里的清冽、甘甜之源泉，启发中国同道的澎湃创造力，滋养、培育出有本土文化内涵的、接地气的心理治疗理论和技术。

为了让心理咨询与治疗学界更加清晰地了解国外本学科发展的情况,华东师范大学出版社利用本身出版经典系列的优势与功力,开始编辑出版这一整套丛书。作为"心之源"丛书之一的"心理治疗经典与前沿译丛"的主编,出版社邀请我来写序。反思自己走过的心理咨询与治疗专业历程,从时间上来看,正好经历了一段它在国内发展的风云变幻时期。尤其在专业书籍的翻译出版介绍方面,自己也有一些参与的经历和体会,应该也有必要把它们写出来,为先行者留名,为后学者铺路。因为书系的跨度要求很大,它既要涵盖以往心理咨询与治疗的经典著作,又要有表现当代的理论和实践进展之重要著作,承前启后,为将来本专业的发展趋势作一些推演。面对如此重大的使命,一己之力总是太过微薄,难免挂一漏万。希望本文能够抛砖引玉,引发更多的人来反思和总结,继而扩展这段历程。

先说说我所了解的过去。西方心理治疗和咨询最初被引入国内是在 20 世纪 30 年代,从高觉敷先生翻译的《精神分析引论》起,国内心理学和精神病学界就开始了对西方心理治疗的介绍以及零星的实践工作。心理学方面早期能见到的资料多与心理测量和知识普及有关。从我较熟悉的精神病学领域来看,粟宗华先生创办了上海精神病院,其后夏镇夷等人在发展上海精神卫生事业上都功勋卓绝。在我国南方,凌敏猷教授从 1944 年起在湘雅医学院担任精神病学教授,同时开始教授和介绍精神分析等心理治疗的方法。在此阶段,先行者们较多的是翻译和撰写一些西方心理治疗理论流派的介绍性材料,少见自己独立撰写的相关著作。

1952 年,国内大学和学科的院系有一翻天覆地的调整,之后社会学和心理学专业基本被取消了,相关的理论和实践探讨也销声匿迹了。只有精神病学界还存留些许声响,可能当时被归于"自然科学"才得以留存下来。在 20 世纪 60 年代,四川医学院的刘昌永教授编写了全国高等医学院校教材《精神病学》。后来在 80 年代,国内翻译出版了牛津精神病学教科书,它们是国内较少见的介绍心理咨询与治疗的专业书籍。

1976 年后,湘雅医学院的左成业教授重回学校,开展工作。这位从教会小学就开始钻研英文的学者(同期还有许又新、刘协和等校友),主持《国外医学:精神病学分册》的编辑工作后,学校罕见地为他订阅了几十种国外的精神病学和心理治疗的原版杂志,以便及时了解国外最新进展。想当年,医院图书馆排列着印刷装帧得十分漂亮的一大排原版杂志,引来其他科室老师的羡慕,也吸引了国内许多单位派人前来检索、查寻资料。国内的精神科医生和从事心理治疗的人员,都以尽早看到《国外医学:精神病学分册》为荣,不少人甚至从微薄的工资里自费订阅。该杂志为精神科重振心理治疗、为现代心理咨询与治疗在国内的重新崛起发挥了不可忽视的作用。

可能大家都知道,1988 年在昆明召开的中德心理治疗讲习班上,那位刚被重新任用而敢挑重担,身处边陲而心忧天下的云南省精神病院副院长万文鹏先生,与几位国内同道(许又新、左成业、沈德灿、徐韬园、张伯源、杨华渝、张明圆等),提出了建立"中国心理治疗协会"的倡议,得到与会者的一致赞同。它也是后来中国心理卫生协会临床与咨询心理学专业委员会的雏形,同时也带动了中国心理学会临床心理咨询师注册系统的发展。从那以后,《国外医学:精神病学分册》连续和分批介绍了几种心理治疗流派,尤其是家庭治疗在国外的相关进展,翻译介绍了《系统式治疗词典》《系统式治疗对于精神分裂症和情感障碍的作用》的节选等,引发了一个小高潮。当时因为左成业老师就是1988年昆明讲习班上家庭治疗的翻译,他带领我们几个小医生(苗国栋、刘铁榜、朱少纯和钟丽萍等)反复领会和翻译国内从来没有介绍过的家庭治疗,同时也翻译了发表在美国精神病学杂志上的一些精神分析和行为治疗方面的重要文章。

在同一时期,国内的人文社会科学界也开始推出心理学原著的翻译和介绍,精神分析学说开始流行起来并引发了不少争论,记得当时曾看到在权威的《红旗》杂志上,有知名的外行人士撰文对精神分析加以批判,成为一段轶事。此时商务印书馆也开始在世界名著丛书里介绍心理学和心理治疗的书籍。1987年,《中国心理卫生》杂志创刊,1993年,《中国临床心理学》杂志出版。随后,国内能够见到翻译介绍国外心理咨询和心理治疗的书多了起来,其中轻工业出版社的"心理咨询与治疗"系列丛书起到了不小的作用。

我个人读书、买书和编书的经历,也是一个与此时代相关的饶有兴趣的过程。记得还是在医学院读书的时候,我第一本订阅的杂志是创刊不久的《医学与哲学》,第一本购买的心理治疗与精神医学的书是《基础精神医学》;参加工作后,第一本参与编辑的书是《行为医学》,第一次编辑的丛书是《精神医学丛书》(其中包括在当时颇有争议的许又新教授写的《精神症状学》),第一次独立统稿的百万字大部头著作是《基础精神医学(第二版)》。尽管如此,当时能够读到或找到的书实在有限。曾经有一段时间,我拥有市面上能够买到的所有精神医学与心理治疗的相关书籍,还不时以此为荣。不过这种情况并没有持续很久,随着国内翻译出版的书越来越多,我拥有的书的比例也越来越小了。回忆起来,买书的行为也可能是受到硕士生导师杨德森教授的影响,当时他每每从国外访学回来,最得意的事情就是不顾旅途劳顿,给我们一本本地介绍他带回来的一大箱书。大约从1993年开始,我自己也加入了购买外文心理咨询与治疗方面著作的行列。在不加选择地自己买、请朋友亲戚帮着买之后,才发现这样买书是难以穷尽的,而且买到的书也良莠不齐。再往后,2002年我有机会到香港中文大学师从马丽庄教授读博士,面试时她问我为什么来香港读学位,我说是为了多读书。她也确实最大限度地容忍我两年多只是在读书,直到不得不完成学校要求的开题、研究和答辩为止。十分感谢那一段读书的时光,让我发现书里面的许多学问。记得当时还专门去请教过石丹理教授,如何快速而有效地读书,如何选择要精读、多读的书。通过大量的阅读和比较,我体会到书本身是有规律的,这个规律表现在它们常常是围绕着几本经典的著作而展开或者发展的。那几本经典著作就像是基石,需要反复读、认真读,还要在通读其他书籍时去比较,在平时工作中去实践,让经典指导当前、预测未来。

绕了这么一大圈,现在回到正题上来。在国内,在过去的近百年中,我们经历的是信息匮乏、找不到好书、难得到好书的状况。过去的几十年里,我们开始有了越来越多的翻译著作。但是因为行业的稚嫩,专业水平辨识力不够,也因为出版业的市场导向,以往严格的查重、校对、编辑等把关手段近乎失效,使得已经出版的翻译作品良莠不齐,同一本书重复出版,甚至文不对题的荒唐笑话时有发生。

正是在这样的背景下，经过大家两年多的共同努力，"心之源"丛书之一的"心理治疗经典与前沿译丛"的首批著作得以推出。细心的读者可能已经发现，我们这个系列选的书是从系统论和家庭治疗开始的，我们翻译出版经典著作、发掘现代趋势里有分量的外文著作，当然我们还在继续努力，从更大更广的范围内，寻找心理治疗与咨询的经典和现代知名著作，加以翻译并介绍给广大读者，希望能为国内心理咨询与治疗的健康发展发挥力所能及的作用。也恳请国内的同道给我们推荐，让我们一起努力，希望在不久的将来，越来越多的具有国际水平和影响的我国本土原创著作能够得到出版。

陈向一
深圳华侨城倚荔楼
2015 年 11 月

目录

相遇使我们的人生更富有意义。

居伊·德·莫泊桑(Guy de Maupassant) 1850—1893

如果没有"德中心理治疗研究院"的培训项目,也就不会有这本中文版的系统式治疗手册。

2012年的春天,我作为讲师第一次来到中国,在上海与中方同事们共同完成了为期两年的"系统式家庭治疗高级培训"。这个培训是有着二十年悠久历史的"德中心理治疗研究院"旗下的项目。这个组织致力于采用德中双方老师一起工作的模式为中国的医生和心理学家提供各种不同流派的规范化培训。2016年春天我和我的妻子英格·里耶贝尔-弗利斯泽尔(Inge Liebel-Fryszer)还到北京与中方同事们一道去完成第一期为期两年的系统式培训督导班的最后一期课程。我目前也还在做着这项工作。

在中国进行的这个项目,最吸引我并使我欲罢不能的究竟是什么呢?答案很简单:就是在培训班上与中方同事以及学员们的那些相遇。在合作过程中,他们的那种投入、持续的好奇心以及开放性,使我们得以跨越文化的藩篱,共同成长、共同进步。

这种共同进步指的不仅仅是专业上的,在个人成长上也亦如此。因为由文化语言上的障碍出现沟通不畅时,往往会耗费更多的精力,需要我们有更多的耐心及宽容——当然,在我们的合作中这种情况是屡见不鲜的。在此我非常感谢为之付出努力的每一个人。

这与在治疗中我们和来访者的相遇是异曲同工的。如今,有研究表明,在心理治疗中成功的决定性因素是"关系"——这远远要大于方法和技术。

在此要感谢和我一起工作的中方老师:赵旭东、孟馥、唐登华、刘丹、陈向一、盛晓春、陈一心、姚玉红、林红、刘军、陈珏老师等,感谢在此期间翻译们给予的帮助,感谢培训班里的每位学员以及工作坊的所有翻译刘亮、史靖宇、王继堃、李雪霓。特别感谢"德中心理治疗研究院",最后还要感谢该项目的组织者:感谢朵瑞丝(Doris Biedermann)和马佳丽(Margarete Haass-Wiesegart)一直以来为这个项目坚持不懈的努力,并最终促成了这个译本的出版。

感谢所有人!

对于中国的读者,我希望你们能够从中汲取灵感,并创造性地将其转换为更适合于中国文化的方法。我们共同努力编撰此书的过程,衡量这一过程是否成功的标准在于:通过阅读此书,我们能否更好地帮到来访者?

安德雷亚斯·弗利斯泽尔(Andreas Fryszer)

法兰克福

2016.2

随着安德雷亚斯·弗利斯泽尔与瑞纳·史汶著的《系统式心理治疗工作手册》一书的面世,在中国首次有了一本专著,介绍如何将系统式思维方法运用于实践。

在作者的理论论述中,可以清楚地看到,他们没有流于狭隘的程式化的理论思路,而是开放地去对待系统治疗中各种不同的观点。对他们而言,症状不是一种简单的存在,而是个体对解决问题的尝试。在个体所处的家庭或是社会情境下,症状是可以被理解的,至少他们能看到它的功能。

该书评价了各种不同的系统式家庭治疗理论方法和迄今为止获取的经验,进而成为了这样一本对临床实践者大有裨益的使用指南。该书没有概括地去罗列一些方法,而是详尽地描述了应该如何着手进行治疗。首先要对已知的信息及互动情况(例如与一个家庭)进行分析,从而形成假设,然后进行治疗性干预。您可以通过该书所介绍的各式各样的方法得到相关的信息。

在该书中,作者不仅仅提供了一些实用性的指导,而且还通过来自不同工作领域中的实例阐述了其适用性。

在"系统治疗中的立场、价值观和角色"一章中,作者论述了治疗师应秉持的伦理学态度,强调了去关注人本身的重要性。治疗师自身在系统中的角色及卷入情况进行反思的必要性,该书也在多处对此进行了反复的论述。

无论是在理论上,还是在实际操作上,这本书对于家庭治疗师,系统式咨询师,以及其他领域的治疗师来讲,都颇值得一读。

马佳丽(Margarete Haass-Wiesegart)

朵瑞丝(Doris Biedermann)

早晨五点钟起床，为了不影响室友的睡眠，坐在厕所的马桶上看文献；上午八点半，开始一天的课程；晚上七点钟，听公开演讲；十点钟，和同学们聚在某个房间，面红耳赤地讨论白天的学习内容；十二点钟，手里翻着课程资料，坠入梦乡。

这是 1997 年 3 月的我，在昆明，在首期中德班，在系统家庭治疗组学习时的样子。

中德班课程设置中，安排每个人在培训过程中，都要接受自我体验。一个同学跑去找弗瑞茨·西蒙(Fritz Simon)投诉，大声嚷着："你们这样安排不合理！我接受自我体验的时候，就不能听老师的讲座啦！"大胡子西蒙轻轻地微笑着说："那你夜里两点以后来做自我体验吧，我那时可能有空。"他非常非常平静地说，我无比无比震惊地听，直到今天，我都记得他的眼神——穿越近二十年的时光，如此宁静深远的眼神。那个同学无奈地转身走掉了，而我，却再也无法转身——系统治疗，我深陷其中，无法自拔二十年。

那一刻，西蒙用他那高大的身躯、智慧的眼神、轻柔的语音、别具深意的微笑，传递给我——作为旁观者的我，最基础、最深刻而又最难以觉察，觉察后又最难以接受的系统治疗理念：人，永远无法了解系统的全部，你只能存在于系统的一个点上。无论你多么努力地一天学习十八个小时，你都无法了解系统的全部！

1998 年，在深圳举办的中德班培训中，德方老师现场与一个家庭会谈。金发碧眼的英格伯格·约纳什(Ingeberg Jonash)听了家庭的简单介绍后，亲切、温和而真诚地说："我是一个外国人，不了解你们的文化。请你告诉我，十年前从湖南迁移到深圳来，容易吗？那是怎么样的过程？"作为欧洲著名的家庭治疗师，她的这句话，顷刻颠覆了我对治疗师理想化的想象和期待。治疗师怎么会开门见山就说自己"不行"呢？！然而，这句"不了解"却调动了家庭的能量——为了让"老外"治疗师能懂，他们细细地诉说一起奋斗的历史，缓缓铺展的时空画卷和心路历程，既打动了听众，亦感染了自己。夫妻在讲完故事的时候，身体的姿态、目光的交流都与之前不同了，看起来他们彼此的关系已经悄然发生了变化。

系统治疗师相信，无论治疗师多么富有学识和经验，来访者总是更了解自己的文化和自身的经历，对自己的文化和自身的经历，也就更有发言权。因此，在系统家庭治疗的过程中，治疗师仿佛搭建了一个舞台，让来访者尽情演绎自己的人生，包括看似无法改变的回忆中的凄苦过去，以及看似难以企及的想象中的美好未来。当曲终幕落的时候，"演员"好像在不经意间，已经多多少少改变了对过去或悲观或偏执的看法，也已经真真实实地体验到了对未来或渴望或期盼的变化。

我着迷于系统治疗师的魅力，他们在治疗中，时而轻松地寒暄，时而好奇地询问，时而灵动地探索，时而随意地想象，时而顽皮地挑战。整个学习的过程中，我总是能感受到他们自然流露出的真诚、尊重、信任、严谨和智慧。同时，我也常常感到沮丧，因为老师们传授的知识涵盖广泛，训练的技术复杂多样，我被这门崭新的学问牢牢地吸引住了，也在其中迷惑、彷徨、摸索、锻炼了很多年。

2013 年，当我和安德雷亚斯一起担任中德家庭治疗督导师培训项目的教员时，我得赠于他,有了这本《系统式心理治疗工作手册》。翻看此书后,我心中不禁泛起了一丝嫉妒。我想,当年,如果我能有这样一本书,也许我学习系统治疗的道路就会轻松一些了。

《系统式心理治疗工作手册》是我见过的最结构化的教材。作为一本手册,该书没有把重点放在理论讲述上,而是作为背景资料,把相关的知识点呈现出来。该书的主要特色是按照临床实践的过程,详细地说明了系统治疗操作的过程和过程中使用的各种工具。当你还是一个新手的时候,通过阅读这本书,你可以很快得出思路和头绪,比较容易展开你与家庭工作的历程。该书的结构包括:系统治疗师的立场,如何通过观察准备会谈,如何处理搜集到的海量资料,如何制定针对性的决策,如何在治疗中有效地行动,以及最后重新回到治疗师的立场上来。其中第五章的干预技术丰富多样,一边令人眼花缭乱,一边惹人跃跃欲试。而我觉得最重要的,也是需要反复学习和演练的,是第三章的信息处理技术,其在其他流派和方法中比较少见的,是训练实践者提升系统思维能力的重要工具。

两年来,与安德雷亚斯·弗利斯泽尔和英格·弗利斯泽尔(Inge Fryszer)一起工作,我跟他们学到了严谨的工作态度、灵活的教学方式、真诚的合作精神。书如其人,我想各位读者在该书中不仅会学到作者的治学理念,也能体会到他们的为人准则。也许,二者结合,才是学习系统治疗的重要基础。

希望读者在享受专业知识的同时,也更享受生活,更自在地生活!因为,这是系统治疗带给我的终极诱惑。

刘丹

2016 年元月 18 日清华园

能为这本书写推荐序,让我感觉非常荣幸。回想 1997—1999 年在中德高级心理治疗师培训项目中度过的那些岁月,我仍旧激动不已。德国老师们为了帮助中国心理治疗事业的发展,不远万里,带来当今世界一流的心理治疗理论与技术。在那三年的时间里,孜孜不倦的教学态度,严谨的工作作风,充满智慧的技术引领,至今让我记忆犹新。那时的中国,心理治疗还处在"蛮荒时代",约一百多位来自祖国四面八方有志于心理学的学子,与二十多位德国最著名的心理治疗大师齐聚昆明,东方浪漫、感性、形而上的哲理与西方逻辑缜密、理性、思考深邃的哲学遭遇在一起。在德国老师眼里,中国学生聪明灵活,思维发散自由,行为不拘一格,要把我们纳入严谨的思维线条与清晰的行为路径并非一件容易的事情。与弗瑞茨·西蒙、英格伯格·约纳什、宫特·斯密斯等这些德国心理治疗大师们同在的时光中,奇迹发生了,不管是我们还是他们,生命由此而不同。

《系统式心理治疗工作手册》是一本中国心理咨询师与治疗师必备的工具书。它为我们展示了一种德国式的严谨、完整的临床心理咨询工作路径,构建咨询师面对来访者时的内在地图。系统是观察者的,不是来访者生活中真实存在的,观察方式决定观察的内容。系统式治疗是德国心理学对世界心理学独特的贡献,类似创建经典精神分析一样,是德国人内心的骄傲。除此之外,德国人还创建了积极心理治疗、家庭排列、情绪自愈理论等心理治疗技术。系统式思维与工作方法其实内涵着中国古老的文化与哲学。中国文化讲阴阳、五行、八卦之间的平衡与失衡,相互转化与制约,其实也是把存在看成一个系统。只是中国人务虚,喜欢宏观上把控系统观,工作中保持多变与灵动。德国人务实,把系统思想精确到每个咨询细节中,不仅在意咨客系统、咨客家庭系统、咨客所处的社会系统,还在意咨客与治疗师互动系统,这就是同在中的"我与你"。跟着该书中详尽的工作指南去思考与工作,心理咨询会成为一种轻松而富有创意的事情。

从最初学习系统治疗到现在,将近二十年。细细研读《系统式心理治疗工作手册》这本书,仍有醍醐灌顶之感,仍旧让我对德国老师们感恩不已。可以说没有当年德国老师们的无私贡献,不会有现在的我与我的心理学,也不会有今天中国心理治疗界的繁荣昌盛。心理咨询需要有一种认真的态度,在复杂混沌中寻求简单可见的脉络,在不确定下做确定的事情,在未知中去建构已知。这本书给予咨询师一个清晰可见的工作蓝图,正好弥补了中国心理咨询师聪明灵活过度,但智慧与认真不足的弱点,对每一个心理工作者与心理爱好者都是不可多得的宝典。

李子勋

2016 年 1 月 1 日

序言

大约二十年前，一些活跃在社会教育领域的同行曾询问维尼杰尔·贝乌斯（Winiger Beuse），是否有这样一种系统治疗的培训，它不仅仅局限于单纯的治疗技术，而更多地聚焦于传授社会福利和卫生保健专业工作者所必需的知识。当时，很少有这种性质的培训，至少在那个区域是没有的。大多数继续教育课程为临床治疗性质——即便它们也被冠以"咨询"这样的字眼。其中教授的方法往往源于治疗设置，而且指定仅限于治疗情境。作为家庭治疗师和各种培训课程的教师，我们的观察结论是：透过反思心理社会方面的工作，系统方法令受训者获益匪浅，而过于强调临床治疗取向的方法却往往收效甚微。

这最初的调查结果促使我们想要创立一个教学大纲。为此，四位此前鲜有联络的教学治疗师维尼杰尔·贝乌斯（Winiger Beuse）、艾瑞克·吕茨讷尔-雷（Erika Lützner-Lay）、阿图尔·果耶尔克-亨斯特（Artur Goerke-Hengst）和瑞纳·史汶（Rainer Schwing）坐在一起，共同编制了一个两年的继续教育课程。课程基于这个发起群体的需求，并考虑到他们自己在培训过程中的亲身体验。其目的是为社会工作领域、卫生保健领域的专家以及教育机构提供专业的系统知识。基于四位治疗师的互动和日益丰富的教学经验，我们成立了"系统式咨询实践研究所"（德语："praxis-institut für systemische beratung"，英语："praxis-institute for systemic counseling"）。

时至今日，回顾十八年来在四十个不同群体中使用此教学大纲的经验，我们可以看到，许多学科都有关于系统方法的诸多文献资料，市面上还有大量系统实践和具体方法的优秀基础著作。然而，描述整个心理社会实践的复杂性和为各领域提供指导的方法论教材则少之又少。

于是，我们决定选用自己的资料，其中部分源于我们与督导和培训学员的互动，在他们的参与之下这些资料得到了充分验证和精细调整。其目的是为他们准备一整套可以自行使用的方法。我们非常务实：希望学习这些课程的同行们能掌握一整套工具，以便在与各类群体（住院病人、非住院病人、半住院的病人）一起工作时，可以得心应手地运用。这些课程的参与者往往来自不同的领域，诸如：护理、心理咨询，或者个体和团体的支持者，他们是系统工具包的理想接收者。进而，我们也想帮助社会、教育和治疗行业的学生和学员们，他们需要实用的资料以备未来日常工作所需。

当然，没有放诸四海而皆准的方法。任何人试图原封不动地照搬书中的方法，都会首先遇到一个反应：阻抗。明智的选择是：取其精髓，根据来访者量体裁衣。仅仅通过大量的提问，一个访谈是不会自动变成系统的，或成为好的访谈；相反，方法必须因人和情景而异。

写作此书的另一个原因，是要呈现在五花八门的系统方法中涌现出来的种种工具。我们认为，考量不同理论背景，有意识地融合不同方法，将是面向未来的选择。这一信念在很大程度上决定了此书的结构，第 1 章将对此作详述。在阅读时，读者可能会发现，我们会在男性和女性的指称之间徘徊，这是为了尽力让讨论涵盖到两性。

然而，至关重要的是：没有哪种思想，当然也没有哪本书，是一两个人的成果。许多人直接或间接地参与了本书的完成,如:我们的家人,用耐心和支持陪伴我们工作;研究所的教员和同事,令我们获益良多并能开心工作;研究所的科学委员会更是提出建议、患难相助;我们的读者,提供了正反两方面的真知灼见;我们的来访者(clients)、同行和顾客(customers)也都不吝赐教。

特别感谢英格·里耶贝尔-弗利斯泽尔(Inge Liebel-Fryszer)、弗兰卡(Franca)、里纳(Lina)、里昂·弗利斯泽尔(Leon Fryszer)、简妮雅·施温格(Eugenia Schwing)、艾瑞克·吕茨讷尔-雷、维尼杰尔·贝乌斯、阿图尔·果耶尔克-亨斯特、韦雷纳·卡拉亨布尔(Verena Krähenbuhl)、玛格丽特.赫克(Margarete Hecker)博士、诺斯拉特·佩斯基安(Nossrat Peseschkian)教授及博士、露丝·海瑟(Ruth Heise)、英格瑞德·索尔格-韦德斯潘(Ingrid Sorge-Wiederspahn)、马瑞卡·埃德曼(Marika Eidmann)、海克·施瓦尔兹(Heike Schwarz)、汉斯·凡尔纳(Hans-Werner)、艾格曼·丹恩(Eggemann-Dann)、考尔德拉·阿尔菲思(Cordula Alfes)、埃尔玛·施诺克斯(Irma Schnocks)、安佳·迭杰尔(Anjia Deger)、卡罗拉·咖莫(Carole Gammer)、瑞内尔·保斯曼(Rainer Bosselmann)、安托尼·威廉姆斯(Antony Williams)、居尔格·哈特曼(Jürg Hartmann)、卡尔·沃尔纳(Carl Wörner)、弗利兹·格拉索(Fritz Glasl)博士、法兰克福慈善联合会和市中心的父母—青少年心理咨询团队、我们自己的系统式咨询实践研究所的团队、前心理学—教育学中心(PPZ e.V.)及其员工,以及我们的来访者、同行和顾客,都令我们获益匪浅。

关于此书的英译本需要说明:对先前用英文发表的文献,我们的引用基于原来的翻译。用其他语言发表的文献由我们译成了英文。未能找到英文原版的某些访谈,我们自己将德文资料译成了英文,这或许会与英文原版有出入,尽管访谈本身是用英语做的。

我们还要对翻译约瑟夫·阿·史密斯(Joseph A. Smith)表达特别的感谢,感谢他的聪明才干和奉献精神,以及耐心解答我们的诸多疑问。还要感谢艾米莉·法尔肯伯格(Emily Falkenberg)所做的大量工作,我们与她就澄清有关英式英语和美式英语的技术术语问题进行了许多讨论。还有出版商君特·佩雷斯汀(Güter Presting)、凡登霍耶克(Vandenhoeck)和鲁普雷斯特(Ruprecht),万分感谢他们对此项目的热诚支持、杰出贡献以及诸多鼓励。

特别感谢我们的父母,有他们的铺垫,才有此书的出版。

安德雷亚斯·弗利斯泽尔和瑞纳·史汶

前言

我原本更希望用我本人在面向社会工作者、社会教育者的教学和继续教育方面的经验来亲自来写这样一本书。不幸的是，由于个人以及职业的原因未能如愿。因而，我要恭祝瑞纳·史汶和安德雷亚斯·弗利斯泽尔，他们根据自身对各类助人者异常丰富的督导经验，写出了这本手册，其中包含大量实用方法，帮助人们去理解和应对最复杂、最麻烦的情况。他们展示了系统理论和系统实践是如何向各个领域的专业人员传授实用和有效的方法的，这既有助于解决现实问题，也有助于理解社会工作的通用理论。

作为大学里的教师，我们无数次听人提到，课程里的治疗概念和许多案例尽管有趣，却在真实情境中几近无用。可以说，那是让人感到非常挫败的体验。正如系统概念最初源自临床情境一般，本书引述的大量案例，均可用于助人者工作的各种领域。社会工作者和教育者聚在一起常常发现：他们的工作收效甚微，个个过度疲劳，缺乏休戚与共的体验，这是多么让人悲观的氛围啊！然而，这本手册经常提及的资源取向以及新方法、新概念带来的工作满意度和愉悦感，却能增强我们的工作胜任力。

同行们对使用神奇的"费城地图"(Philadelphia Map)这种简化的方法反应尤为积极，他们只需将自己个案的各种等级、关系和系统结构套入地图图示即可。然而，这个地图只应作为一种暂时的、测试性的诊断，并不是最终的、还会在助人的过程中不断变化的诊断：来访者不应被贴标签或简化成某种模式。进一步举例：找到诊断和进行干预不是截然分开的两件事；也不需要为探索做长时间的准备，一旦建立起"连接"(joining)，改变的过程就已经开始，比如，来访者与治疗师的第一次接触。这一方法支持咨询师鼓起勇气去触碰来访者更复杂、也许更顽固的系统。

本书为读者提供了许多非常实用的建议和具有想象力的方法来激发改变，比如在有异常行为的系统中加入改释、积极赋义、讲故事或插入仪式。但也不是说，读者因此就掌握了一个神奇的工具包，可以随手从中拿出解决方案了。而是说，系统治疗是"如何"始终处于前沿；最重要的是用系统治疗的方式去思考：系统思想和行动模式是基于系统理论背景下出现的具体事件，因而要保持理论与实践的紧密联系。

从许多比较研究中，我们知道各种类型的干预和学派之所以成功(或不成功)，很大程度上依赖于咨询师的人格和可信度，依赖于那个人对他或她自己方法的情感认同程度。手里掌握的工具决定了一切(*The hand that holds the tool is decisive*)。本书没有专门谈论咨询师人格的章节，但是在许多案例中都反复强调过，在来访者处于情绪应激状态时，咨询师对来访者的尊重是多么重要，在选择干预方案时要多么小心谨慎。想在系统概念和系统方案方面有更深发展的专业人员，将会发现很多资料指向一个事实：那就是你所构建的、帮助你更好地理解来访者的"地图"与实际情况往往不是一模一样的。事实上，实际情况与你用来帮助理解来访者的建构概念可以是迥然不同的。极端情况下，咨询师也许会选择使用以前不了解或不常用的干预方法，那就要观察来访者系统，并立刻问自己以下两个问题：来访者给了我什么样的反馈？我对这些反馈信号有多么敏感？

　　讲德语的国家拥有许多非常好的系统咨询和治疗的理论教科书。美国的一些先驱者在20世纪50年代和60年代已经开始超越个体，将视野扩展到来访者身处的情境因素上，我们从中获益颇丰。安德雷亚斯·弗利斯泽尔和瑞纳·史汶写了这本手册，深度处理了当今德国读者在生活和工作中面临的社会问题、法律问题和机构情况。书中涉及的案例研究涵盖了所有的社会阶层，从依赖于社会工作者帮助的结构混乱的贫困家庭，到向咨询师寻求帮助的中产阶级家庭，再到高度结构化的行政机构中的功能不良的团队。

　　目前在大城市的贫困区域，社会状态十分不稳，对更有经验的专业人员的需求变得空前的强烈。我希望有更多的同道阅读这本书，包括社会工作者、社会教育工作者、心理学家、精神科医生，实际上任何在从事关怀和关爱工作的人都可以读。我希望他们可以将帮助、建议和我们提供的选择整合在一起，推进日常工作。通过提高技巧和能力，他们可以更好地享受工作，乐在其中——当更广泛人群中的社会问题与日俱增时，这份职业上的成就感变得更有必要。

玛格丽特·赫克（Margarete Hecker）

1.1　概要

我们所做的一切,当然是指我们所做的专业上的一切,都始于我们所看见、组织及决定的一系列事情。在理想的情况下,该过程类似于图 1 所示。

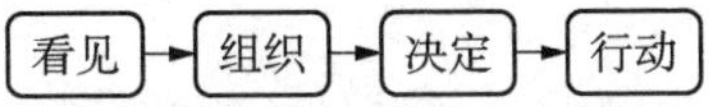

看见 → 组织 → 决定 → 行动

图 1　(理想的)看见、组织、决定及行动的线性过程

然而,事实上,行动往往在我们还没有看见事情和理解缘由之前就发生了。这种现象在专业上也是如此。根据事情的发展,有时这个顺序甚至是颠倒的。有的时候,看见、组织、决定及行动则会统统同时发生。

从系统的观点来说,这一过程可被看做是一个压缩了四个步骤的、周期更短的循环。这个意义上的循环是与线性相反的,它让我们了解到,在以系统的方法观察事物时有一对重要的对立物。线性是指时间上的连续——首先是看见,然后是组织,接下来是决定,最后是行动。每一个步骤都是前一步骤的结果。看见是组织的先决条件,组织是决定的先决条件,以此类推。

另一方面,循环意味着相互依赖和彼此连接。看见可起因于组织,决定可紧随行动。情况发生的顺序并不一定遵循因果关系,而是各种因素彼此相互影响。在这一循环过程中,你可以随时开始、随时结束、随时中断(参见图 2 及第 5 章第 3 节的背景材料)。海因茨·冯·福斯特(Heinz von Foerster)有句话说得好:“欲见之,先动之”(If you desire to see, learn how to act)(1984,p. 61)。

此书主要讨论与家庭、团体及个体工作时,如何清醒地思考、组织及规划相关措施。它描述了干预过程的一种理想模式,其目的是要从系统的观点来说明这样的顺序是如何起作用的。

看见:探索、诊断、初始访谈(第 2 章)

组织:分析数据、编制文件(第 3 章)

决定:提出假设、设置目标、规划干预(第 4 章)

行动:干预和陪伴(第 5 章)

1.2　本书的编排——阅读说明

本书旨在提供系统治疗的工具,以便从业者遵循和使用。我们详细地描述了

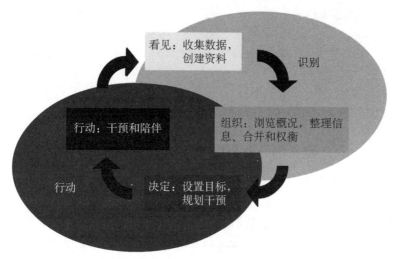

图 2　看见、组织、决定及行动的循环模式

每种方法,提供了大量的实践证明有效的注释和说明,还添加了许多从实践经验中获得的例子。为防止任何涉及实际的人或情景的事情发生,所有的例子均已做了修改。

使用特定的工具与其背后的系统观点有着内在的联系。因此,这些工具就是在向使用者介绍系统的观点、基本的方法和理论的思考。只有反复使用这样的技术,才能将它变为自身的技能——对治疗师和工匠来说都是如此。此外,为了强调这些技术的重要性,我们专门辟出一个"背景资料"的小栏目,旨在向读者呈现系统的基本原则和理论概念,以及系统工作的实际应用与理想的或历史的背景之间的联系。

与学习系统思想的学生交谈时,常会碰到这样一些问题:究竟是什么使得一种方法具有系统性? 这种方法背后的理念是什么? 回答这些问题,会帮助助人者更加认同自己作为系统式治疗师的身份。

像锤子、钳子及焊接器材等工具那样,方法和技术能够帮助我们实施具体的行动。眼镜、显微镜、望远镜及红外照相机都能帮助我们感知周围的环境。理论的立场训练了我们对周围世界的看法——它们就像眼镜一样,可以让我们聚焦在社会系统的各个层面。在这种意义上,不仅方法和技术是工具,理论建构也应被看做是认知的工具。其有效性取决于具体的情景、相关的人员以及既定的目标,反过来,其有效性又决定着一个特定的概念、一种方法或技术是否应该被采用(参见 Herwig-Lempp, 2012, p. 44)。因此,我们在"背景材料"中介绍了各种理论立场,它们不一定兼容。总之百花齐放,任读者选用。

然而,本书所提供的并非完备而又自圆其说的系统性原则的理论。这方面已经有很多、很好的出版物(例如,von Schlippe & Schweitzer, 2007)。

我们最关心的核心问题是:我们如何支持学生在日常工作中运用和实践系统的思想,并为更有经验的从业者提供实用建议的手册。比较熟练的从业者和已经熟悉了各种理论的读者,则可以跳过"背景资料"部分。

然而重要的是,对于这些工具的理解、它们的价值所在以及如何运用,读者要意识到自己对来访者有怎样隐性的假设。我们鼓励读者在有意识地处理其内在假设的同时,将各种方法结合起来(即所谓"烤羊肉串"原则——the so-called shish kebab principle:将任何你喜欢的和适合的东西放在串肉杆上),但反对在没有清晰理解理论时大量地使用各种工具(即"菜炖牛肉"原则——the goulash principle:把所有的东西放在一个大锅里搅)。

1.3 我们的立场:赞成"烤羊肉串",反对"菜炖牛肉"(Shish Kebab Yes, Goulash No)

现有的关于系统治疗继续教育的文章、书籍和课程,常给人造成这样的印象:系统治疗或咨询只是一系列方法,仅此而已。系统治疗师不就是那些会提循环性问题,会探究叙事,而不处理真正问题的人吗? 他们最感兴趣的不就是些例外和奇迹吗?

正如其他治疗学派的理论一样,每一种系统理论都致力于发展自己的方法论。然而,这种排他的方式往往会阻止,而不是帮助我们从整个系统思想史中产生的方法、技术及理论的宝库中获益。更有甚者,它也不能满足我们在心理社会工作中遇见的各式各样的人,及其多样化的需求。

我们认为,系统式的根本诉求就是行动;它为我们提供了形成假设和规划干预所需的方向。这种视角涵盖了许多在系统和其他传统思想模式中积累的理解情境的途径和方法。与来自不同流派、不同背景的同事一起工作,使我们深受启发和鼓舞。精神分析把事件理解为"情景"(scenes)的方式极大地丰富了系统式工作;行为疗法的练习可以很好地整合到系统的干预之中;适当地采用心理剧和格式塔心理学的方法会使我们更好地理解非语言层面的信息,有助于带来变化。其共同点依然是系统的视角:总是纵观全局,然后在特定情境脉络中突发奇想,创造或做出某个干预。

以往 20 年的督导、培训及不同领域的组织经验告诉我们:以最纯粹的形式来践行任何一个系统思想流派的理论,几乎是不可能的,而事实上,也没人尝试过这么做。通常,我们都会结合各种形式的治疗和咨询——既合适又恰当。在学校里我们应该学习如何生活,而非将生命耗费在玩弄学派之上![1]

我们认为,未来治疗和咨询的方向在于各种流派、方法和技术的整合。最新的出版物纷纷指向这一方向,如谢派克(Shiepek)等人的"一般性原则"的发展(参见第 5 章有关干预的介绍)。这些原则与物理学家阐述的能够引发自组织系统改变的原则相类似(参见 Haken & Schiepek, 2010)。第 5 章还讨论了由格劳(Grawe)提出的改变的决定因素。格劳对比了许多现代流派中存在的不同类型的治疗方法。谢派克和格劳的研究结果在本质上惊人相似,进而证实了我们在社会系统中的治疗和咨询经验。

我们将此视为整合系统理论内外不同思想流派的诸多方式、方法和观点的激励。因此,我们选择"烤羊肉串"原则:挑选最好的、最可口的部分,然后把它们串在一根肉杆上。[2]

然而,我们的确认为仍然有必要了解各种工具的背景,即了解这种或那种方法之所以产生某种特殊变化的原因。任何使用这些方法的人都想知道:相应的理论是如何定义其"知识"(knowledge)或"真理"(truth)的,而这又是如何影响来访者和治疗师之间的关系的:

治疗师有多尊重来访者的框架和观点?

治疗师有多相信这种规范或原则的效度:系统如何运作,生活方能成功?

治疗师有多确信,"现实"(reality)和"系统结构"(system structures)可以被看作是真实的东西?

在使用各种取向的方法时,应留意上述几点。各个流派对于这些问题的回答可能大不相同,甚至在系统流派内部亦然,尤其是那些新出现的方法,但是,它们都与咨访关系构建的方式相关。倘若不重视这一点,就有可能不明就里地将不同思想流派的工具和观点放进同一口大锅里。这就是"菜炖牛肉"的咨询方法。

因此,我们宁可要"烤羊肉串",而不要"菜炖牛肉",即便认识到不可能化解不同方法之间的矛盾!譬如萨尔瓦多·米纽秦(Salvador Minuchin)的规范取向(normative approach)与斯蒂夫·德·沙泽尔(Steve de Shazer)的叙事取向总是彼此对立、相互排斥的。但在此我们也可以学习物理学的做法:光具有的波粒二象性,尽管这两种观点相互排斥。然而,某些现象适合用这种理论来解释,某些则适合用另一种理论来解释。因此,物理学家往往倾向于依据不同情形来改变他们

---

[1] In school one should learn for life — and not learn how spend life playing school! 此处 school 既有学校也有学派及约束之意。——译者注。
[2] 特别感谢我们的同事和老师莱纳尔·巴塞尔曼(Dr. Rainer Bosselmann)博士的比喻。

解释的观点。我们喜欢这种综合不同流派和观点的实用策略。在实践中,只要事实证明一种理论是有益的,我们就会运用它。在咨询中,我们宁可改变参考的理论框架,也不愿因为我们不能改变先前的观点就怀疑来访者发展和改变的能力。

2.1 初始阶段——期待什么

初始阶段涉及有关各方之间的信任、关系的建立以及信息的收集,以便双方就提供帮助的形式、合作的目标达成一致。"探索"一词,包括调查和检视,最恰当地描述了这一过程。咨询师在此首先去看、去倾听和观察(以被动接受的方式),然后靠近来访者——对情境进行提问、调查和检视。与来访者建立连接至关重要:敞开大门、构建桥梁、获得信任及提供信心。

基本关注点如下:

谁属于该来访者的系统?

谁需要帮助? 谁前来最积极?

存在哪些资源?

问题和障碍是什么? 相关各方是如何看待这个问题及其原因的?

从谈话中可以得到哪些与系统的结构、规则及内部沟通的信息?

对来访者系统及其延伸环境的第一印象(非言语的)如何?

只有回答了上述问题,我们才能够构建帮助来访者的可能方式,与各方一道确定我们的提议是否以及如何满足他们的期待。

有时,探索阶段会持续很长一段时间,需要与有关人员和其他可能的帮手进行多次会谈。会谈的主题可以围绕对话或其他活动,诸如游戏、嗜好或远足。有时,一次一小时左右的访谈就足以得出结论:是否必要及如何咨询。

涉及一些机构时,受助者可能并非是那个实际上的签约者,由此产生了由受助者、实际上的签约者及提供支持的个人或机构组成的三角关系。这就要求我们多做几次讨论——与相关三方会谈、与受助者单独会谈或与签约者单独会谈。签约者和提供帮助者必须就如何进行咨询达成一致意见,比如,家庭的账单何时由福利机构来付,或者机构的主管何时需要寻找团队的督导。

需要与来访者系统一起做细致的准备活动,从而确保他们准备并愿意与咨询师签约。对于面临复杂问题的来访者,咨询师可能需要很长一段时间,才能判断如何最好地提供帮助。

无论初始接触是需要一次会谈还是六个月的准备,此阶段的内容总是基本相同的。

2.2 什么是系统,谁属于这个系统?

每当我们想要观察一个系统时,一些问题就会浮现:当我看到一个系统时,我怎样来确认? 谁属于这个系统,谁不属于这个系统? 当我观察一个系统时,我实际上在观察什么?

如果一个父亲与亲生儿子已经有五年没有联系了,那么他还属于这个系统吗? 那个虽然已经去世,但其在此家庭中影响依然明显的祖母,是否也属于这个家庭系统呢? 对于在过去几年中一直如此积极地为这个家庭的利益而费心的老师又如何归类? 如何确认这个系统的边界? 如果我们要了解和观察作为一个系统的群体,那么应当考虑哪些因素呢?

背景资料:"系统"及其结构

我怎样才能知道谁属于一个系统,谁不属于呢? 我如何来识别一个系统? 究竟什么是系统?

首先,对于系统咨询师来说,不好的消息是:根本就没有系统这样的东西! 而好消息是:那正是我们能够设想出无数个系统的原因,唯一的条件是它——最终——是有意义的! 我们对谁属于一个特定系统的定义,必须要能够帮助我们顺利地工作,否则,我们需要改变我们对于系统的观点,并创建新的方法。确定一个系统边界的标准,不在于要在多大程度上符合某个特定的真理,而在于要实用。这种思想背后的理念是:如其他任何一个词语一样,系统这个词也是一个刻意的构建。

实际上,透过只能看见系统的眼睛来观察世界,是我们有意识的决定。它是解释我们周围世界的一种方法,一种在我们看来有益于我们了解世界,并懂得如何成功应对世界的方法。系统或子系统并没有清晰的边界。有一位咨询师简明扼要地将此表述为:"你无法亲吻到一个系统!"区分系统更多的是为我们提供方向,为我们的旅程提供地图。当然,每个人都可以用不同的方式,在地平线上画出一座特定的山脉,但我们要牢记,我们所画的山,无论我们怎样画它,它都不是山本身,而且永远都不是。地图并非地形。地图为我们提供的只是方向。

这种方法源于建构主义(参见 von Glasersfeld, 2002;Watzlawick, 1977,

1984)。它是一种认识论,它假设我们对世界理论和概念的基础是认知,因此绝不能独立于它们而单独存在。一幅红外地球图像与一幅通常的图像有所不同,虽然地球这个物体在每张图片上都是相同的。我们的感知内容更多的是我们感知方式的结果。我们对感知进行加工,然后根据相关知识发展出我们对世界的看法——即我们的理论。所有这一切都有赖于我们神经系统的运作方式,也决定了我们如何解释信息。"建构主义"中所说的"建构"指的是我们的理论取决于我们的感知和认知器官——而不一定就是外在现实的真实反映。

马图拉那(Maturana)和瓦雷拉(Varela)(1992,p. 149)作了如下的类比:想象一下,有一个人一辈子都住在潜艇上,从来没有离开过,他受过驾驶潜艇的训练。现在,我们从海岸上看到那艘潜艇正在驶近,并浮出水面。我们向舰长发出无线电信息:"恭喜!你已经绕过所有的暗礁,并巧妙地抵达水面;你驾驶潜艇的水平非常出色。"舰长从里面回话反驳说:"暗礁是什么?浮出水面又是什么?我所做的一切就是拉动操纵杆和转换开关,让显示屏和我移动这些控制件之间建立某种关系。——所有这一切都是我习以为常的程序。我并没有任何的操纵,我也不知道你说的潜艇是什么。"

潜艇的舰长所看见的仅仅是他面前各种设备的显示器、动作,以及某种关系产生的方式。对于在潜艇外面的我们而言,可以观察到潜艇和它所处的环境之间的关系如何变化,潜艇如何显示出某种合适的"行为",合适程度视结果而定。如果我们坚持符合逻辑的方法,我们就不该误解潜艇在水中的运行方式和它转换、移动条件的动力。

意识不到外在世界的舰长与外面的人对潜艇的观察是不一致的:在舰长眼里,没有"海岸",没有"暗礁",没有"水面",只有在某种边界内各个显示器间的对应关系。海岸、暗礁和水面诸如此类的东西,都是对外在观察者而言的,对于潜艇和已成为它一部分的舰长来说没有意义。案例中的潜艇如此,所有生物系统也是如此:长着斜眼的青蛙如此,狼孩(Wolf Boy)和每个活着的人也如此。

建构主义并不关心,在我们感知以外是否有一种现实,也不为这样一种现实的存在而进行争辩。另一方面,认识论的物质理论假设,在我们感知以外有某种物质现实,因此,它并不谈论建构而谈现实的表征。在这个意义上,这些表征或真或伪,但随着时间的推移,它们会变得越发精确,因为我们会不断地改进它们反映世界的方式。

然而,建构主义者并不会说一个建构是真的还是假的。但是,倘若我们不能陈述现实的真实存在,我们又如何来判断我们的建构是否正确呢? 在判断一个理论时,建构主义者的主要标准,不在于正确与否,而在于有效和实用。

这样,我们就可以确定谁属于一个系统,谁不属于这个系统。讨论我们对系统的定义正确与否毫无用处,但是讨论我们所定义的系统是否有意义,是否能促进我们达成设定的目标,为系统设置不同的边界能否优化我们的工作,这些都是明智之举。

但是,系统这个词是什么意思? 一旦了解了下列有关社会系统特性和特征的基本假设,系统的意义,尤其是社会系统的意义,就会变得更加清晰。

整体性:"系统任何部分的变化必定会影响整个系统。"(Shazer, 1980, p. 21)像一部手机那样,系统所有的原件都被固定在一起:一个原件的移动意味着其他所有的原件的移动——个体的移动会传向整体。

累加性:"整体不等于部分之和"(Shazer, 1980, p. 21),这跟整体的性质不同,它要"更大些":音乐不只是音符的累加;团队能够比个体的集合做更多和不同的事情。

循环因果性,非线性:"原因与演变的关系是,最初的原因也受演变本身的影响。"(Simon & Stierlin, 2004, p. 393; Shazer, 1980, p. 21)系统中发生的事件多被看成循环互动的过程,而非假设原因和结果之间是单行道的线性过程(参见后面的5.3章节)。

系统开放性:细胞水平的有机系统、复杂的有机体及有机人群的存在有赖于他们与环境之间的、源源不断的交换。这种交换对于生命的维持和系统的形成至关重要,因为与环境互动是自我维持的基础……开放的观念强调环境与系统内部功能的重要关系。环境和系统可以被理解为一种交互状态,彼此依赖。尽管开放的程度可能有所不同,生物和社会系统的开放性与物理和机械系统的封闭性形成了鲜明的对照,因为有些开放系统可能仅对环境中一些狭窄的信息输入起反应。塔楼、桥梁甚至一些发条玩具都是封闭系统。一台能够根据环境的不同刺激而进行内部调节的机器,可以被认为是一个局部开放的系统。一个有机体、一个组织或社会团体则是一个全开放式系统(Morgan, 2006, p. 46)。

动态平衡性:动态平衡指的是自我调节和保持稳定状态的能力。生物有机体在保持与环境持续交换的同时,往往能够寻求一种形态和特性的规律性。这种形态和特性可以在动态平衡的过程中获得,而这些过程对系统运行进行调节和控制的基础是所谓的"负反馈",即对某种标准或规范的偏离会激

发自我矫正。因此，当我们的体温上升到高于正常范围时，某种身体功能就会运行以阻止这种上升，比如，我们开始出汗并呼吸急促。社会系统也需要这样的动态平衡来控制过程，以保存自己的形态长久存在（Morgan, 2006, p. 46）。

需求多样性：这个原则"意味着系统的内部调节机制必须与它试图应对的环境一样具有多样性。因为只有将所需的变化整合到内部控制，系统才能够应对它所处的环境引起的变化和挑战。任何将自己与环境的多样性相隔离的系统往往都会衰退，会失去其原有的复杂性和独特性。因此，必要的多样化是所有生物系统的重要特征。"（Morgan, 2006, p. 47）

系统进化性：这种原则描述的是系统的发展、变化，"成为更复杂、更整合、更多样化的形式，以应对环境挑战和机遇的能力……这涉及一个变化、选择及保留所选特征的循环过程。"（Morgan, 2006, p. 47）

观察者系统：从上述有关建构主义的评述可以得知，不存在没有观察者的系统这样的东西，系统总是观察者发明出来的。因此，观察者永远是系统的一部分。

系统思考和行动意味着要将事件置于所发生的情境中来考虑。系统的方法不仅要看到问题，还要看到应对问题的人，二者既在此人的背景之中又有其独立性。在这个意义上，我们认为系统思想正如以上所概述的那样，特别地有用且有益。

因此，当我们着手一项新的任务时，我们必须要定义谁属于这个系统，谁不属于。虽然没有人规定必须这么做，也没有所谓的"对"或"错"，然而，我们有责任来确定一个有意义的且能带来好结果的定位。

案例 一个家庭前来求助，他们的孩子12岁，有学习问题和反社会行为，我们要工作的系统就是这个核心家庭。我们将这个儿子、女儿和母亲划入一个子系统，而在某种程度上将这个父亲放在一边。对这个家庭有重要影响的人物——外祖父母可以被看作是这个家庭的延伸系统，这个男孩的学校和社会服务机构则可以被看作是独立的系统。在此关键时刻，基于我们的惯例、概念和技术，我们能够开始规划如何进行——是否要一个长程的探索阶段，与孩子的父母、整个家庭、外祖父母进行相关会谈；还是只跟孩子、社会机构和学校会谈；或者，还是把我们的范围限定在核心家庭，并在初次访谈之后拟出一份合约？

2.3　准备会谈：事实和观点

与一个社会系统工作时,我们要牢记:同样的事件我们将会听到不同的描述。有时系统成员意见一致,有时不一致,有时他们互相反对彼此的语气和内容。谁是对的? 谁在撒谎? 谁带着偏见看待这些事情? 谁正确地看待这些事情? 我们应该充分地讨论和解决这些事情,还是应该避免这样的分歧——既然它们只会导致争吵?

在探索阶段我们直接提问,自然会获得许多信息。区分事实和观点有时会对我们有极大的帮助。我们认为这样的鉴别力在倾听和随后的信息分类整理中是一种很有价值的工具(即使在下面的讨论中,我们的确会在某种程度上修改这个说法)。

2.3.1　事实

事实证明,在访谈系统成员时,一个明智的选择是先收集一些基本的事实,然后再谈论各自的观点。这可以给我们这些"局外人"提供更好的视角。我们建议,通过一些问题来专门询问内容部分,给事件设立一个框架,帮助其他人聚焦他们的答案。下面呈列的是我们对家庭干预的一些建议。它能说明我们所说的"事实"是什么意思。当然,那些问题也可用于像团队、群体或组织这样的系统。

定义家庭系统:谁属于这个家庭? 谁现在住在这个家里? 家庭成员之间彼此有联系吗? 我们可以用这些信息来画一个家谱图(参见 3.1 章节)。

家庭既往病史:这个家庭的背景是什么? 孩子们之前在什么地方住过? 谁是孩子们的照料者,在什么时候? 家史历程中的重大事件是什么(转折点、重点、绊脚石、幸运转机、严重事件等)? 我们可以用这些信息画一个时间线(参见 3.4 章节)。

问题既往史:这意味着要记录某个特定问题的历史。此问题由什么组成? 从何时起它成为了一个问题? 有特别的事情激发这个问题吗? 什么对此问题有积极的影响? 什么有负面的影响? 什么没有一点影响? 这类信息多数也可以绘制到时间线里。

确定现有的助人者系统:眼下谁在关注这个个案? 他们的诉求、目标和方法是什么? 他们是通过谁又如何卷入助人者系统的? 这类信息可以放进家庭助人者地图(参见 3.3 章节)。

记录以往为解决问题所做的尝试:到目前为止,有关人员对此问题都做了哪些尝试? 之前有哪些助人者涉入,谁会让他们来寻找解决方案? 这些尝试是怎样中断的,又是由谁来中断的? 这类信息也可编入时间线的文件之中。

收集这些基本信息不仅能够让我们对新系统有一个初步的方向,还能让我们通过询问具体和相关的问题来承担起引领的作用。与非指导性咨询方法不同,系统方法的特点就是,咨询师通过积极的提问来控制谈话。许多来访者喜欢这种方法,对他们来讲,进入咨询就如同进入一个无结构、未知的空间,这使他们感到窘迫、不安甚至恐惧。系统方法为来访者和咨询师都提供了一种安全感,让咨访双方都有机会打量对方。

背景资料: 事实——有客观性这样的东西吗?

事实这个概念暗示我们,能够发现独立于观察者之外的客观环境。然而,每一个事实首先都会被人感知、分析、标记,最终定义。然后,会有人接收、解释并且评估这个信息。但是,我们如何感知、解释和表达某个事物,取决于我们平时感知和加工信息的方式。反过来,这又取决于我们的生活经历和我们自己非常特别的个人的方法。物理学家大卫·勃姆(David Bohm)在其《论对话》(*On Dialogue*)(2004)中详细描述了所获信息和感知主体内在状态不可能分离的过程。马图拉纳和瓦雷拉(1992, p. 32)这样描述:"一切皆由观察者所说。"

在这个意义上,根本没有理由谈论"事实"。没有什么信息是客观的,每一条信息都紧密地融合了观察者的理解和认知状态,因而都是主观的。严格地讲,我们涉及的总是观点,而绝非事实。

这种状况决定了我们的基本方法:

所有的陈述都是主观的看法,没有客观事实。

判定谁在撒谎,谁对谁错通常没有实际意义。

有趣的地方和包含重要信息的事情就在于相关人员观点的差异。它们决定了我们如何着手,如何帮助创建新的东西。

记住这一点:在还没有听到系统内其他成员的观点之前,我们应当谨防仅凭一人之言就对系统进程有一个确定的看法。这个忠告似乎是不言而喻和多余的。但是,在与助人者系统一道工作的过程中,我们知道,有些专业人员是如何迅速和自信地对来访者系统的婚姻、家庭或个人发表看法的,而实际上他们从未跟这些人说过话。甚至在专家眼里,这些个体成员的看法俨然已成事实,并且可以据此下专业的结论和看法了。

这里还有一个区分事实和观点的例子。

留意下面两种陈述：

(1) 元旦是一月一日。

(2) 我的丈夫不会带孩子。

通常让家庭同意第一种说法是真实的，要比同意第二种说法更容易。特别是这个家庭里的父亲，他可能发现很难接受第二种说法是一个事实。但这正是我们所说的事实和感知之间的差异。总的来说，每一条信息都是一种感知，因而都是主观的。然而，在实践中我们需要区分，像第一个句子那样相对不模糊的事实和与当前任务相关的观点。为了达到我们的目的，一个已经被这个系统的成员所证实和同意的事实，要比一个信息更重要。在记录一个系统的参数时，区分事实和观点对于系统的某种秩序来说非常重要。

2.3.2 观点

一旦我们通过收集一些事实对系统的认识有一个的初步方向，我们就可以转向各个家庭成员的观点。其他相关的助人者的观点也很重要。同样的，实践证明，将这些问题汇集到内容单元是很有价值的。

针对问题的观点：各个有关的人（系统成员、朋友和助人者）认为问题是什么？其根源是什么？他们为什么认为新变化会让问题好转？依他们看来，什么事情会让问题更糟？

相关人员所建议的解决办法：相关人员设想了什么样的解决办法？解决方案的第一步会是什么？目标会是什么？什么会使事情"正常"？相关人员怎样才会注意到一切都是"正常的"？

记录相关人员的诉求/愿望：相关人员认为助人者应当做什么，有何目标？他们应该如何着手，让自己卷入多少？他们最好不要做什么？助人者做了什么行为会被解雇？

关于曾经尝试过的解决方案的观点：相关人员觉得自己之前解决问题的尝试带来了什么结果？先前的专业性干预如何、又因谁而终止？他们从先前的干预（先前的助人者）中学到了什么？他们批评了什么，先前的尝试遗漏了什么？

观点的参考文献：我们从询问系统成员的观点中获得的信息，可以记录到家庭助人者地图中（参见第3章第3节）。

询问观点时自己的立场

系统成员的看法形形色色，有时甚至相互矛盾。从积极的角度看，众多系统成员可能认为事情只是看起来非常不同而已。在此，我们自己在访谈中的立场对干预的成功至关重要。

我们不应害怕这些不同的、自相矛盾的或不和谐的观点，即使它们可能引起有关人员的烦恼或敌意。

我们需要保持自己坚定的立场，并坚信所有不同的观点都是有趣的、有价值的，每个人都能从中学到一些东西。

我们需要保持自己坚定的立场，它展现了我们的通情达理：每一种观点都是可以接纳的、正常的，即使在彼此亲近的人群中也如此。

我们自己必须相信每一种观点都有它的道理，没有对错之分，所有的观点都有同等的价值。

作为积极问询各种观点的助人者，我们对访谈的情境和访谈中有关人员之间所发生的事情是有责任的。正因为如此，对助人者而言很重要的是要坚持所采用的方法，并跟来访者介绍这是访谈的基础。这会营造一种氛围，在这种氛围中，分歧和矛盾并不一定会导致指责、冲突和胜负，而是可以得到允许并存，最后得到考虑和接受。为此，如果参与者因为看法不同，而试图贬低他人的观点或断言这是撒谎时，干预或许就是必要的了。

我们应根据各自的背景和可能会带来的后果来看待这些分歧。我们必须做到，至少部分做到这些：

参与者会在访谈之后觉得压力减轻了而不是加重了。

能营造出一种可以跟不同经验、不同兴趣和不同行为的个体一起工作的氛围。

因为实际上，情境是助人者可信度的试金石。助人者能够为每一个观点提供足够的空间，并对持有某种观点的人不产生强烈反应吗？对相关成员而言，此乃头等大事，助人者必须通过这个检验。

背景资料：差异提供信息——而信息使改变成为可能

这是系统原则至关重要的部分。系统理论学家总是认为，理解差异很有价值，因为它们是引发一个系统变化的信息的源泉。

每一条信息代表着一个差异。我们之所以说"天空是蓝色的"，只是因为我们意识到了不是蓝色的东西。"天空"这个词语之所以有意义，是因为我们能够观察到没有被命名为天空的东西，即，那不同于它们周围的事物。苏菲斯(The Sufis)有个不错的类比，说的就是这个意思："如果你想要了解水,别去问鱼。"在水之外的体验方能让人了解水的本质,而鱼很难体会这种体验。

汤姆·韦茨(Tom Waits),歌手兼歌曲作者,在其歌曲《圣地亚哥小夜曲》中抒情而准确地表达了这一点:"我离家很久之后才看见我的家……我到了西海岸之后才看见东海岸。"

社会系统是怎样变化的? 它们通常是通过一些重大的事件(出生、死亡、结婚、生病、离婚、迁移、环境变化等)发生变化——而不是通过心理咨询。但是,当系统成员做了跟以前不同的事情,当他们做了一些改变的时候,它们也会发生变化! 而这恰恰是我们开始咨询的起点:我们试图影响有关的人员,使他们明白,他们才是能带来变化的人。只要他们改变了从前看待事情的方式,——当他们放弃以往的方式,而采取新的方式,就能够做到这一点。为此,我们与之工作的系统需要新的信息。但因为信息意味着差异(参见上述),所以,我们感兴趣的主要是,系统成员在感知和观点方面的差异。我们甚至可以提出一些新的或可替代的观点,自说自话或者提出问题,但方式上要能促进系统成员产生新的洞见。这就是为什么在团体中询问各种感知和观点的问题,是一个如此重要的程序的原因——至少跟那些关于事实的问题一样重要。

在不那么直接、更多使用循环提问时,询问观点特别有助于收集信息(更多的阅读材料请参见第5章第3节第1部分)。

当然,每一个额外的观点意味着更多的新信息。因此,访谈涉及对系统成员来说非常重要的人,或许会很有帮助:关于这个问题,外祖母得说些什么,(在她看来)谁该做些什么来解决这个问题? 家庭的牧师对解决问题有什么看法? 这样的方法常常被称作"卷入见证人"(参见第5章第5节)。

2.4　从接触到协议:初始阶段的互动

不管探索阶段如何建构,总是会有一个初始接触。我们建议对话时使用一套指导性原则。在科学论文和系统训练的开端,谈论初始访谈或引入阶段,可能是个问题:初始访谈和引入阶段包含了系统治疗所独有的一切——它的访谈方法、它的观点和它内在的态度。然而,我们必须首先掌握这一切。下面是为系统方法所做的一点概述——这是从后面第5章中提炼出来的。

2.4.1 结构和可能的问题

与一个来访者或来访者系统的初始接触可以分解成下面几个阶段：

(a) 融入，热身，介绍咨询师和咨询师所在机构；

(b) 讨论转介和关注问题的性质；

(c) 探索来访者的资源、问题及可能的解决办法；

(d) 达成一个协议；

(e) 评估初始接触。

这些指导原则和建议是为初始接触制定一个框架，然后通过介绍系统要素对其进行扩展。我们认为，在初始接触阶段使用所有可能的提问方式，不是一个权宜之计。相反，咨询师可以根据自己的直觉假设来进行挑选，看看哪些可以使用，哪些要排除在外。依据设置的具体情况，有些阶段和方法或许可以分散到若干次访谈中，或甚至需要更长的时间。或者，分别与系统的不同成员进行单独的初始接触也会是个不错的选择。

实践证明，与个体来访者接触时所使用的指导原则，对来访者系统（家庭、群体、团队）也是行之有效的，所以我们有时会说"来访者"，有时又会说成"来访者系统"。

2.4.2 融入：热身、熟悉和介绍

融入意味着建立联系、联结和了解一个人的现状。我们试图营造一种允许人人都能够彼此熟悉的氛围；我们还试图寻找一种最理想的接近来访者的方法。

一条建议：第一步是先寒暄一番，然后谈些更私人的事情，问些能帮助双方相互了解的问题。这里的相互指：不仅我们要熟悉来访者系统，来访者也应当熟悉我们个人和机构的背景。

融入的目标和重要性：

来访者慢慢地会习惯咨询的情境——有时头脑要比身体接受得慢。他们能使自己先适应咨询室、咨询师和整个环境。

咨询师担当主持人的主动角色，对气氛的营造和谈话的进程都有着决定性的影响。

咨询师保持与来访者同步，倾听他们讲话，观察他们的非言语行为，他们坐在哪里，怎么坐的，他们如何用语言表达自己，他们用了什么词语。这样，我们才能适应来访者的风格（节奏），从而主持交谈（领导）。

从专业的观点来讲，我们务必记住，我们初始接触的是各种各样的人。在一个新的情境中，一旦我们与一个陌生人搭上了讪，那么，进一步的接触就比较容易了。

我们把与每个家庭成员建立联系的起点降低，这样我们就能跟在场的每一个

人建立联系了。

来访者不一定看起来是"有问题的",在其他人眼里他们或许是有能力、有资源和有技巧的。

有意识地将孩子们也卷入进来,每个人都是在场的,孩子及其观点也都是受欢迎的。

例子:

咨询师可以花几分钟来闲谈,然后,开始塑造情境:"你们来这儿的路好走吗?找到这个地方难吗?今天来这里给你们带来了很多麻烦吧?"接下来,咨询师可以提供一些自己的信息。

来访者与其问题不同,他们有工作,他们喜欢运动,他们有自己的爱好,以及其他我们应当了解的资源。每一个人,甚至孩子,都应被问及生活的积极方面、日常工作、兴趣和观点,最好是选择那些能够带来快乐的话题。

针对父母:"您是做什么的? 能帮您解决什么问题吗? 您都有哪些娱乐活动? 下午谁照看孩子? 您觉得邻居怎么样? 业余时间您都做些什么? 其他家庭成员都有些什么嗜好? 你们都去哪里度假?"

针对孩子:"下午你都喜欢做些什么? 在学校里你最喜欢的科目是什么? 你参加体育运动吗? 在哪里? 那对你有什么用吗? 你有许多朋友吗? 你喜欢去学校(或幼儿园)吗? 你最喜欢玩的游戏是什么? 谁是你最好的朋友?"

咨询师简短地介绍一下自我和工作机构有助于来访者熟悉咨询师的工作和方法。来访者自己往往不会打听这些事情,咨询师可以告诉来访者:

他们目前所处的状况;

该机构的功能是什么,它的目标是什么,咨询师在其中所起的作用是什么,它与其他机构的联系是怎么样的,专业判断力是如何起作用的,咨询师会怎样处理手头的工作;

什么样的法律和规定会影响咨询师的工作,什么样的法律和伦理背景下咨询师需要向相关人员传达信息,这时又该如何与来访者沟通;

谁为咨询付费及原因是什么。

2.4.3 咨询的转介、协议和关注点的澄清

与来访者系统达成协议的一个先决条件是确定诉求。这些可以区分如下:

对初始访谈的期望;

转介人的期望;

所有在场的人对他们将得到的帮助的期望。

当咨询师跟来访者/来访者系统在初始访谈结束要缔结协议时,可能还需要再

次与来访者/来访者系统进行审视对后两点的期望。我们可以在多大程度上讨论这些诉求,很大程度取决于来访者系统。有些来访者可能很急切地要说出他们的困扰,希望直入"主题"。你若注意到这种压力,不要过于拘泥系统的程序,可以先将他们放下,以后再讨论。最重要的是应当让来访者感觉到他们受到了认真的对待。

在此,重要的是要鼓励来访者,建议他们怎么提出期望和诉求。当然,有的时候一些难题就出现了:期望无法被满足,期待是矛盾或隐藏的,系统里每个人都有不同的期望。在4.1.3部分,我们会更详细地讨论各种可能的诉求和应对方案。

以下是一些可以帮助明确初始访谈参与人员期望的问题:

你希望此次会谈持续多久?

你对今天的会谈有何期待? 会谈结束时,你如何知道自己期待得到了满足?(请来访者具体地描述)

依你看,今天肯定不能发生什么事情?

你对我们的第一次会谈有什么期望?

咨询师也应表达自己想象初步接触会出现什么情况(时间和组织)以及关于各个目标需要讨论什么。

来访者与咨询师的初始访谈协议中应包括的要点:

会谈应持续多久? 谁应了解其内容?

在第一次会谈中,来访者与咨询师应谈及哪些内容,谈至何种程度,何时要拉回去。

在首次会谈中咨询师的责任是什么? 咨询师应承担(或不承担)什么样的角色?

最后应达到(或不达到)什么目标?

诉求和转介的背景

诉求的情境可能是非常复杂的,因为除参与访谈的人员之外,还有其他一些人,其中包括一些个体、机构以及官员,他们也都有自己的兴趣和期望。

案例 问题出现在公司总裁的办公室:办公室里有三个兼职员工,分享一个职位,没有明确的等级,这就导致了冲突。他们不能够一起工作(传送信息、协调文件的填写和整理、负责日常业务)。然而,也没有人想要承担全部的责任,三个人谁也不服谁。如今,总裁为此感到相当烦恼,希望大家通过几次咨询可以摆平这个问题,让办公室里重新恢复平静。目标是让一切顺利运转起来。最重要的是,总裁想要其中一个人(那个她认为最适合这个工作的人)能被大家接受来做协调员。

案例 一个青少年的地方法官命令一个年轻人接受10小时的心理咨询,并要

求出具一份报告,说明此人未能履行法院的命令。

案例 一个儿童治疗师转介一个家庭来做家庭咨询,因为她看到了父母之间的主要问题,她认为父亲的教养方式是不合适的和有害的。她期望家庭咨询中心的咨询师,能使这位父亲采用另一种教养方式。那位母亲喜欢这位治疗师的支持,并对咨询师有同样的期望。那位父亲并不确定为什么要去咨询,但最后他还是去了。

案例 一个公司的负责人送他的部门经理们去参加督导咨询,原因是他注意到了公司人事管理的缺陷,他认为各经理之间的合作可能会因此而得到改善。反过来,经理们也愿意接收某种反馈,因为他们也看到了自己上司在管理风格方面的一些问题。很快大家都一致同意这样的咨询是明智的和合适的,而没有讨论确切的内容和这样做的目标。

转介人和来访者系统的其他人即使不参与会谈,也对会谈起着重要的作用。这些例子表明确定这些参数是何等的重要:

谁做的转介,谁建议、派送、强迫、说服或以其他方式激发来访者去咨询的?

转介者对于咨询应如何进行有什么期望?来访者对这些动机实际上了解多少,他们是如何推测的?

转介者对咨询的结果有何期望?来访者对这些动机实际上了解些什么,他们是如何推测的?

转介者给被转介的来访者施加了多少压力(何种类型),以使其接受提供的帮助?

假如来访者未能前来参加咨询访谈会发生什么?假如来访者要贸然终止咨询又会发生什么?

来访者参加咨询的动机有多强?

为什么转介者要推荐这个特别的咨询师,来访者了解这些动机吗,他们对此的推测是什么?

从这些问题的答案中收集来的信息会帮助我们:

(1)理解契约情境中的问题和陷阱;

(2)形成一个关于转介背景的假设;

(3)与来访者一道拟定一份现实可行的协议。

必须特别注意那些被"派来"做咨询的来访者,其内在动机可能没有转介者的动机强烈(关于这一点,详见 4.1.5 章节)。

确定来访者的诉求

在此,我们要讨论如何确定那些在场的人的关注点:

来访者关心的是什么？咨询结束时，他们认为什么样的结果会出现？他们会如何展望咨询期间的合作？

助人者应对这个过程做出什么贡献？应给予什么样的支持，如何给予？

在咨询期间，咨询师应避免做什么——即在任何情况下都不能做的是什么？什么样的话题应完全避免？

来访者愿意做什么？完全不愿意做什么？

应给予多少帮助？对来访者来说达成解决方案的时间期限是什么？共需要多少次咨询，每次多长时间，每隔多久咨询一次？

对来访者来说还有什么其他重要的事情（如信息政策）？

每个来访者都要回答这些问题，这样大家才知道彼此对咨询的期望有何差异。我们建议不要直接地提出这些问题，而要采取循环的方式（参见5.3章节）。

案例　"假如我问您的丈夫，他对咨询有什么期望，您认为他会怎么回答？"

案例　"您认为您的妻子对我这个咨询师有何期望？我得做些什么以便让她对我的工作感到高兴？依您妻子看来，无论如何我应当避免做什么事情？"

咨询师还可以用奇迹问题来评估来访者的期望和诉求（参见5.3.2章节的例子）。

诉求变更

在咨询伊始，治疗师应认真对待来访者的诉求，并对它的实现表示强烈的兴趣。然而，还要对诉求的修改保持开放的心态，并考虑到这样的事实，即并非所有的诉求都已经在开始阶段得到表达了，有一些诉求可能永远都无法用语言表达出来，因为来访者没有这样的能力。来访者和咨询师看待事情的方式，在干预的过程中都必然会发生变化；作为这个过程的一部分，有些事情会变得更加清楚。俗话说得好，当冰山的山顶开始融化时，你看到的第一部分却是水线下的部分。我们没有责任在治疗之初就去推测可能的、主要问题的什么方面已经呈现，什么方面还没有呈现。相反，我们必须假设来访者能清晰地阐述自己关注的问题，并在之后的咨询中把它们变成新的诉求，那么新的角度、问题和主题就会了然自明。

要实现这个过程，我们需要注意下列几点。

时间：咨询师和来访者系统要了解问题的方方面面需要一个过程。

意愿：在咨询开始时就愿意放弃所谓的"一个人只要自己想通了就可以决定问题的宽度"的神话。

信任：在共同努力的过程中，信任使我们认识到"理解之后便是行动。"

2.4.4 探索问题和资源

我们现在已经到达系统工作的重点。事实上,我们现在处理的所有问题已经包含了干预。因此,在第5章我们会将它们与一些例子一道再次呈现。在第5章第3节第3部分,我们会讨论初始访谈探索问题和资源的各种提问方法。依据手头已有的信息,咨询师应确定提问的方向。在我们看来,下列六种不同的形式均适合初始访谈(另请参见5.3.2章节):

清楚地定义问题和有关人员;

围绕症状的探讨;

过往:问题的历史;

探索曾经尝试过的方法;

在解释问题和选择方案上的差异;

确定系统资源的问题。

2.4.5 继续合作的协议

探索阶段或初始访谈的主要目标之一是,就咨询将给予的帮助与来访者(系统)签订一份协议。在这样的一份协议中,各方就帮助的内容、追求的目标、合作的时间和条件达成一致。第4章第1节将详细地说明协议应包含哪些内容,深化与来访者的关系有何意义,以及这样的协议在系统治疗中所起的作用。

要签署这样的协议,首先要仔细研读转介人和来访者对咨询的诉求。其次,咨询师必须对自己可以做什么和将会提供什么帮助有一个想法。咨询师还应对该来访者系统形成一个第一印象,并提出对这个系统的一些假设,以便能提出议案和来访者达成协议。在大家还没有一致同意协议的内容之前,咨询师为了进一步的探索,建议多做两到三次的会谈也没有什么错。事实上,来访者系统、转介信息和来访者的病史可能很庞杂。在与来访者就特定的设置、目标、来访者和咨询师的努力方面达成协议之前,咨询师最好是要有某种思路——三思而后行,或许也可以跟同事先讨论一下。

一旦在场或不在场的人,即来访者和转介人的诉求,还有自己对此个案的看法都清晰了,就可以签订协议了。把先前的结果写成一份简短的概要会很有益处:

关于当前问题探索的简短概要;

关于来访者和转介人期望的简短概要;

咨询师自己对帮助方案的评估(设置;时间长度、次数和会谈的类型;进程的目标;相关各方的任务和责任;信息管理);

是否需要转介的评估。

此外,我们建议,要明确指出来访者、转介人和咨询师的期望在哪些方面是一致的,哪些方面存在分歧。如果可以进行进一步的合作,那么,现在就是达成协议的时候了,如 4.1.2 章节所规定的。

2.4.6 评估初始接触

在进行下一个阶段之前,应花时间与所有的参与者一起对初始接触和探索阶段进行评估,目的在于:

确保咨询已经遵守了初始接触的目标和协定;

确保咨询师了解来访者是否满意;

明确指出咨询师认真地把来访者系统作为咨询过程的合作者对待。

下列问题可用于对初始接触的评估:

我们达到在初始接触中所设置的目标了吗?(问咨访双方的问题)

你对第一次会谈有何看法?有关第一次会谈你喜欢的是什么?不喜欢的是什么?它对你有帮助吗?什么与你的观点不那么一致?有什么事情让你心烦或恼火,有什么事情让你高兴?

背景资料:观察而无行动可能吗?

论沟通的风险和副作用

在初始阶段,我们关注的是为协议奠定基础。然后,我们才能转向具体的帮助、干预和采取行动。在这一点上,作为咨询师我们主要是接受信息,澄清他人的期望。要等到签订了规定诉求的协议之后,我们才能够实施干预。

但是,观察一个社会系统而不以我们的行动对其进行改变,也无有效的干预,这可能吗?或许只是问"有什么事情您的儿子能够做得特别好吗?"这个问题就足以改变谈话的气氛吗?假如我们坚持要得到问题的答案,孩子的父母就会觉得很有压力,来描述他们的儿子能够做好什么事情,及这对家庭生活有什么帮助,我们这样做难道没有对此系统施加影响吗?

在初始接触的过程中,当父母争吵他们儿子的行为有何意义时,咨询师打断争吵,让他们能够充分地表述各自的观点,我们这么做当然正在对系统进行干预,改变他们沟通的模式——至少在这种情境下。

这个例子说明,在社会系统内观察和行动是不可能截然分开的。我们看待事物和接受信息的独特方式,自然而然就会改变系统,正如我们构建谈话和提问的方式一样。

系统工作意味着积极主动。我们通过提问有效地控制谈话。另一方面,其他类型的帮助相对没有那么的决断,更多的是让来访者来控制谈话的进程。然而,即使我们不那么主动,不那么控制,很难说我们可以只观察一个系统而不改变它。与来访者和系统的每一种形式的互动都是通过交流产生的。保罗·瓦茨拉维克(Paul Watzlawick)(2011a,2011b)有一句关于沟通语用学的名言:"人不可能不交流。"

即使咨询师什么都不做,这也必将会引起来访者的种种解释和反应。而这样的反应正是名副其实的"反应",即对咨询师行为的一种回应。咨询师也许会好心地说"可我什么也没做呀!"或者"我说的是另一回事!",但这改变不了我们的伙伴们用他们的方式对此情境做出解释的事实。只有他们自己的解释能够决定他们下一步该做什么。因此,是他们对我的行动的解释——而非我的意图——决定了会谈的进程。瓦茨拉维克的另一个语用学名言是:"接收者决定信息的内容。"

无论我们个人认为这些原则正确与否,但它们显然对于交流过程是有效的。正如瓦茨拉维克所说,它们是"实用的",即它们是我们可用以了解和领会沟通过程的合理假设。这导致了以下两个结论:

我们不可能与一个社会系统沟通而不使其发生变化。在沟通过程中,观察而无行动是不可能的。

初始接触或首次会谈的进程取决于来访者和咨询师双方。

后一个结论可使我们保持谦逊:我们的见解并不是客观的——这并不仅仅是因为我们是报告人而且只报告我们自己的见解,还因为倘若进行初始阶段或初始接触的是其他咨询师,这个进程可能会是另外一番模样。家庭、团体、整个团队——所有这些人会显示出他们不同的方面。作为咨询师,我们不应把初始会谈的结果视为此来访者系统固有的特质,而应当作来访者与我们咨询师共同协作的产物。

除谦逊之外,这些考虑因素还对我们的其他方面提出了要求:如果我们的行动对于初始接触是如此的重要,并能够决定获得什么,不获得什么,那么,我们必须始终保持对我们行为的觉察。

我们的行为是如何产生的?我们必须再次把沟通视为一个循环的而非线性的过程。我们的行为显然是对情境感知的结果,反过来,它又受到我们对行为的解释和来访者系统输入的影响。

但是,我们会怎样做出我们的解释呢?我们的解释仅仅会部分地涉及来访者系统的行为,它们还基于我们的生平经历和我们对它们的理解。我们的系统知识和能力并不能免除我们自我反思的责任。即使是系统咨询师也需要考虑自我觉察！

不过，我们应当尽可能地对沟通的其他许多种可能的解释感兴趣。我们应对其他的观点，尤其是那些不同于我们自己的观点，抱有开放和好奇的态度，而这并非易事！

舒尔茨·冯·图恩（Shulz von Thun）（1998）详细说明了一种帮助我们识别沟通多样化观点的方法，他描述了每一种观点的四个方面。

1. 内容本身：初始访谈中一个系统成员的陈述（事实，观点）。

2. 自我暴露：该陈述者所说的有关他/她自己的话，包括：自尊、侮辱、愤怒、疲惫、无助和信仰的暴露。

3. 关系的描述：该叙述者和系统的其他成员相比是有优越感还是自卑感，感觉到自己是受害者还是对他人感到内疚。

4. 诉求方面：叙述者对其他人或咨询师寄予什么期望。

第2、第3和第4点描述的是仅呈现在字里行间的信息，而这正是接收者理解的依据。这个模式很重要，因为我们往往是有选择地或是片面地对事情做出解释——并据此采取行动。我们都偏爱沟通的某些方面，并倾向于选择它们作为我们行为的基础。有些人通常会听到一些请求信息（"救救我！快点！""噢，我们别再谈那件事了！""让我离开那个男人！"），而后会凭直觉反应要么接受要么拒绝这种诉求。有些人听到的仅仅是关系的表述（"你真的帮不了我！""你太年轻了，不懂。""你比我聪明能干得多！"），而后会有恼怒、退缩或骄傲的反应。

关注自我暴露、诉求和关系方面，能够有助于我们更好地倾听，它让我们在与来访者系统沟通时，有更多空间来解释我们的感知。这样，我们就可以选择我们想对关系、自我暴露及诉求的哪个部分做出反应。我们和系统沟通的行为自然而然就会变得更加灵活，肯定不会再拘泥于最初的和直觉性的解释。作为专业人员，我们有责任处理和质疑我们的解释，并不断发展出新的模式。这为我们与来访者的工作提供了多种选择——它可以防止我们把自己对来访者系统的观点和经验看作是绝对和客观的。

2.5 观察行为和互动

在我们的社会工作和教学专业生涯中,我们不仅要在短暂的谈话中与来访者互动,而且通常还要陪伴他们度过人生中一段漫长的旅程和一系列重要的生活事件。我们通常不是只听他们说了什么,也能直接体会到他们是如何掌控生活的。这不仅对住院病人和半住院病人而言如此,对家庭咨询中心、家庭治疗机构(参见Conen,1992)和多个系统成员同时在场的各种形式的门诊系统咨询也是如此。尤其是跟那些行动导向的、不善言辞的来访者打交道时,我们必须依靠我们的观察。各种行动、非言语行为或习惯性行为模式,在这时比任何话语更能够透露真情。有时甚至对颇具语言天赋的来访者来说也是如此。

背景资料:访谈还是促进活现?

系统工作中的语言和行为要点

在此,我们讨论的是差异:我们知道差异创造信息和新的洞见。差异也可以是观察者任意的区分,或其他人划分的不同的界限。我们在此将主要使用谈话工作的系统方法,与更倾向于来访者行为场景的治疗方法做一个区分。我们在表1中所列的名单是我们的主观划分,当然,也有许多咨询师将两种方法结合起来使用。

然而,我们的划分还是值得一看的:它揭示了咨询师在使用系统原则方面的内在区别(参见 Minuchin,1996,pp. 23ff.)。这种区别可以帮助我们想象:

哪种方法因其更适合我们,我们更喜欢它;

哪种方法适合哪种设置;

哪种方法更能给哪一类来访者或团体带来进步。

表 1　各种系统方法的对照

访谈	活现
控制论、建构论和叙事的方法:塞尔维尼-帕拉佐莉(Selvini-Palazzoli)、切钦(Cecchin)、博斯科罗(Boscolo)、安德森(Anderson)、怀特(White)、德·沙泽尔(de Shazer)	结构式、体验式、策略式的方法:萨提亚(Satir)、米纽秦、威特克(Whitaker)、加莫尔(Gammer)、威廉姆斯(Williams)、哈利(Haley)、曼登尼斯(Madanes)

续　表

访谈	活现
来自建构主义理论和语言哲学的启发	来自心理剧、团体和格式塔治疗的启发
咨询师 ——对参与者个别提问 ——将答案与假设联系起来	引向新的问题 ——精心组织会谈的结构
咨询师提问和来访者回答的集中式交流;"系统舞蹈"在系统成员所给予的答案中呈现得十分清晰	往往是分散式的交流,在来访者中也是如此;"系统舞蹈"呈现得很隐晦
提问问题	行动和排练
揭示有关关系和观点的信息 指出差异 允许对解决方案提出新的观点和看法	
重要性和内在原因变得清晰,并部分地得到修正	在情感上体验各种情境,在实践中练习新的行为
新的模式从评论和诊断中产生;治疗期间,基于系统内意义的改变和新的信息,日常互动中的行为发生变化	干预后直接出现新的行为:改变就座顺序,安排对话,雕塑,行为改进建议;在治疗中,充满了情绪的形象和体验,尝试和练习新的行为,通过这些来访者的行为发生变化

这两种方法的区别可在平常的咨询中看到。

案例　在一次家庭会谈中,4岁的儿子在房间里搭积木时开始制造噪音。他的父母说,大人谈话时他总是这样,有时他甚至肆无忌惮。咨询无法进行下去了。咨询师怎么办——把这个孩子的行为看作一种干扰,还是将它变成讨论的话题?一个更语言导向(访谈)的咨询师往往会说,那个噪音是家庭生活中很有价值的部分,并试图安排一次那个孩子不参加的会谈。一个更行为导向(活现)的咨询师,可能很高兴地看到这个儿子在此家庭里如此活跃,并就此为主题来工作,请父母为他们的儿子提供一个更安静些的活动,给其行为设置边界。当然,这个咨询师自始至终都不仅在观察整个场景,还在观察这对父母的合作方式,和他们与儿子互动的方式,然后,只有在这时,他才会提出建议。

当我们观察行为时,我们要区别四个层面的行为,行为的复杂和抽象程度逐层增加:

1. 行为模式：司文(Sven)在课堂上分心了，他要么在玩他的手机，要么在跟邻桌窃窃私语。当被点到名时，他变得很愤怒。杰西卡跟成人打交道时非常莽撞。一位父亲充满了敌意，总是命令孩子。这一层面的观察是指向个体的。我们观察和描述的是所谈的人在各自的背景中如何行动。

2. 互动：老师请司文安静，于是，司文怒气冲冲地离开了教室。假如成人以友好的方式跟杰西卡讲话，她会立刻走上前去，并想要接近他们和触摸他们。当他的孩子们表达出他们的愿望时，这位父亲严厉地拒绝了他们。在此，我们关注的是两个或更多人的互动，并试图过滤出最典型的互动行为。

3. 互动序列：假如这位母亲表示她需要帮助，父亲就会攻击她并指责她没有管好这个家。然后，大女儿就会反对父亲，指责他每天都不在家，回家就给大家带来压力。他于是愤愤地离开了房间。这里的行为模式要更复杂一些：我们可以看到典型的、可能会重复的互动过程或序列。我们必须从具体的、易变的事件退后一步，来看在这些序列后面的重复性的背景模式——互动的基本语法是：母亲对父亲提出要求，父亲攻击她，女儿攻击父亲，父亲退缩。

4. 角色：女儿总是在家庭冲突中支持母亲。当行为模式不断重复出现时，我们可以将个别行动者的行为看作：一种需要在各种情境中观察的角色。这种方法意味着一定量的抽象概念，它把我们观察到的信息综合成一种总结性的描述，即社会刻板印象。在这个例子中，女儿是母亲的"支持者"。这种刻板印象的其他例子还有"攻击者"，家庭的"小太阳"、"调解人"，诸如此类。

这些例子说明，行为模式总是互动的一个部分，它们不可能独立于情境而存在。因此，系统性描述通常指的是，上述提到的四个层面中的第二至第四个层面。但为了练习而尝试描述来访者的行为，也是值得的。这样，我们就能更好地理解，当我们描述、分类、解释或评估自己的感知和构想时所产生的微小的差别。是那位父亲拒绝孩子们的意愿，并带着命令的口吻高声地对他们说话吗？或者：那位父亲像个独裁者，对他的孩子们怀有敌意？或者：那位父亲难以承受这个压力从而使用了不当的权威行为？

2.5.1 行为模式

在一些报告中，我们的一些陈述经常混合了描述、解释和评价，或者一些行动者的行为被描述成性格特征。然而，这两种方法是与系统方法背道而驰的：行为、观察者和社会情境必须单独分开来看。更重要的是，这样的方法并不能真正帮助我们制定解决和改变情境的办法。它的危险在于强化了现状，把可变的行为变成长期的特征。语言的内涵是很清楚的。我们往往倾向于谈论一个人"是"怎么样的，而不是那个人"表现"如何。"司文漫不经心"是一种分类，"司文上课分心，玩手机或与邻桌窃窃私语"、"被点到名时,他变得很愤怒",描述的是他在情境中的行为。

对行为好而精准的描述是深入分析问题和可用资源的基础。譬如,当我们观察到需要专家帮助的运动神经障碍时,它们可能表明的是发育缺陷。

系统咨询师不描述特定情境中出现的缺陷或疾病,而注意个体的技能、优势和资源(参见 Durrant,1993)。反过来,这对来访者看待他们自己、咨访关系和干预计划都有很大的影响。

案例 萨宾(Sabine)在小组活动中很乐于助人。尽管迈克尔(Michael)有攻击倾向,但他能够与他人分享,所以别人还是很接纳他。

此外,隐藏在问题行为中的技能可以描写成:

案例 戴维(David)在扰乱课堂的举动中显露了非凡的创造性和掌控滑稽情境的能力。一方面贝亚特(Beate)撒谎,所以,必须注意此事;可另一方面,她的故事很具创意并且细节很丰满。

有时,看看其他思想流派处理这些事情的方式也会很有帮助的。

场景理解(Scenic Comprehension)

场景理解这个术语(Lorenzer,1983)是精神分析界常用的一个词汇。咨询师在观察来访者行为的同时,要运用这一知识来更好地理解行为背后的无意识模式和主题。

案例 这个单身母亲总是迟到——几乎所有的事情都迟到:到有特殊需要的幼儿园接孩子迟到,参加儿童福利机构的会议和看护者讨论会也迟到。她总是有貌似合理的解释,当然,鉴于她要养三个孩子,所以,一般来说也可以接受。但这成了一个顽固的模式。助人者将她的行为解释为一种对幼儿园主动提出的关怀的阻抗,但这个母亲一下子就否认了。在一次会议上,她的行为被看作是一种扰乱,因此她被从道德和教育学方面数落了一番("你知道,你本应该……你的孩子们在等待着……下次绝对不能这样了……"),同时她的行为也被看作是一种了解在她身上所发生的事情的方式。事情很快变得清晰,她的种种解释多半都是借口;她解释说,她有如此多的事情要做,所以只要一件事情耽误了,她就得匆忙赶往下一个日程,然后她就又迟到了。事实上,她在抗争自己被迫要承担的诸多要求。这些强加在一个单身母亲身上的要求太过沉重,她迫使自己推后渴望更大空间和自由的欲望——哪怕只是在休息时享受一下这些冲动。最终非评判性的谈话消除了她的阻抗,也让有关人员了解和认识到了她真正的愿望。此次会谈形成的决议是,这位母亲应该有更多的空间和时间来照顾她自己的需要。

行为治疗中的行为模式

行为疗法是通过探询和观察攻克问题：来访者用特别的行为模式在应对什么？系统治疗师可以从行为主义者对行为关系的精准描述中获益匪浅。观察个体的鲜活行为往往要比只听其谈话更具有启发性。

案例 P先生是一个卡车司机,他描述了这样一个事实：他往往回避在州际公路上开车,因为这会引起他的弥漫性恐惧和压力反应。关于此事的几次谈话并未获得什么具体信息。P先生对其行为并未有真正的解释,而且,他也不习惯于观察自己、自己的行动以了解可能的诱因。但在一次长途旅程中,当他坐在前排座位上接受现场行为观察时,事情变得清晰起来：P先生的特定问题在于,如何在大量车流的马路上瞬间做出决定。他犹豫不决,往往因为他人的利益而过度劳累自己。在州际公路上驾驶,这样的情景司空见惯：上坡、超车、变道时都可能发生。如果你总是等待有很大的间隔才有勇气靠边停车,那么,它将是一个漫长的旅程,或者让自己和他人都很有压力。这正是我们在旅途中经历许多情景的原因,当P先生等待进入车流时,后面排着长队的司机狂按喇叭。这种行为模式还表现在其他的社交情景中,如当他需要自我肯定时,或他的行为给他人带来了负担时。在家庭会谈和小组情境中,他学会了表现得更有力量。据我们所知,如今他在州际公路上开车更果断、更轻松,而没有做得太过：无论如何,他还未造成过一起交通事故！

我们可以从认知行为疗法中——准确地说是合理情绪疗法,由阿尔伯特·艾利斯(Albert Ellis)于2004年提出——选用一种工具为我们所用,它既简单又深刻,而且来访者很容易接纳：这就是ABC分析法。经典的刺激反应模型引入了第三方：认知成分;B代表信念体系——代表一个人的信念和价值观(表2)。

表2　卡车司机P先生的案例的ABC分析

A 激发性情境	P先生接近或处于一种需要他人满足自己期待的情境,譬如,为他减速或刹车。在一个餐馆里,P先生想要点一份饮料,但看见女侍者非常忙,于是他没有点就口渴着离开了。在家里,当他累了的时候,他并不要求他的女儿完成更多的家务。
B 信念体系	P先生对他的同胞们十分尊重,要求甚少,宽容很多(这并非都是坏事)。他坚信他不配要求别人任何事情。他觉得自己在生活中的角色就是"靠边站"。
C 结果	当P先生置身于激发性情境时,他会感觉紧张和身体发僵,并有焦虑和躯体症状(颤抖、喉咙哽堵)——或者,他会全然退缩并压抑他自己所有的需要。

这个简单的表格可用于干预规划：可以检测和修正自我指导和信念(B)，讨论和练习可替代行为(C)，同时，可以确定哪个行为适合哪种情境，什么时候值得坚持(A)。

2.5.2　互动：系统的社会动力学

在社会系统中，无论是家庭、儿童群体或青少年、团队或组织，参与者往往密切地(有时是不稳定的)互动着——这是局外人后来观察到的。

背景资料：什么是互动？

我们在互动中通过行为了解别人。我们与他人交换信息，相互影响。社会系统就是在互动中产生的(Luhmann, 2009)。说到社会互动，我们指的是言语和行为——我们的一举一动(源自拉丁语 agere)。于是，观察行为也意味着观察人类交流的非言语信号。因此，系统诊断总是一种互动的诊断(参见Cierpka, 2008, p. 23；Ritscher, 2012, pp. 36ff.)，不管是我们发起了互动，通过循环提问的方式邀请参与者跟我们一起谈话，还是我们直接地观察互动；无论我们涉及的是自发的互动，还是被我们的干预扰动的互动。但这种观点会对我们的工作有什么好处呢？对互动确切的观察和描述，可以帮助我们了解这个家庭或团体的结构，根据这些信息，我们可以构建自己的工作假设。相较于通过叙述，我们通过观察互动中的变化，可以获得更多更好的关于系统变化的反馈。叙述往往只是事件"官方"版本的重复，而行为却往往不像语言那样受认知的控制。

这里有几个例子说明我们可以如何观察互动——甚至在最初的几分钟里——以及它们如何成为我们建立假设过程的一个部分。但要注意：我们通过提问或直接干预所构建的东西越多，我们能观察的自发行为就会越少。假如我们让所有的人同时说话，我们看不到谁被听到，谁被忽视了。

在问候阶段，咨询师应记录：谁问候了谁，怎么问候的——当他们十几岁的孩子从自己面前飘过连看都不看自己一眼时，父母如何反应。

咨询师应观察就坐的顺序，看它是怎么来的：是父母还是子女引导的？谁坐在谁旁边？

假如父亲开始长篇大论了，除了要仔细听其内容，还要牢记：讲话的正是这个家里的男当家。

假如你请母亲谈她的看法,要观察她所说的是跟父亲不同,还是屈服于他。

请父母挑出一件对他们来说重要的事情,然后观察他们是否能够达成一致意见,孩子们是否会掺和进来。

在谈话期间,要注意谁在什么时候跟谁说了什么话,谁面对(或忽视)谁,谁被听到,谁被忽视。

在社会教育性质的家庭干预中,我们可以把焦点放在一些稍有不同的事情上:

情境是如何建构的(会谈是在哪里进行的,地点是否干净整洁,是否提供一些点心和饮料)?

有无设置限制(邻居来串门,孩子们在四周和家具上跳来跳去,狗四处乱跑,婴儿哭叫)?

这样的观察对在干预过程中注意力的集中会有很大帮助。

2.5.3 作为一个系统的群体:互动是社会动力的关键

在群体和团队中,准确的观察可以揭示现存的关系及干预之后发生的变化。再次提醒:我们力图构建的东西越多,我们最终能观察到的自发性的互动就会越少。

这意味着除了填鸭式的结构之外,咨询师还应为自发性的行为留出空间:提出各种问题,布置小的任务,请求安静,呼吁达成共识,交换看法——所有这些都是邀请来访者行动和提供信息。[①]

与儿童和青少年的工作更依赖于对互动的观察。用问题和雕塑来了解社会动力学的益处是有限的。大多数读者可能意识到和经历过这样的情境:儿童和青年人群体(或家庭)对涉及关系、互动等问题的反应多不感兴趣甚至不高兴:

从儿童到青少年,他们应对现实的首选媒介不是语言。他们更擅长和愿意以游戏、表演、绘画和其他体育活动来表达和实现自己的想法。然而,有时,我们也可以选择对儿童进行口头干预,尤其是当他们需要有人指导自己发展这些技能并运用它们解决问题的时候。

孩子们通常倾向于避免处理冲突和麻烦。他们处理这些事情的方法是构想出一些令人兴奋的奇幻故事或游戏来抵消或分散注意力。到了8岁的年龄,扮演(象征性的)游戏是游戏的主要类型,随后会被规则游戏所替代。作为成年人的助人者,我们至少从认知的角度知道一个人倘若直面问题可以获益多少,这正是我们进行访谈和干预的基础。但儿童并不总是能接受这种方法。弗利斯泽尔(1995)曾在治疗中用图描绘儿童是如何在应对最困难的情境和经历时也不直接表达自己的痛

---

① 在第3章第5节中,我们会详细阐述如何构建观察行为,并把它们画成社会谱图(sociogram)。随后,我们会在第4章中讨论与团体工作时如何建立假设。

苦的。

因此,我们在对儿童使用口头干预时要高度敏感和谨慎。当教师在课堂上直接跟儿童谈论冲突或社会情境时,她在试图使他们用成人的方式理解社会关系。这种方法有时可能对儿童的发展是一种重要的激励,但它也可能不适合这个年龄段的孩子。事实上,我们跟儿童和青少年一起工作时,常受到观察和非言语干预的限制。

源于居民区的青少年观察资料:

群体中的个体是如何对待彼此和他人的?

谁跟谁走得最近? 谁回避谁? 谁会公开表明看法? 谁会打断谁?

有没有一个人或一些人是别人经常过来接触的?

大家的活动比较平均,还是有的人说话太多,有的人说话太少?

群体如何处理过失和不足?

什么样的主题、活动、游戏或兴趣爱好有助于彼此接触?

什么样的主题、活动、游戏或兴趣爱好会产生小团体?

源于机构、学校或幼儿园的儿童观察资料:

哪个孩子喜欢跟其他哪个孩子玩? 作为一个群体,他们都做些什么?

哪个孩子被排除在外? 哪个被忽视?

哪些孩子形成了小团体?

哪些小团体成了竞争对手或追求相反的兴趣?

哪些孩子能够与另一个孩子成为形影不离的小伙伴? 什么样的主题、活动、游戏或兴趣爱好跟这些小伙伴有联系?

哪些选择是单方面做出的? 哪些选择遭到了拒绝?

观察者经验丰富和训练有素的眼睛(有时是耳朵和鼻子)捕捉了许多对群体中正在发生的事情的深刻洞见和理解。虽然性质更复杂了,但是当我们处理行为和互动序列的时候,正是有趣的时候。

2.5.4　行为和互动序列

当我们观察到一个系统、家庭、团队或群体总是重复一种典型的系列互动时,我们就可以开始形成有关这个组织和系统结构的假设:其内容可能会发生变化,但其序列的基本模式(即所谓的"互动语法")依然相同。米纽秦(2012)创造了"相互模式"这个词。他支持鼓励家庭进行实际互动和直接针对结果来进行工作:"通常,不要让人们谈论过去的事件,而是直接在会谈中谈论具体的情景。举个例子,如果我跟一个厌食症的病人工作,我就跟这个家庭一起吃饭。如果夫妻间谈论冲突,我就会让他们将其活现出来。"(Minuchin,2012,p. 93f.)在此,我们可以区分冗余和不断升级的互动行为序列。

冗余的互动序列

案例 每当母亲表达她需要支持时,父亲就会对其进行攻击,指责她没有管好这个家庭;然后,大女儿就会反对父亲,指责他天天不着家,而且只会给大家造成压力。于是父亲就会愤然离家。

观察这家人的互动,可能有很多不同的变体。其原因可能会有所变化,但分歧的类型不会变:这是这个家庭(无意识地)达成的一个仪式。我们把这称作"冗余的互动序列"。在上述所呈现的序列中,如果这个女儿的反社会行为是问题的话,那么根据冗余模式,我们可以推断,这个女儿利用了"父母的"冲突来使自己与母亲结盟,以便削弱"父母"这个子系统,从而免受处罚。

这个假设是基于这样的设想:女儿发起了这场争吵,对这种棘手的局面负责。然而,这并不符合系统观。这位母亲(在与这位父亲的争吵中需要支持)或者这位父亲(他表现出一种不合适的反应,部分原因在于过于好斗,部分原因在于对这位母亲和女儿的紧密联合感到恼怒)同样可以作为假设的关键人物。[1]

系统观察并不是单看某个行为的系统功能,而是还要看个体成员所有的行为谱系。这样的互动序列或许仅通过行为者的无知或无能就可以维持。

案例 父亲有没有学会用其他的行为模式来应对妻子的要求和需要?母亲是否觉得给女儿设置边界很困难,因为她在自己的家庭里没有学习过良好的教养模式?那对父母对于如何合作来帮助处于青春期这一困难时期的女儿有任何的经验、主意或模式吗?

这是行为模式的第一个层次。根据我们与所谓的边缘群体的工作经验,我们相信,主导、稳定、教授和训练四个因素在系统思想中占有决定性的地位,而且在那种情况下特别行之有效(参见6.2章节)。

不断升级的互动序列

贝特森(Bateson, 2000)对系统中的对称性和互补性升级做了区分。在对称性升级中,行为者的行动相似,在一种循环的模式中以同样的行为对彼此做出反应:一个人越是这么干,另一个人就越是要那么干。两个主权国家之间的军备竞赛就很像一种典型的对称性升级。

案例 丈夫越是对妻子吼,妻子越是要吼回来。退缩同样也是如此。或者:妻子越是喜欢自我吹嘘,丈夫也就越是喜欢炫耀自己的成功。相互的刺激接踵而来。

---

[1] 有时候,我们可以通过序列的发起人来练习如何形成新的假设。

在互补性升级中,参与者的行动有所不同,虽然这依然会加强他们的行为模式。

案例 丈夫越是执着,妻子越是退缩;他若变得更执着,她就更退缩。儿子越是懒散,母亲就觉得应该照顾他更多;他变得更懒散了,母亲的照顾就更无微不至了。

玛瑞亚·阿尔茨(Maria Aarts)(2009,p. 107)深刻地描述了父母和所谓的"会哭的孩子"之间不断升级的、错综复杂的情景:

孩子经常长时间地哭叫,从不会安静下来。

父母累了,对孩子反应粗暴,或者他们变得忙乱、无助和粗鲁。他们的语调和非言语的信号充满了高度的紧张。

孩子现在更清楚地显示出不舒服。

父母的(过度)反应是全然的关注和细心的呵护。

现在孩子更不容易安静下来了。

对称性和互补性升级的相似点在于互动总是逐步升级,相互加强,而且不可避免地会达到沸点。我们可以从这种互动序列的分析中汲取许多东西。我们经常会应对参与者意识不到的循环交流圈。尤其是在互补性升级中,咨询师对情况的性质稍加点拨就可能给来访者带来很多启发:参与者往往仅从自己的角度来看待事物,从而导致一系列无休止的相互指责。

案例 在上述案例中的母亲说:"我的儿子非常没有责任感,所以,样样事情我都得照料到,否则就会是一场灾难。"对此,儿子的回应是:"我主动是没用的,我妈妈总是会插手叮嘱什么。她总是对事情更加了解,处处指挥我,如果我自己想要做什么事,她已经做完了!"

帮助者也有将一切个人化的危险:如果这种循环过程持续一段时间,行动者就不可避免地会变得自我扭曲。他们会只展示个性中有局限的部分,而似乎忘记其余的部分。这让人很容易对他们下一些刻板性的诊断,具体见下面的案例。

案例 这个儿子曾一度有点懒惰,现在看上去似乎完全没有责任感——一个永远也长不大的吃白食的人。然而,在其他情况下,他还是可以很好地承担责任,而且做事也有目的性。这位母亲,本来只是很担心她的儿子,现在则是一个过分保护的超级奶妈,儿子35岁了还不放手,但是在其他情况下她能够划清边界,并要求别人做事情。

2.5.5 角色

当典型的系列行为反复发生时,我们就可以将这种行为描述为在特定背景中总是可以观察到的决定性的角色。角色可以被视为重复的互动序列的升华。倘若这些互动序列的发生是可预测的,那么,期望也就会产生:各方都会期待其他人总是以那种方式行事。

案例 父母吵架的时候,女儿经常扮演母亲的支持者。父亲扮演的角色是咄咄逼人的吼叫者,当事情变得对他来说难以应付时,他总是会退让出去。母亲扮演的是无助的要求者。

卡韦(Cave)认为,角色是不可能被观察到的。我们只能从观察到的行为中去假设,但它们仍然是构想。角色是如何产生的?在此,有一则简短的故事可以阐释这个问题。

案例 一群实习生每隔6周就要聚在一起。在返程的倒数第二天,其中一个成员(我们称其为简)总会负责为所有人预定第二天的出租车。他会在白板上写上哪些人要去火车站,哪些人要去飞机场,然后打电话叫出租车,一切进展顺利。第二次简重复着这种行动,一切皆进展顺利。然而,第三次聚会,简什么也没做。在前一天晚餐的时候,人们的谈话转向了他:"可是简并没有……""时间马上就到了……"第二天早上,他受到了指责:"你为什么不……"他对此感到很惊讶,他回答说那并不是他的责任,他只是不想订出租车,或许其他什么人可以来订。这引起了极大的愤怒。"你不能就这么停止你的工作甩手不管了。"其他一些成员也参与到谈话中来,整个事情最终达到荒谬的地步,以致最后在分析这个事情时只有幽它一默了。简的角色是供需双方相互作用的结果,或换句话说是,一个人为他周围的人提供了他的一部分技能和资源,而他们接受了他们所能使用的(组织才能和帮助意愿)。当这种互动顺利地重复时(在我们的例子中有两次),一个角色就树立起来了。人人都习惯了这种行为方式,因为他们的确都需要那个帮助,所以,他们就都开始期待将来事情会永远如此。当那个人没能按期望行事的时候,对角色扮演者行为的期待伴随着制裁的危险(愤怒、退缩)。反过来,重要的、固定的角色又会强化那个人的某些行为倾向,从而保持他备受关注的位置。这些倾向否定其他倾向,较弱的倾向会逐渐消亡或被完全遗忘。

下面,我们用儿童在家庭中的角色举例说明这种情境。我们学习行为的最早和最重要的场合就是我们长大的家庭,而后我们把学到的模式迁移到其他场合。比方说,如果我们在我们自己的家庭里扮演的是一个仲裁者的身份,那么我们最终可能会从事助人的职业和受训成为调解员:这些基本训练就发生在家庭这个新兵训练营。

家庭中角色的形成有着各种各样的原因:

根据孩子的性格。

根据需要,即这个家庭需要什么样的角色。例如:一个抑郁的家庭可能需要有人来调动氛围;一个不确定的家庭需要一个天才来光耀门庭。斯第尔林(1982,

1992)把这种机制描述为派遣。家庭把无意识的愿望指派给孩子来完成。

依据系统提供的角色。

依据成功的机会,即,选择某一特定的角色就会得到关注、热爱和感激。

我们一直承担着各种角色,我们生活在一个充满了期待的世界,我们调整自己的行为来适应所经历的各种需要和成功。如果一个家庭里,孩子的角色能根据不同的情境(在家里、与亲戚们在一起或在运动队里)过一段时间有所变化,或随我们年龄和发展的阶段而变化,那么这种家庭环境就有利于人的健康成长。这赋予了他们一种广泛的经历和更好地应对生活的能力。

如果孩子们被硬性地塑造成固定的和刻板的角色,行为也被限定在特定的范围,那么功能不良就会发生。这种不均衡性会阻碍孩子的行为发展维度,因为他们无法体验和整合互补的特质。

表3显示的是一些孩子在家庭里所扮演的角色。而且,除给这些角色命名之外,此表还描述了各个角色的基本特征及其对家庭生活可能的贡献。表中还列出了孩子扮演特定角色时不能或很少显示的一些互补的、隐藏的行为清单。

表3 在家庭中的角色

角色	特征	对家庭系统可能的贡献	隐藏的特质
小太阳	友好的	易于接触,令人愉快	愤怒,退缩
代表人物	能干的	使你感到骄傲,能满足父母自尊的需要	不守规矩,享乐主义
小丑	滑稽的	振作精神,转移悲伤	严肃,悲伤
早熟儿童	有责任感的	支持父母	表现出优柔寡断,需要,幼稚
问题儿童	有问题的,不健康的	转移对其他事情的注意力,统一父母的关注点	无忧无虑的生活
捣乱鬼,麻烦制造者	令人烦恼的	转移对其他事情的注意力,统一父母的管教	平和而安静
害群之马,替罪羊	实践家庭隐藏的愿望	统一家庭的排斥,承担所有的负面投射,使兄弟姐妹免除责任	获得尊重
调停人,和平使者	性情平和的	化解冲突,确保和谐与和解	觉察并坚持自己的需要和意见

2.6 观察自己身体的反应和情绪的反应

当我们与来访者会面时,我们经常会被他们所说的事情触动,他们的故事真的能让我们心潮起伏——有些会让我们作呕,有些会让我们浑身起鸡皮疙瘩,有些会让我们觉得温暖。我们描述自己的身体在这种情景下如何反应的语言十分丰富。这对于努力保持中立的咨询师来说也是如此:我们会恼怒、高兴、厌倦或心烦意乱。有时,酒足饭饱之后我们的眼皮半睁(我们不知道来访者是否察觉到),有时我们的思想也开始神游——突然我们又因为当下的述说变得异常清醒。这些情况只是所有的专业咨询师或治疗师必须控制的轻微干扰? 还是我们也可以利用它们来为我们工作?

情绪反应(愤怒、悲伤、高兴)、身体反应(疲惫、紧张、不安)和认知反应(形象、思想、记忆)是事件的反映,因而它们是重要的信息来源。学习理解和使用这些不同类型的反应是系统工作的一部分。然而,这需要很大程度的自我察觉。因为我们知道,我们的感知并非仅仅是对客观现实的反映,也是我们的一种主观建构,甚至我们自己的成分所占比例更多。这一切似乎告诉我们:在治疗和咨询工作中应谨慎从事,保持一定的距离,采用客观认知的部分。

然而,我们的经验表明的情况却有所不同:人类对事物的感知是整体性的,而且我们坚信刻意地排斥这些内在过程将对我们的工作产生消极影响,重要的信息通道往往是隐性的。或者,说得更激进些:不管我们是否会将它们引入我们的规划,无论如何我们的内在反应都会发生——无法避免。正如精神分析理论所说,我们甚至可以假设,否定这些内在过程会不知不觉地给我们的理性行为带来风险。

案例 有时我对某个来访者特别生气,但转念一想这种反应太不专业了,于是努力恢复理性的状态。实际上这样可能会让我在下次见面时更加生气。或许我可以直接接受我的情绪,问问自己:是什么使我生气? 我的情绪是更多地与我自己和我在自己家里忙碌的一天有关吗? 还是我忽视了来访者系统中的一些需要当面讨论的重要事情?

谨慎和专业地使用这些反应,可以让我们对这二者进行区分,而不是将自己的体验和反应与来访者的(投射)混为一谈。作为一个咨询师,我必须明白我在对什么做出反应,它的根源是在我的内心、我自己的家族传统,还是我目前的生活处境。当然,一个人不可能百分之百地清楚这种体验。然而,我越是有意识地来处理我的反应倾向,我就越是能够在任何特定的情境中把我的情绪和冲动作为宝贵的信息来源加以利用。

案例 在一个与少年法庭顾问一起进行的督导小组里,督导的主题是一个年轻人的攻击性行为引起了其中的一个组员极大的惊恐。为更好地理解他的行为和行动,这个小组正在探索事情的背景和脉络。然而,有个同事一直很沉默。当我们问他在想什么、他怎么了的时候,他回答说,他只不过是今天心情不佳,而且精力无法集中,是自己的私事。当我们再问他一遍的时候,他说有一支歌一直在他脑海里幽灵般地缠绕着,他将此归咎为心情不佳的原因。督导对此感到好奇,于是问他是什么歌,他回答说,是由"警察乐队"(The Police)演唱的《我很孤独》("I'm so lonely"),一首节奏很咄咄逼人的歌。他再次为没有专心而道歉。那个汇报问题青年的同事立刻做出了反应,并询问这是否可能正是那个年轻人的关键问题所在,他的行为是否可能就是孤独的结果,他的行为反映了他需要与他人接触来释放其需要未被满足时累积的愤怒。小组沿着这条思路走下去,后来证明这对理解来访者及规划进一步的干预措施很有帮助。那位关切的同事决定将关注点放在"接触"的概念上,而且后来取得了很多进展。

有催眠背景的同行对这样的过程会十分清楚,因为他们的治疗概念非常强调无意识的反应和沟通模式(参见 Schmidt,2010,pp. 198ff.)。同样,精神分析中"反移情"的概念也是如此。

情绪和反应可能预示了未表达的主题:突然的悲伤满腹可能是一种重大的事情的预兆,或者,只是提示来访者不愿意直接说出主题。

情绪可以反映出过程动力学:疲惫可能表明在场的没有一个人真的想解决这个问题;精力涣散,谈话就会支吾其词。在一次大会上,卡尔·维特克巧妙地在现场演示和视频中示范了如何直接应对这些过程及运用以这种方式发起的驱动力。

情绪可以描述关系和行为模式:对来访者愤怒的行为可能反映出此人在关系处理方面的挑衅性和无礼的风格。

内在的反应可能跟来访者的态度相对应:一种突然的内在紧张感可能意味着正在接近一个艰难和充满恐惧的话题。

要掌握在咨询和治疗中觉察和运用自己的身体及情绪反应的能力,单靠一本书是远远不够的。在指导下进行体验是最好的途径,因此,我们的讨论将暂停至此。

在探索阶段,咨询师将会面临各种各样的信息。人类系统错综复杂,研究人和人之间的关系以及个体的功能是极为困难的任务。系统中的各个角色之间存在着千丝万缕的联系,而其中的关系也是横看成岭侧成峰。要牢记一点,每个系统都包含很多故事,这些故事又属于一个更大的故事。显然,我们吸收信息的能力很容易就达到了上限。

由于社会系统非常复杂,评估和记录这些信息便发挥着主要作用。我们的目的是化繁为简,使其便于管理。因此,我们需要一个可以提供快速预览的简单技术——即鸟瞰系统及其具体历史。这使我们能够识别最重要的结构,并使用这一结构内容作出合适的决策。如果我们不与系统或情境保持一定的距离,就很容易只见树木不见森林。因此,对整个咨询长篇大论的描述或汇报不仅耗时,而且也无益于提炼必要的信息:听的人很难从那些不重要的信息中过滤出必要的信息。

我们在本章荟萃了大量组织、记录和分析社会系统信息的方法和工具,过去的实践证明,它们确实行之有效。这些图表有助于我们提炼信息和鸟瞰基本的结构。这会为我们的下一阶段——提出假设做准备。

在日常实践中,这种方法还有另一种优势:我们也可以把自己从咨询中了解到的东西传递给他人;同事们能够从我们的信息中对个案有所了解。这也避免了对来访者重复询问。督导或个案研究小组能够容易地、迅速地熟悉来访者和助人者系统,而无需了解所有的(有时候令人困惑的)细节。

案例　在一家大型青少年社会福利服务中心,我们为在那里工作的同事们进行了一些系统式咨询的常规培训课程之后,便开始就如何执行和记录探索阶段、初始阶段和初始访谈等拟定指导方针。这大大简化了他们的工作,并且有助于更好的结构化。最重要的是,当我们把来访者从一个团队转到另外一个团队时,新的团队不用再从头开始。探索和记录的协同方法也形成一种通用的专业词汇。

接下来,我们将给大家介绍一些工具,如家谱图(3.1章节)和地图(3.2章节)等,随后是家庭助人者地图(3.3章节),这些工具将有助于我们更好地绘出系统的从属关系和社会动力。时间线(3.4章节)有序地列出系统的历史和既往史。本章的最后几节将专门就准备案例报告提出一些建议。

3.1　家谱图

家谱图是用来呈现家庭关系的图示。如今它已是一个广为使用的、传统的、描绘家庭结构的工具(见家庭树)。即使在一些形式略微不同的家谱图中,所使用的符号也都是极为相似的,都可以为我们提供一个快速简便的参考。我们在此采用的是麦戈德里克与格尔森(McGoldrick, Gerson，1986,图 3)的版本。

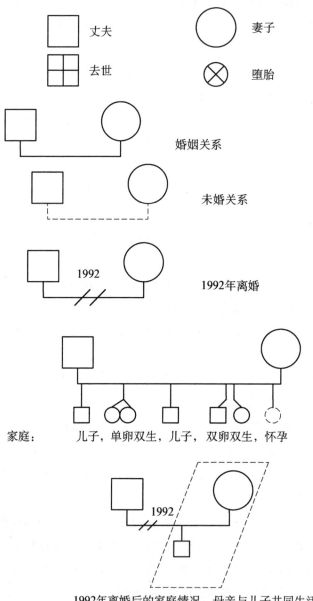

图 3　画家谱图用的符号

3.1.1　画家谱图时的注意事项

用实线来表示两个人之间的关系,如亲生父母、亲生子女、结婚、离异、分居之类,一目了然。

从上往下开始画家庭的各个代际,一眼就能看出哪些人属于祖父母、父母及孩子。

用虚线圈出(有时用其他的颜色)目前生活在一起的人。

为了不那么复杂,画来访者的系统时,我们只选择一部分父母辈的叔叔阿姨,与选择祖父母那辈的原则一样。选择的标准是:谁和干预计划相关? 否则家谱图的清晰度和实用性就会受到影响。但若是要重组一个家庭或确定来访者与其原生家庭的关系时,又是另一种情况。这种情况应该包含所有家庭成员。

除了以上建议,我们还建议在家谱图中标注姓、名、年龄、出生日期和逝者的死亡日期。

在来访者的系统里,还要加入每个人的细节信息,如症状、疾病、重要特征、死亡原因、特殊残疾等。也正因为如此,在任何一个家谱图中我们都有必要限制入选人数。

最好直接和相关的人一起来画家谱图。如果能够为来访者提供一个有序的家庭概况,来访者通常会考虑加入其中。因此我们需要用一张足够大的纸(图纸的尺寸,正向或纵向)。

由于现代家庭往往由兄弟姐妹、继父母的孩子、同父异母的兄弟姐妹、收养的及亲生的孩子组成,所以有时和来访者一起画家谱图并非易事。在这类情境中,以下是几条有用的建议:

从家里的孩子那代开始(从下往上),从左到右按年龄由大到小排列,先把目前属于家庭系统的成员放入,同父异母的孩子以相同的方式画到左边,同母异父的画在右边。

然后是连接,如上所述,把那些同父异母、同母异父的孩子与他们的父母连在一起,把这些兄弟姐妹的子系统与他们的父母系统连在一起。

过去和现在的伴侣关系可以画在夫妻关系那一水平上,将目前住在一起的伴侣用虚线圈起。

再加入祖父母那一代和父母的兄弟姐妹(叔叔阿姨等),将和现在问题有关系的都囊括在内。

最后,标注上诸如症状、疾病以及性格特征等的特殊信息。

咨询师需要和来访者一起决定如何在不同的关系群和问题之间建立连接。

3.1.2 家谱图:两个例子

下面我们将呈现两个家谱图的例子,看看它们可以如何整合到系统式咨询之中。

案例　保罗·米勒,一个正在上中学的 14 岁的男孩,成绩很差,经常忘记写作业,有时还会逃学和一些坏朋友们闲逛。在接下来的咨询中我们得到了以下信息:

保罗的爸爸是私营业主,在学校时也是一个差生,现在也不重视教育。事实上,他支持儿子对上学的态度,在某种程度上他也非常理解儿子的那些朋友们,他们让他想起他那个年龄时结识的朋友。尽管他自己在阅读和写作上也存在一些问题,但他还是成为了一个成功的手工艺人。他更喜欢花时间和他的雇员们待在工地上,而且常常流连忘返。

保罗的妈妈是一家中型公司的秘书长,她读书时成绩很好,也一直重视教育和职业培训。她喜欢去剧院。在她的家庭里除她之外所有人都有大学学位。

父母在很多事情上都各持己见,包括如何评判保罗在学校的表现。爸爸总认为情况并没有那么糟糕,但是妈妈却很担心。他们有着截然不同的兴趣和爱好,这也引发了一系列家庭问题。

近年来,保罗比较倾向于父亲的观点。

保罗·米勒的家庭
保罗在学校出现了很多问题

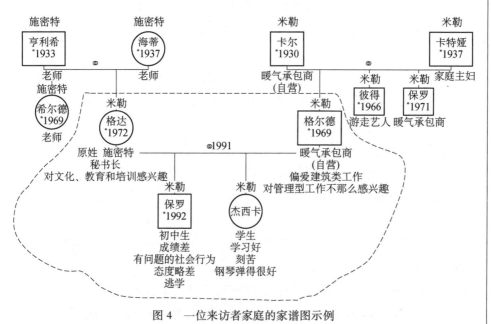

图 4　一位来访者家庭的家谱图示例

背景资料：情境化

怎么画家谱图才算是系统式的？

精神分析师做咨询的时候，也可以通过画家谱图来更好地看清楚一个混乱的家庭系统。在系统式的工作中，最重要的不是收集了家庭关系的信息，随后画一个家谱图。只有用家谱图把问题情境化了，才会达到系统化的目的。将障碍、症状或者问题情境化是系统式方法的核心元素，也是与其他强调个体的治疗方法形成鲜明对比的部分。

但是这个术语是什么意思呢？我们借用图 4 和图 5 的家谱图来看以个人为中心的方法和情境化的方法的区别。

首先来看一下保罗这个来访者的家庭：以个人为中心的方法会将问题追溯到保罗的性格特征上。保罗懒惰、固执、无心向学、咄咄逼人。基于不同的理论取向，这些可能会追溯到他的生物及遗传背景。这种方法认为问题总是源于个体。在治疗上，他们会给保罗提供一个个体治疗计划，来帮助他改变他的性格特征。这可能意味着，会在学校支持他，或对他进行密集的个体咨询，或是完整的心理治疗。

另一方面，情境化指的是，在家族和非家族性关系的背景下看待问题。依照这个方法，从整个家庭的动力和他的生长环境来看，保罗的行为是可以理解的。这个观点也显示了父母的婚姻关系对保罗学校问题的影响。保罗倾向于父亲，而父亲对保罗在学校问题上潜在的同情会强化其在学校的行为。而另一方面，保罗的行为又是对家庭中男性身份的认同。他在学校的问题可能是强化他父母关系的动力。这个问题集中在保罗身上，他可能会倾向于父母冲突中的某一方，这反映了父母之间出生背景的差异，母亲出生在一个中产阶级、受过良好教育的家庭，而父亲则是蓝领背景。将问题情境化，就意味着保罗的行为从家庭和周围环境的情境来看是解释得通的。

在这个意义上，用系统的方法与父母或者整个家庭工作，将会代替对保罗进行的个体治疗。我们可以讨论父母各家的教育和培训传统，我们可以看看一个新的家庭怎样处理这个事情，父母能否在教育方面达成一些共识，他们怎样处理这些由不同的家庭背景和价值观带来的养育观念的冲突。

系统式治疗的目标不是从个体的性格上找原因，而是去了解那个人的历史，去观察关系的结构和状态。基于此，因果关系也能被看做是线性的：因为父母之间存在着隐性的冲突，所以保罗出了问题。因此，该问题的情境也可以被看成是原因。在早期的系统式方法中通常的规范就是这样的。但是情境化也能引入循环的视角,这个问题的哪些因素又会影响情境:保罗在学校的行为也在稳定和加剧父母之间的冲突。这充分说明了系统和症状相互稳定的效果。

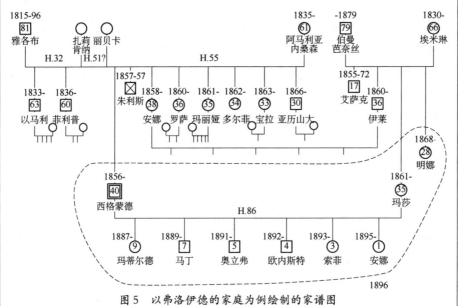

图5　以弗洛伊德的家庭为例绘制的家谱图

(资料来源:麦戈德里克和格尔森,1986,p.19;要了解符号的信息,请参见背景资料"情境化")

　　图5显示的是弗洛伊德的家谱图,冯·斯利普和施韦泽尔如此写道:

　　"这是一个特别有趣的例子:西蒙·弗洛伊德突然在四十岁时出现了偏头痛,这使他不得不中断了工作(他再也无法写作或发表文章)。这个家谱图揭示了大量和此事件相关的假设:他是不是由于孩子众多而不堪重负?最近他妻子的妹妹搬进来住是否给他这个理性的、自我控制的男主人带来了诱惑?或者这有点像他自己原生家庭里的情况:他父亲的第二任妻子比他父亲年轻许多,事实上,她的年龄和他与前妻的儿子差不多。或者他觉得自从妻子的妹妹搬进来之后,自己被边缘化了,因为妻子和妹妹太亲密了。他会不会因为退缩就患了偏头痛?他在家族中排行老大,兄弟姐妹众多:他会不会承担了过多的责任?最后:就在那一年,他的父亲去世了,父亲的离世,对于一向与父亲亲近的长子的他来说,意味着什么呢?"

　　在这个例子中,作者清晰地呈现了:我们如何使用家谱图情境化弗洛伊德遇到写作瓶颈这个问题。在这里,除了呈现家庭情境对弗洛伊德工作问题和偏头痛影响的假设之外,我们还可以补充其他的假设,这样就可以同时使用情境化和线性的元素了。如果我们需要用治疗处理这种行为的话,从以个人为中心的视角来看,我们会做出一个完全不同的假设,会认为这个只是弗洛伊德个性使然(或是说,伴有躯体化症状的反应性抑郁发作),然后我们将会考虑为他做个体治疗——毋庸置疑,当然是做精神分析了。

　　由于情境化是系统式思维的核心原则,因此当我们讲其他的应用工具时,会时不时回头来再强调一下。

3.2　地图

　　这种用图形来描述对一个家庭的观察的方法源于萨尔瓦多·米纽秦(1967,图6)。米纽秦用各种符号来绘制家庭地图,提供与家庭关系结构相关的信息。但是,地图有别于地貌。地图是将信息概括提炼出来,用于快速定位,但它提供的也仅仅

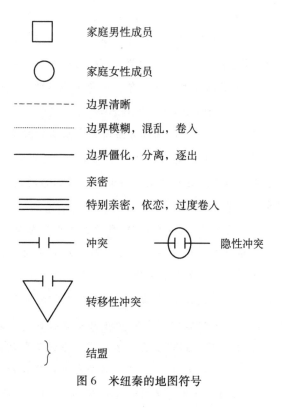

图6　米纽秦的地图符号

是观察者主观的视角！它是一种对现实的解释,一幅快照,因此更多的信息和事态的进一步发展都必然会导致地图的变化。

3.2.1 米纽秦:功能良好和功能失调的关系结构

在详细讨论这个工具之前,让我们先来看一下它的概念背景。米纽秦的方法通常被称为结构式的方法。

背景资料:什么是结构式的方法?

史蒂夫·德·沙泽尔对此提供了一个很好的解释:"按照结构主义的理念,一个符号、一个单词或是任何一个行为的意义,都可以通过它的象征或深层结构来理解(米纽秦的结构式家庭治疗只是结构主义这个大类别里的一个分支)。结构主义是一项确定和分析系统中最基本和相对稳定的元素的运动,特别是在行为科学中。"结构主义,通常致力于认识(人类)世界——通过细致的观察分析揭示它,用扩展的解释性坐标来描绘它。他们的立场依然是传统的科学立场——客观性,他们的目标依然是传统的科学目标——真理(Harland,1987,p.2)。传统的心理治疗,包括简化心理动力治疗和大多数的家庭治疗,都是基于结构化的理念,基于似乎是常识的观点,即解决问题:在解决一个问题或是治疗一种疾病之前,有必要先找出问题出在哪里和做出诊断。也就是说,他们共享了结构主义的假设:缜密地分析问题有利于更好地理解问题、疾病及其深层的诱因。来访者呈现的或抱怨的问题通常都被看作是其他问题的症状。"(de Shazer,1980,p.30)

因此,米纽秦和所有其他结构派的方法有两个基本的假设:

在所有的观察和描述背后都存在着一个可识别的结构。因而,我们需要一个独立于观察者的描述。这个假设不同于系统式理念的建构主义方法,我们曾在2.2章节中的背景资料中介绍过。

分析系统不仅很有意义,也很有必要,目的在于识别系统中运转的部分,尤其是功能失调的部分以及那些症状。这个假设和史蒂夫·德·沙泽尔等的问题解决取向的叙事方法是有些矛盾的。

当我们面对五花八门的治疗方法时(咨询中烤羊肉串和菜炖牛肉的方法),我们应该记住米纽秦的理论以及它和其他方法的基本假设中相悖的部分;我们能够从米纽秦那里学到许多有助于我们与系统工作的东西。但是我们不需要假设真有这么一种结构,尽管这有助于我们把信息转化成结构化的假设。我们在实践中发现,有些关系结构对家庭、父母和孩子确实有帮助,有一些结构没有。尽管我们不会对所有的来访者都采用这一指导原则,我们还是有必要牢记这种方法。

虽然当下流行的更多是对米纽秦结构式方法的批评,但不要忘记这样的一个背景:米纽秦是在美国工作的,他的主要对象通常是那些住在贫民窟的社会底层的来访者(Minuchin, 1967, 2006)。他最关心的是那些结构薄弱,支离破碎的系统,这使他相信任何强化结构的元素都可以给系统带来崭新和有用的推动力。这也是那些主要为低阶层来访者提供服务的咨询师对他的方法尤其感兴趣的原因。

图7、图8和图9提到了一些米纽秦视为功能良好或功能失调的关系结构,我们引用了玛格丽特·赫克博士(Margarete Hecker)(在德国的达姆施塔特,Darmstadt)发展的一个版本。她师从于米纽秦,和魏丽娜·科海努尔(Verena Krhenuhl)一起在达姆施塔特的教会学校(新教徒综合技术学院)开展了系统式高级培训项目。她当初想跟随米纽秦学习,就是因为她的许多学生都在为低阶层的来访者提供服务。他们需要一种对这个群体行之有效的方法。这里提供的例子同样适用于画关系地图。

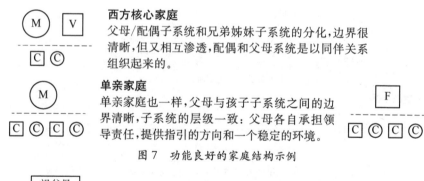

西方核心家庭
父母/配偶子系统和兄弟姊妹子系统的分化,边界很清晰,但又相互渗透,配偶和父母系统是以同伴关系组织起来的。

单亲家庭
单亲家庭也一样,父母与孩子子系统之间的边界清晰,子系统的层级一致:父母各自承担领导责任,提供指引的方向和一个稳定的环境。

图7　功能良好的家庭结构示例

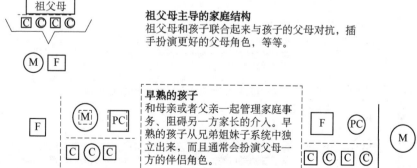

祖父母主导的家庭结构
祖父母和孩子联合起来与孩子的父母对抗,插手扮演更好的父母角色,等等。

早熟的孩子
和母亲或者父亲一起管理家庭事务、阻碍另一方家长的介入。早熟的孩子从兄弟姐妹系统中独立出来,而且通常会扮演父母一方的伴侣角色。

图8　功能失调关系结构示例

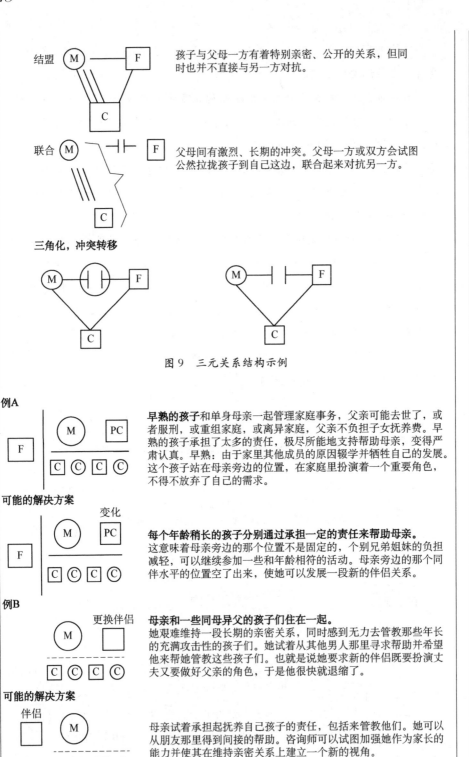

结盟　孩子与父母一方有着特别亲密、公开的关系，但同时也并不直接与另一方对抗。

联合　父母间有激烈、长期的冲突。父母一方或双方会试图公然拉拢孩子到自己这边，联合起来对抗另一方。

三角化，冲突转移

图 9　三元关系结构示例

例A

可能的解决方案

早熟的孩子和单身母亲一起管理家庭事务，父亲可能去世了，或者服刑，或重组家庭，或离异家庭，父亲不负担子女抚养费。早熟的孩子承担了太多的责任，极尽所能地支持帮助母亲，变得严肃认真。早熟：由于家里其他成员的原因辍学并牺牲自己的发展。这个孩子站在母亲旁边的位置，在家庭里扮演着一个重要角色，不得不放弃了自己的需求。

变化

每个年龄稍长的孩子分别通过承担一定的责任来帮助母亲。
这意味着母亲旁边的那个位置不是固定的，个别兄弟姐妹的负担减轻，可以继续参加一些和年龄相符的活动。母亲旁边的那个同伴水平的位置空了出来，使她可以发展一段新的伴侣关系。

例B

更换伴侣

母亲和一些同母异父的孩子们住在一起。
她艰难维持一段长期的亲密关系，同时感到无力去管教那些年长的充满攻击性的孩子们。她试着从其他男人那里寻求帮助并希望他来帮她管教这些孩子们。也就是说她要求新的伴侣既要扮演丈夫又要做好父亲的角色，于是他很快就退缩了。

可能的解决方案

伴侣

母亲试着承担起抚养自己孩子的责任，包括来管教他们。她可以从朋友那里得到间接的帮助。咨询师可以试图加强她作为家长的能力并使其在维持亲密关系上建立一个新的视角。

图 10　结构式治疗的解决方案

背景资料：规范性的或中立的视角

米纽秦提出了20世纪70年代以来最早的方法之一，那时的研究人员试图尽可能真实地描述系统的复杂性，使其变得易于计划和控制。为此，不同的作者从不同的角度描述了社会系统：米纽秦关注的是关系结构，哈利（2007）以策略方面为主，萨提亚（1990）主要的方向是沟通。他们共同确定了在系统中什么是功能良好的结构、什么是功能失调引发问题的结构。这种方法因为试图去解释系统正常运转的原因，被称为规范性的方法。解释的结果随后就成为对社会系统进行干预的基础，即：用功能良好的结构来替代功能失调的结构。

上面例子中介绍的所有术语和符号都是规范性程序和直指核心问题的例证：

如何定义"过度卷入"？什么是简单的"亲密"？

什么是"清晰的边界"？什么是"模糊的边界"？

1990年[1]萨提亚非常详细地描述了一个人怎样才能很好地沟通，以及功能失调的沟通是如何发生的。米纽秦说，家庭的结构必须正常，孩子才能健康地成长，他展示了那些孩子出了问题的家庭中究竟发生了什么。然而，随后的数代系统咨询师，他们完全摒弃了这些规范性的方法，他们愿意打破系统中现有的平衡状态（包括所有功能失调的关系结构），推动变化发生，以促成新的平衡（希望是功能较好一些的关系结构）。后来，这种方法就被沿用了下来，例如，塞尔维尼·帕拉佐莉、博斯科罗、切钦和G·普瑞塔的米兰小组（2013，1981）。新的平衡如何运作留给系统本身：米兰小组相信系统的智慧和能力。在任何情况下，咨询师都要对结果（例如新的状况）保持中立；至于新的状况该是什么样子的，不该是什么样子的，他们没有任何意见。马拉·塞尔维尼·帕拉佐莉在1979年和克劳斯·戴斯乐（Klaus Deissler）在一次访谈中是这么说的（2006年，资料来源 http://www. systemagazin. de/buecher/klassiker/selvini_paradoxon. php）：

"一旦我打断了他们的重复性游戏，家庭就能机智地解决其自身的问题。我们的家庭会比我更善于找到解决之道。米纽秦那么确定什么对家庭来说是最好的。这真是很滑稽，滑天下之大稽。这是典型的美国人做派：'我知道什么是对你来说最好的，因为我是专家。我知道什么对你们夫妻是最好的。

---

① 原文此处时间有误，应该是1980年。——译者注

我知道什么对你们家庭是最好的,我一次次的经验告诉我,如果我能成功地打断这些重复的游戏,家庭自己就会找到最好的解决方案,有时这些方案简直超乎我的想象。'三个月前,我们通过一次咨询治疗了一例紧张型精神分裂症的女孩,她的家庭很快找到了解决的办法,这简直让人难以置信! 这真是一次非常好的咨询,当然解决的方法更好,只要我们能打破这种重复的模式。女孩的精神分裂症几乎立马就要好了,家庭不得不赶紧找到一个解决方法,即停止治疗。关于治疗的终结,我们需要有所区分,有因为发生了改变而结束的,也有因为没有改变结束的。这个案例是因为有了变化而结束的:这个家庭知道如何在没有治疗师的帮助时解决问题,事实上,这是一个我想不出来的解决方案……"

记者:"你打破了重复的模式,却没有给出解决问题的答案……"

塞尔维尼:"没有,从来都没有,无论是我还是普瑞塔博士、博斯科罗博士或者是切钦博士,都不会告诉家庭他们要怎么做,从不!"

记者:"所以你并没有把自己当做那些家庭的教育导师?"

塞尔维尼:"从来都没有! 因为我非常尊重我的人类同伴。"

稍晚一些出现的叙事疗法和早期的规范性疗法相比简直大相径庭。在这种情境下叙事疗法意味着,作为咨询师,我们要把兴趣放在来访者的故事以及她讲述故事的方式、来访者对生活的观点和态度、面临的问题以及可能的解决办法上。治疗的目的是改变相关人员的观点(结构),消融它(解构),与此同时允许新想法出现。通过这种方法,来访者系统中的成员可以重新体验现实、重现故事情境,同时学习不同的应对方式。而新的故事将如何发展是取决于来访者的,与咨询师对于有无功能失调的判断无关。史蒂夫·德·沙泽尔和茵素·金·伯格(Insoo Kim-Berg)的问题解决取向方法也是一种叙事的方法。史蒂夫·德·沙泽尔的方法(1992, p. 280)和米纽秦的规范性方法也是有所区别的:

"我学会了如何去重视差异,差异本身是很有意义的……在我看来,这也是我和米纽秦在观念上的分歧所在。他想象了放之所有家庭而皆准的理想模型。它描绘了一个画面:一个家庭该是什么样子,该如何运转。我见到过许多不同文化背景下的家庭,他们的做法非常不同,但是他们的家庭看起来都挺正常的,大家对于如何经营家庭各持己见,但这也是行得通的。理性的人类就是出自这样的家庭。所以我有什么理由去假设正确的路仅此一条呢?"

无论是米兰小组的方法、问题解决取向还是叙事疗法，都对来访者系统的解决方案持中立的态度。当然，米兰小组和问题解决取向、沙泽尔和金·伯格的治疗方法，也有很大的差异。我们将在第4章中详细讨论。

我们在此所讨论的争议是关于这些和规范性疗法的区别。如上面那段引言所述，两种立场之间有过一场显而易见的激烈的论战。然而在我们看来，这种争议是至关重要的，我们认为从两种截然不同的视角来看待我们的经历是大有裨益的。但是，没必要每次都去一个讨论具有神学争端的教堂。可惜的是，这个世界上没有包治百病的灵丹妙药（至少我们认为是没有的）。

尽管早期的系统式治疗师提出的规范性方法如今看来有些过时，但我们仍然认为它们对今天的咨询实践还是有帮助的。偶尔我们也可以换换角度，看看他们对我们正在做的案例是否曾说过些什么。与此同时，我们必须记住，那些方法需要大量的解释、建构和对观察者单方的信任，这些工具和术语反映了对系统功能正常或失调的规范性思考。

了解这些偏见是至关重要的。在我们的工作中，我们也用这样的方法去反思我们自己的方法和相关的结果，并将其渗透到我们的观点里。或者我们可以让来访者免去在规范性死路上的长途跋涉——当来访者意识到他掌握着系统治疗的圣杯时，治疗效果立竿见影。但是，你要记住：当一个人没有意识到，或积极否认自己走在这条道上时，路甚至会更好走一些。对治疗结果保持一个中立的位置，并不能让我们避免用自己的价值观和规范去（无意识地）影响来访者。

在很多情况下，我们的工作都与社会控制相关，我们不得不有意识地遵守规范。在所有其他的情境中，我们都认为更好的做法是，有意识地反思自己的规范，检验它们，并使其透明化。稍后我们将会再回到这个问题上。

3.2.2　地图使用注意事项

当我们用地图来工作时，以下是一些有用的措施：

如果一个人要介绍和评价每一段关系、每一个子系统的边界时，地图很快就会让人困惑。你必须要有所选择，要决定哪些观察对当下的问题来说是重要的，哪些是无关紧要的。

家庭成员之间的关系并不是一成不变的。这也意味着系统不是僵化的，而是灵活多变的（富有弹性的）。把那些和咨询及眼下问题相关的关系绘制到地图里。换个场景，换个主题，家庭会呈现出不同的关系结构。

和家谱图相反,画家庭助人者地图或是时间线时,我们不建议和家庭一起画。这种地图包含了许多对家庭结构关键点的解释和假设。这些解释和揭示事物的假设,实际上我们没必要去和来访者系统面质。相反,我们更喜欢用系统式提问或雕塑来与家庭成员一起观察系统内的互动。通过这种方式,来访者可以得到对自己关系结构的一个结论(见第 5 章)。这种方法也强化了这种结构是可以改变的印象,这在咨询过程中是非常重要的。地图可以是很有帮助的,但是它有可能把关系变成看起来坚硬、快速和不可改变的实体;它要求看图的人有足够的抽象能力,把图上的东西只看成一种主观的快照,这才是它真实的面貌。

案例 让我们再回到保罗·米勒的家庭(3.1 章节,图 4),我们在前面已经看过他的家谱图了。这个家庭因为保罗在学校的问题来寻求帮助,咨询师将家谱图上面给出的信息,以及在探索阶段通过观察和自己的印象收集到的信息整合后,画了两幅可能的地图。第一幅地图(图 11 左边的)描述了子系统的界限,第二张地图(右侧)用符号来描述了关系的质量。

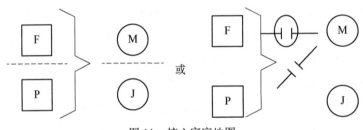

图 11 核心家庭地图

在这些地图中,咨询师呈现了他的一些假设,即在学校的问题上,父亲和儿子一起结盟来对抗母亲,至少一开始是这样的。第一张地图呈现出了子系统的边界,父母子系统和孩子子系统的边界是弥散的。父亲和儿子(P = Paul),母亲和女儿(J = Jessica)都有着紧密的连接。这就导致代际的层级界限消融,至少有的时候是这样的。在第二张地图上,咨询师认为,在父亲和母亲之间,关于教育和培训重要性的分歧,是一个隐性冲突;而在母亲和孩子之间,在他学校行为上的冲突是一个公开的冲突。这也清晰地显示了,在母亲、父亲和孩子的三角关系中,冲突(母亲和孩子之间)是明朗化的、公开的,但是在母亲和父亲之间的问题也需要解决。

3.2.3 行动的可行性:创造性地处理困难三角

困难三角不仅仅会出现在来访者的系统里;咨询师是结盟的最佳对象,也很容易受到诱惑来选择站在哪边,尤其是那些在自己的家庭里受过良好训练,经常卷入到其他人的冲突中的咨询师。危险在于咨询师会变成联盟中的合作伙伴、结盟或是三角化——想要把妻子从大男子主义的丈夫那里拯救出来，或是站在孩子那边对抗麻木不仁的母亲，和丈夫一起来反抗妻子不合理的要求。

这里有一些处理困难三角，或者说从纠缠的三角关系中摆脱出来的小建议。

要了解你自己受诱惑的程度：系统中的哪个成员或是哪个观点最容易诱使我和他们联盟？这个观点也很清晰地告诉我们，在做系统式咨询前有一个良好的基础是多么的重要。

把自己从僵化的位置中解救出来：重要的是保留（或恢复）自己运动和行动能力的自由——特别是在咨询期间。我们可以站起来，来回移动，坐在一个成员或者是另外一个成员旁边，改变座位的位置，变化新的位置和视角。身体的运动和变化有时候能够改变一个人思想和行为的灵活性。

慢慢地抓住和理解那些陌生的或是令人费解的东西：无论是语言、行为、精神世界还是人生哲学，系统成员的这些观点都很重要，即使我们很难深刻地去理解它们。

明确诉求（机构的委托，来访者的希望）：试着确定有没有提到隐性的或是矛盾的诉求。

指出自相矛盾的诉求：说出隐性的诉求，问问他们这些是否依然有效。明确指出哪些是可能的，哪些是不可能的。

澄清一些开放性的问题：关于是谁"拥有"问题以及是谁"负责"解决，即通过提问，我们可以促使来访者去承担责任并自我界定（例如：前瞻的假设性问题）。

选择立场（偶尔也要改变立场）：但要能意识得到，而且公开透明，时间不能过长，方式也要相对平衡。

放慢脚步：给予每个人时间和空间来表达他或她的想法，这有助于阐明引起冲突的原因以及目前的一系列问题。

特别是在处理三角化或是咨访系统中的转移性冲突时，以下几点被证明是切实有效的：

把自己和其他机构视为系统的一部分（并因而视为问题的一部分）。助人者和机构都有其自身的利益——亦即其自身的私利！哪些利益在起作用？是可以开诚布公讨论的吗？（见 4.1.6 章节）

扩大范围，对来访者系统之外的问题进行系统式分析，也调查参与的助人者系统。画一个来访者—助人者系统的地图，确定潜在的有问题的机构三角。

与参与结构或者转介机构做一个清晰的分工，与此同时，整合来访者的系统：谁做什么？谁告诉谁做什么？谁要承担什么？对于限制也是如此：谁禁止做什么？（见 4.1.2 章节）。

避免在助人者系统中出现等级观念！合作机构不应该成为我们的来访者，而自始至终都是我们平等的合作伙伴。

设置圆桌会议，邀请来访者系统和重要的相关机构一起讨论。

3.3 家庭助人者地图

家庭助人者地图由家庭成员、非正式的助人者和专业的助人者组成，目的是为系统找到方向。就像一个人在一片未知区域里长途跋涉时使用的一份地理地图，这个地图能在事情变得不清晰时给予指引。家庭助人者地图将不同的信息碎片拼凑起来，并呈现在我们眼前；它为案例提供了一个整体视角，也给出一个更加临床化的鸟瞰视图。

可以通过以下的问题为地图收集结构化信息：

这个来访者的家庭系统有多大？来访者的角色是什么？（家谱图）

什么是非正式的支持系统？例如，家庭有朋友、亲戚或是邻居吗？（非正式的支持系统）

谁属于这个助人者系统，哪些机构在这个案例中是积极参与的？（社会服务机构、学校、幼儿园、咨询中心、医生、治疗师、诊所等）助人者系统有多大，对于助人者和家庭来说是否易于管理？助人者系统的成员彼此了解吗？他们知道其他人在做什么或是他们各自的角色是什么吗？（现有的助人者系统）

哪些助人者是以前见过这个家庭而现在停止不见的？这个家庭曾约见过多少个助人者？（有一个家庭，家里有三个孩子，社会状况和家庭状况都很糟糕，每个孩子都有各种问题，曾见过的助人者多达40个）这些参与者已经讲了多少遍他们的故事？他们多久接受一次帮助？他们又多久和助人者签订一次合同？（早期的助人者系统）

相关人员的关系如何？包括家庭成员和助人者之间：亲密的、疏离的、界限清晰或是模糊的、联合的或是结盟的（参见米纽秦的地图）。同样，核心的原则是涵盖尽可能少的、最重要的、体现了最中心结构的关系（符号）。否则，家庭助人者地图也会很快变得混乱不清、不切实际。

背景资料：初级和次级控制论

观察者是系统的一部分

家庭助人者地图阐释了系统工作最重要的原则之一：我们不能单纯地只

去关注家庭的系统;家庭情境——由于它和目前的问题有关——这点也必须考虑进来。尤其是其他活跃的助人者,他们在很大程度上影响着事态的发展。我们助人者同样是新系统的一部分,新系统由家庭、非正式的助人者和专业的助人者组成。这种想法看似显而易见,但在系统式治疗的历史中却代表了举足轻重的一大步:它标志着从初级控制论到次级控制论的转变。

如果我们跳出助人者的角色,单纯地去观察来访者的系统,我们就会忽视许多我们与系统之间的相互作用。我们观察系统时,会把它看成一个纯粹的对象,但如果我们把自己当作是系统的一部分,我们在系统中的观点及我们在系统中所处的位置对系统成员的影响就一清二楚了。分析我们所处的位置,前提是要能够区分系统中不同的观察层级。接下来我们会介绍这些不同的层级。

一个系统(例如,一个家庭)(参见图12)

图12描述了一个涵盖了所有关系、沟通模式、历史、文化和冲突仪式的家庭。如果一个观察者(咨询师)来观察和描述这个系统,结果将会如图12给出的那样。但是我们描述中也看不到观察者!由于观察者不在场,这个描述就显得很有客观性(初级控制论)。系统和其内部的运作看起来就跟观察者描述的一模一样。这种方法掩盖了一个事实:所有的描述只是观察者的感知和假设。

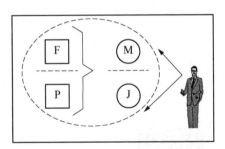

图12　一个系统(例如,一个家庭)

一个观察者系统:咨询师和家庭(参见图13)

家庭和咨询师一起形成一个新的系统,其中重要的主题是沟通、家庭结构、人际关系、沟通模式、历史、文化,等等。例如,在这个观察者系统里,咨询师可以通过家庭雕塑来呈现所有的事情。只有当我们承认了这个事实时,即这个观察者和系统是互动的,咨询师所有的观察和假设都不是客观的,只是经过了观察者的认知、观点和假设筛选后的互动的结果,这才能称为次级控制论。结构、甚至于家庭系统的边界也都是观察者的假设,而不是客观事实。(见2.2章节的背景资料"'系统'及其结构")

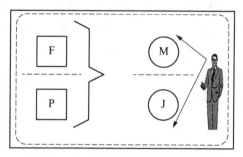

图 13　一个观察者系统(咨询师和家庭)

观察者——观察者系统:督导小组或者专业团队(参见图14)

在此系统中,一个观察者小组会观察和分析其他观察者与系统之间的互动。这就是督导或是案例讨论会。小组会对互动做一些假设,例如,助人者在系统中是如何通过自身的互动来激发改变的,以前没出现过这样的变化的原因。囊括了观察者和干预咨询师的家庭助人者地图,就是受次级控制论背后的理念而驱动的:观察者是系统的一部分!咨询师自己的观察、对系统的立论和假设都无法离开他所处的位置和与系统的关系而孤立存在。

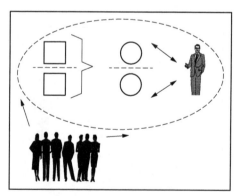

图 14　观察者—观察者系统(督导小组或专业团队)

本图是一个来自青少年福利中心的例子,不太熟悉这个领域专业术语的读者,请参考下面一些相关的缩写释义。

GSS=一般性社会服务。他们的角色是贯彻执行涉及儿童和青少年的法律,保护儿童免遭虐待并支持家庭、儿童以及青少年。GSS 通常有权力为家庭设置干预计划。

FA：家庭援助，执行由 GSS 决定采取的措施并和家庭保持联系的权威。家庭直接从 FA 得到帮助，由 FA 全程陪伴，FA 为父母提供咨询，他们经常直接进入家庭的生活区域，和父母一起去探讨他们生活的细节。

家庭助人者系统（参见图 15）

家庭助人者系统也可以是一个观察系统，由许多对家庭动力有不同假设的观察者（助人者）组成。这些假设依据的是：每个助人者的背景、他们与家庭的关系和机构的任务。此外，助人者之间也有联系，就像他们所在的机构也有联系一样。因此，一个可能面临的危险是，许多助人者的个体化干预可能会相互干扰而不是相得益彰。如果在和家庭的工作中出现僵局，或是各种机构之间的合作发生中断，这时对家庭助人者系统的互动做一些假设可能会有所帮助。在对助人者系统的动力做假设时，助人者和相关的家庭成员在很大程度上会受到他们的系统观的影响。在这个节骨眼上，就需要一个新层次的观察了——一个督导小组或是专业团队。家庭助人者系统的观察者使用外部视角来形成对家庭助人者系统动力的新假设。反过来，这同时也为新的干预奠定了基础，为家庭或相关助人者的互动带来变化。

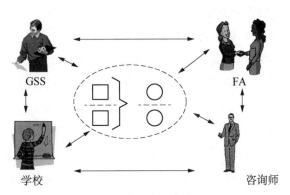

图 15　家庭助人者系统

当我们和家庭、其他的助人者、专业团队和督导小组用系统式的方法工作时，区分各种系统和观察层次是至关重要的：

我们现在描述的是哪个系统？作为观察者我们在这个系统中扮演什么样的角色？

我们在系统内的假设多大程度上受到了我们自己视角的影响？

从谁的角度、从谁的利益出发去写案例报告、做正式的陈述和做决定？

在建立合作、协议和关系时，我们应该如何考虑到多重视角和其他助人者的行为？

3.3.1 绘制一幅家庭助人地图

画任何一个家庭助人地图，我们都需要一个包括了所有层面家庭关系的完整的家谱图。非正式的助人者可以归为一组，围绕在家谱图的周围。专业的助人者应标在地图的下半部，曾经的助人者最好标在地图最下面，并用下划线标出来。

在探索过程中，除了已经确定的基本事实以外，地图还应该包含与系统成员之间关系相关的信息和假设。借用米纽秦的符号画出最重要的关系。如果有些关系的假设模糊不清，或人们不确定，认为它们不那么重要时，这个时候应该先排除在外，原因如下：

如果里面充斥着太多的关系符号，我们就很难清晰地统览全貌。就如一张涵盖了每一块石头和灌木的地图必定是一张很糟糕的地图。

地图是记录案例非常重要的工具——但并不是说要将对案例的每一种稍纵即逝的感受都记录下来。

这个地图要能拿得出手给其他同事看。这意味着要删掉那些有可能使人产生不必要的情绪反应的所有推理性的假设。

3.3.2 记录非正式助人者时的注意事项

在这个阶段，要将那些支持来访者系统或者对他们来说非常重要的人画进地图。这可能包括朋友、亲戚、青少年同学团体或者其他重要的顾问，如牧师、教父（母）、毛拉、阿訇以及相应文化背景下经典的助人者和疗愈师（魔法师、巫师等）。这些多样化的帮助资源是非常重要的，尤其是对那些来自不同文化背景的、不习惯也不愿意就个人的成长及家庭问题到西方文化的心理咨询中心求助的人士来说。我们经常主动询问那些外籍来访者关于传统文化助人者的信息，因为他们一般不会主动提及：他们会认为我们不感兴趣或不会慎重对待。

街头帮派的社会系统可以给一个 17 岁的不良少年提供有用的建议和解决方案——尽管这和社会工作者或咨询师所给出的有些不同。就像一个摩洛哥人的同乡，可能会给这个妻儿都搬到妇女避难所的摩洛哥人许多不同的建议，在那种情况下他应该做什么或是不该做什么，有哪些实用的小建议。

考虑到这些影响因素并在地图上用符号标出来是非常重要的，否则，我们可能会忽视系统中相关的或者重要的元素。特别是我们可能会错过一些非正式助人系统中有价值的、有可能给干预带来成功的资源。

3.3.3 在地图中标注专业助人者的注意事项

我们建议去深入了解：从过去到现在一直在为该家庭工作的专业助人者。要询问他们曾经设定的目标，会见的频率，成功和失败的地方。去搞清楚家庭中的每个成员：从曾经的助人者那里学到了些什么，怎样学的，为什么，最后又是谁中止了，这也很具有意义（这些探索问题我们在2.3.1章节中已经详细讲过）。

若不下功夫收集这些信息，最终会自食其果的：你将不可避免地错过其他专业助人者对于你现在面临的相同问题的看法，或是家庭系统当时是怎样处理和这些助人者之间的关系的信息的！当然，你那么做会带给你一种独一无二或是唯我独尊的良好感觉，但是与此同时你也将必然会丧失许多和来访者一起获取成功的机会。最重要的是，这样做会让我们无法从先前的干预中获益。

地图中应该用方框标出助人者机构的名字，我们建议也标上那些机构里曾和家庭接触过的、在助人者会议上有重要决策权的人的名字。

3.3.4 家庭助人者地图中的要素

到目前为止，我们已经在地图上标注了，在探索过程中了解到的绝大多数事实。但是现在引入米纽秦创建的关系符号，就意味着要加入我们自己对关系的观点及观察。家庭助人地图的关键是可以记录家庭助人系统中重要人物的视角。这可以通过询问第2章所建议的问题得出。（家庭中的优势是什么？问题是什么？什么是好的解决方案？人们对作为助人者的我的期望是什么？）在另一张纸上记下每一个人的观点，随时添加。对每一个人重要的信仰系统、信念、价值体系等画个草图也是很有帮助的。

这样也可以透露出我们特别重视的是哪一部分：哪一页条目罗列得最多？哪一页什么都没有？谁的观点在记录时比较详尽？这里，我们再次面临着系统工作一个重要的基本原则：咨询师有义务保持中立。在实践中要认真对待系统中所有的视角，每一个参与者的每一个观点。咨询师必须注意，不能仅仅因为如下原因而对系统中的个别观点另眼相待，例如：

在咨询中他们占用了较少的时间；

他们没有怎么引起咨询师的好奇和欣赏；

他们较少地被记录到。

对系统中个体成员的记录是家庭助人者系统的关键，以此可看出以下几点：

家庭系统中的哪个成员比较吸引我——或者是不吸引：社会中立。

系统中的哪个成员抓住了我的注意力并使我卷入——或者没有：社会中立。

谁的行为、问题或解释我更容易接受——或是抵触：过程中立。

谁的目标、解决方法、观点和兴趣是我认同的——或是不认同：结果中立。

我对谁更宽容(或是严苛)，我最了解谁(或是最不了解)，谁经常跑题(或是过于积极)：社会中立。

背景资料：论中立

可以从不同的角度来观察系统(Morgan,2006 年)：

技术层面，一种不同的反馈循环的逻辑交叉。

生物层面，一种有机体，为了在新环境下生存不断调试；为了寻求自己需要和生存的满足；或通过内部和外部活动让自己繁衍后代。

心理层面，一个上演参与者的心理需求的场所，例如，创造一些超越死亡的东西(孩子、房子、公司等)；各种扮演的角色(公主、傻子、谋杀国王的人、士兵、勤劳的人、荡妇、情人,等等)。

政治层面，由此我们可以了解利益、权力分配、为自我主张进行的抗争、优势、劣势、对失败的恐惧、派别、联盟及中立。

家庭或者组织，在所有的社会系统中有着特别重要的意义——这看起来有些政治的味道。尤其是当新的助人者加入到这个系统中时，必须要特别考虑到这个方面。就好像一个新政党的加入和新的权力分配计划将会不可避免地改变先前的政治平衡。这样的情况对于参与者来说是非常重要的，因为系统往往在新的助人者加入的时候，会变得不稳定甚至危险。这就是为什么我们说新的助人者对系统未来发展非常重要的原因。

那个人的加入带来了多大的影响？

那个人属于哪个派别？

哪个派别提议在这个系统中加入新的成员，为什么？

那个人是中立的吗？

此人同某一方的价值、目标、信念、解决办法以及纲领性的位置产生共鸣了吗？

此人危及了别人维护自身利益的能力吗？

此人会不会被什么人利用去维护他们自身的利益呢？

如果说我们的目标是要成为整个系统的咨询师，而非是成为一方或另一方的支持者(有意或无意)，那么我们就需要保持一定程度的中立，哪怕仅仅是要让这个咨询师能被系统的所有参与者接受。出于这个原因，系统式治疗师与咨询师早早地就开始让自己关注于各式各样的中立概念。

一个早期的建议就是多方向偏好(Boszormenyi-Nagy, 1985; Stierlin et al. ,2002)。根据这个原则,咨询师要认同系统所有的成员,与每个人都站在一边,而且要贯穿全程。这个想法很难实现,因为这要求内心的极度灵活和深度的共情。这在日常情况下是很难去检验的,就连观察都很难。

后来,在那种持续变化的偏好中演化出了中立的概念(Selvini-Palazzoli et al. ,1981)。在这种状况下,咨询师为新系统发展新的观点和视角提供空间、对这些立场保持兴趣、对其进行检验,并试着去理解它们怎样在过去和未来影响着系统中的互动。如果助人者这么做的方式相对公平,带着好奇心、愿意花时间、对此感兴趣并持欣赏的态度,我们就有可能达到社会中立性。对很多系统咨询师来说这个理念似乎更容易操作,因为它强调对系统中的每个人都保持持续的关注。不同于多方向偏好,相比一些内在的气质,它更关注行为。系统中的每个人是否在治疗中得到同等的对待(或多或少),这在治疗的过程中变得显而易见。因此,中立概念比多方向偏好更容易核实与操作。中立的观念构成了对各种不同观点进行有意识和系统式询问和记录的基础,这是家庭助人者地图的关键所在。

从字面上理解,中立并不意味着治疗师不可以持有自己的观点。因此,让我们在这里区分一下几种不同的中立类型。

咨询师能够通过不偏袒任何一方并对(涉及的)所有人的所有观点都保有同等的兴趣来保持社会性中立。

咨询师能够对结果保持中立(Simon & Rech-Simon, 2012, pp. 26ff.)。意思是咨询师要对最终接受这种或那种方案保持平淡(儿子要不要搬出去住,一对夫妇分开了或是还在一起,同事甲或者是乙建议的解决方案是不是奏效)。

咨询师能够对过程保持中立,即,对问题是否能很快地得到解决保持中立(父母教养方式有分歧,女儿整日出去闲逛,在小组里的攻击性行为),要对谁的解释能更好地反映出了问题的本质保持中立。

有时,我们有着明确的观点并且一定要捍卫它。家庭中的性骚扰和家庭暴力不是什么好的解决办法:在这些问题上毫无中立可言。社会服务是国家组织,它们代表了社会价值观(例如,儿童享受特别的保护)。如果我们是这些社会服务的一部分,我们就无法对社会体系对现存问题偏好的解决方式保持完全的中立。当然,总还是有一些余地可以来塑造社会系统的状态。有许多不同的、可接受的生活方式——是我们可以并且必须——中立地对待的。

不过,我们还是应该清楚以下几点:

什么时候我们可以对中立的结果心怀期待——什么时候又不可以(我们的价值观和立场)?

什么时候我们对结果保持中立是舒服的?

什么时候我们必须对结果保持中立?

什么时候中立是完全不对的?

最重要的是:当我们保持中立或者不中立会对系统产生怎样的后果?

社会中立性(Selvini-Palazzoli)是当我们和系统工作时恰当又必要的立场,在每一个新的案例上,我们都要处理对预期结果保持中立的问题——特别是在要做决定的情况下:中立并不总是最好的选择。在第4章我们会更深入地来探讨这个问题。

谁的立场和兴趣更容易让我产生共鸣,谁不能:结果中立。

谁的立场和兴趣符合我的机构的任务——或者是截然相反:结果中立。

鉴于这些原因,地图的关键作用不仅仅是一个能更好理解系统参与者的资料。同时,它对作为咨询师的我们处理如下问题也提供了一个很好的基础:我真的中立吗?而且,当然,这样的方式可以吗?这些资料帮助我们从政治意义上(中立、利益、同盟)预测,在咨询师和来访者系统各类成员互动时会有哪些未来的陷阱和机会,同时帮助我们分析它们的风险、机会以及副作用。

3.4 时间线

目前为止,我们都将重点放在记录和组织界定系统当下状态的信息上:谁是属于这个系统的?在系统内的关系是什么?谁代表了哪些观点?但是系统也会有过去,这对我们的理解来说同样是重要的。关于系统的历史,有以下三方面:

(1)系统发展的历史:家庭案例的历史,一个组织或者团队的历史。

(2)问题的发展史和它随着时间推移的发展:特别重要的是有着慢性问题的系统——症状、障碍或是问题的历史。

(3)尝试利用自己的资源或专业帮助来解决问题的历史:以往尝试解决问题的历史。

我们可以借用所谓的时间线来记录这些已有信息,用顺时方式呈现和视觉化以往的各种努力。它能够带来一种鸟瞰的视角;反过来这种视角又提供了一种更广泛的概况,并特别强调关系。时间线将助人者的信息整理成系统的历史,并帮助我们提出假设。下面我们将会涉及一些关于以上三个方面的相关问题。

系统的发展历史:哪些特别的事件影响了系统及其历史?婚姻、分离、婚外恋、搬家、失业、家庭的新成员、出生、死亡、疾病、重要的人或照顾者状态的变化,等等。在这里我们应该只限于罗列这些最重要的事件。

当然在一些情况下,有些事可能会比其他的事更重要,因此也需要在时间线上标注出来。例如,当我们和未成年人工作时,需要了解在什么时间段孩子的主要抚养人是谁、有没有什么变化,在过去是否曾经和抚养人分离。孩子的依恋史常常对我们理解现在的情况起着至关重要的作用。

在组织和团体里,可能会有一些不同的问题:谁创建了团体,是在哪种情况下创建的?在某些时期团体扩张过吗?发生过什么重要的变化吗?在这个过程中有竞争对手进来过或离开过吗?过去的情况是怎样的,它们是怎样随着时间的推移发生变化的?在系统的关键时刻有没有发生过管理、结构和人员的变化?在过去的时间里财务状况有没有发生改变?

问题的发展历史:第一次出现问题征兆是什么时候?有加重或是减轻,还是一成不变?有随时间变化波动吗?有没有出现新的不同的问题?有没有同时发生其他的变化呢?

以前的应对方式和先前解决问题的尝试:有没有一些成功的经验或是一段还不错的时期呢?来访者必须克服什么困难,他们是怎样获得成功的呢?来访者试图怎样解决问题,他们努力的结果又是什么呢?非正式的助人者提出了什么建议?专业的助人者又是何时进入和离开的呢?哪些已经做了,哪些还没有做?由于它不涉及目前存在的问题,系统的成员可能没有什么动力去谈论过去的(失败)尝试,因此记录这方面的信息可能需要相当长的时间、耐心和兴趣。需要做的是持续的询问和主动的探讨——同时尊重来访者的限制和应对方式。这里获取的信息是非常有用的,但也不需要在一次咨询里完成或在咨询刚开始的时候做。

背景资料:情境化——时间维度

时间线主要用于记录系统的历史、系统的问题和之前尝试过的解决方法等信息。它按顺序整理信息,并对已知信息做一个概述。此外,它还可以暂时性地情境化问题,把它们置于历史发展的背景下来考虑。在家谱图、地图与家庭助人者地图中,我们可以把症状或困难与当前的系统排列与关系结构联系起来,以此得到情境化问题或困难的目标。目标就是确定(或发现)家庭历史和系统历史、解决方案的尝试和问题历史之间的连接。这反过来又开辟了解释和看待问题及其后果的新方向。

将问题历史放在一个时间的情境下这一概念,最早出现在家庭治疗的发展阶段(例如,Minuchin, 2012; Minuchin, Carter & McGoldrich, 1989),更重要的是它预见了与此相关联的生命历程和经过。卡特和麦戈德里克描述了我们人类在家庭生命不同阶段的主要任务:离家、找到伴侣、生儿育女、孩子上学、青春期、孩子离开家、变成爷爷奶奶、退休、死亡和丧失。对每个阶段关键事件的假设是这个学派思想进一步发展的基础。以这样的视角来看,问题有时候也在扮演着一个有意义的角色,它有时候可以减缓或是阻止这个转折阶段。例如,一个被忽视或是不成熟的年轻人,也可以在很长的一段时间内,维持正常的亲子互动。或者,在一个婚姻的危险期,即第一个孩子出生后婚姻的困难阶段,显示了这对夫妻没有找到平衡新旧角色的方法。

在他们提出的组织发展阶段模型中,格拉斯尔(Glasl)和利维哥德(Lievegoed)描述了从一个阶段到下一个阶段的转变,是怎样成为新的问题和危机的起源——一个貌似合理的结论,因为每个人在面临转型时,都要面对或多或少的困难。这个转变可能成功,也可能失败,取决于当时的情境和人们在系统中的应对机制。无论这种模型是否适合所有能想象出的案例,它们对于解决和转变有关的危机等问题还是很切实有用。这就大大安慰了来访者并使他们获得了一个新的视角。这让他们不再愤怒和自责,重新认识到要改变和寻找可行的解决方案的必要性。

时间线的目的不是为了建立一个完整的、线性的因果关系("由于分手,不久就出现了症状"),而是要描述一种循环的因果(循环的过程):问题对系统的发展或解决问题的方式也有影响。时间线能帮助我们对一段生活状况和障碍之间的关系形成假设,从而协助我们决定自己提供的专业帮助。

3.4.1　设计时间线

我们用下面的元素来画时间线(图16):

比较合适的时间线是将年或月的信息放在图的中间或上三分之一(如果是和来访者一起画时间线,我们同样建议使用挂图)。如何以最佳的方式划分时间线取决于具体的情况。有时候一些不需要阐述的事件可以被很紧密地放在一起,而一些重要事件却要留出很大的空间。

家庭或组织历史上最重要的事件要放在时间线的上方。

问题或症状的发展放到时间线的正下方。

图的下三分之一是用于表示资源、过去的经验和曾经为寻找解决方案所做的尝试。

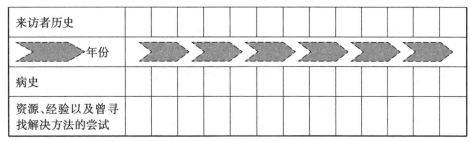

图 16　时间线的图表描述示例

3.4.2　和来访者一起绘制时间线

过去的经验显示，来访者喜欢和治疗师一起来完成时间线，这有以下好处：

当来访者开始回忆过去和那些进入时间线的往事的时候，它会触发那个时间段更多的记忆。我们都知道这种现象：当我们对过去的事情思考讲述得越多，它就会在我们的脑海里变得越清晰。启动旧的记忆可以激活各类联想——用时间线视觉化可以大大强化这个过程。

来访者经常对他们自己的过去有一个相对混乱的画面，和别人一起来看，可能会比以前更清晰和条理化。格劳及其他人（1999；见第 5 章）认为这些经历是心理治疗成功的重要元素。

对于一些慢性问题，来访者可能已经咨询了很多不同的助人者——他们记不得谁提过什么，或者有什么样的结果，因此与来访者一起回顾和反思这些信息，对新的咨询师来说是非常有帮助的；这不仅可以激活一些资源，同时也会避免绕进死胡同。

在了解病史时，许多来访者想看看访谈者究竟写下了些什么。

对许多来访者来说，拿一张纸大家一起工作，比仅仅面对面的讨论要好得多。这对很多青少年来说尤其如此。

当我们和来访者一起看时间线的时候，要给来访者一些时间来寻找和思考答案。这时，来访者常常会发展出一些自己的理论以及只有在将其可视化才能够出现的情境。

案例　这是一个来自于儿童和青少年中心的案例督导，报告的是一个青少年来访者。索尼娅，14 岁，从不遵守规则。她总是离家出走，经常夸张地需要警察来搜寻——仅仅回来几天就再次消失。她在福利中心留下了大量的卷宗，也几乎不

怎么待在学校。社会工作者对此已无计可施。他们尝试了很多办法,甚至于将她关进全封闭的机构,从长远来看,这些都被证明是无效的。在督导小组里我们对这种情况也是一筹莫展。这时时间线进一步帮助了我们:索尼娅来自一个吉普赛家庭,早年有许多颠沛流离的经历。

她的时间线(图 17)显示了那些先前口头汇报过但被未被意识到的信息:索尼娅一直所表现的都是以前她在家时候的行为。她随家人搬了许多次家,后来家庭解体,她辗转于很多个寄养家庭,还没来得及和那些地方及人们建立关系,就被转送到下一个家庭,她的家是由那些短暂照顾过她的人组成的。置于这样的背景下,一切就豁然开朗了,任何试图想给她提供一个不变的住所以及一个特定的照料者的尝试都是徒劳无功的。沿着这个资源,我们了解到她有一个姨妈——一个对她特别重要的照料者之一。这里就有了以下的建议:索尼娅被放入一个有着各种青少年设施的单间,再配上一个她非常喜欢的照料者。起初这个照料者不需要做太多,只要陪伴着她并供其所需。这个策略冒险很大(在法律的意义上也是如此),因

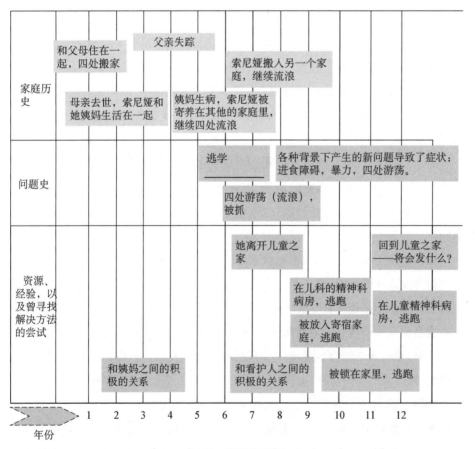

图 17 时间线示例

此在开始前必须和法院和警方进行一次讨论。一段时间以后,索尼娅的状况趋于稳定,并开始表现出一些独有的兴趣,包括假期培训的可能。她在宿舍的时间越来越多,最后也回到了学校(在许多特殊的教育支持下)。她的症状也并没有完全消失,但是她的"旅行"现在确实越来越少,越来越短了。

3.5 社会图谱:作为系统的团体

在2.5.2和2.5.3章节,我们讲过如何观察和记录系统中的社会动力的方法——在住院的青少年团体中,在家里的孩子团体中,在学校或是幼儿园的团体中。本章我们将介绍组织和记录这些观察的方法。米纽秦提出的那些地图符号(见3.2章节)通常用于描述、组织和记录家庭中的社会动力。但是这种符号性的语言,稍微做一些添加和补充后,也可以用来描述其他系统,如小组、团队或者整个小区。

我们的理解是,团体的社会动力就是在互动中形成的、让一个团体运转和作为的关系结构、社会角色和亚团体。

当我们用米纽秦的符号来创建社会图谱时,用圆圈和方块分别代表女孩和男孩,在里面标上他们的年龄,然后根据情感上的远近把他们画得近点或者远一点。另外,我们还可以用符号描述他们关系的质量,亲近(选择一起行动或玩耍)或是冲突(拒绝)。

我们通过自己的观察来构建社会动力——在团体中的个人之间是怎样互相回应的,谁想和谁待在一起,谁拒绝了谁。但是我们也能在组里做一些其他的观察(见2.5.3章节中给出的问题):

把亚团体绑在一起的价值观、兴趣和需求是什么? 他们中的哪些人和其他的个体成员有着联系?

一般的团体活动都有哪些? 有没有一些普遍的兴趣? 亚团体一般如何找乐子,个体成员会选择单独做些什么?

我们建议增加一些对子系统问题的观察。通常情况下,我们对于社会动力这方面的总览结果可以为隐藏在背后的团体动力提供更好的理解。兴趣、欲望、需要和价值观使他们形成了一个团体,如果他们的这些观念相似或是相同,可以导致团体散伙,如果他们互相对抗,或是让人感到遭受威胁或危险,可以阻止一些个体进入团体。

有了这些信息,我们可以作为负责人,对团体成员的动机和动力进行假设。这反过来又为我们的干预措施、活动、工作结构和怎样为个体成员或是亚团体设计互动的想法提供灵感(见 2.4.5 章节)。

从方法论上来说,我们建议按以下步骤进行:

首先,在社会图谱中标出在互动中观察到的社会动力。

其次,加上亚团体和个体成员的行为、兴趣和价值观。

再次,基于这些结果提出一些假设和相应的干预计划。

背景资料: 社会测量和团体动力是系统式思维最早的方法

这里描述的方法不是只在系统式工作中出现的,社会背景在人类的发展、幸福和生产力中扮演着重要的角色,早在社会系统的系统式观察得出这一结论之前,它就出现在比系统式方法更悠久而古老的传统之中。雅各布·刘易斯·莫雷诺(Jakob Lewis Morenoe, 2001, 2008)、库尔特·勒温(Kurt Lewin, 1951)和布拉德福德(Bradford),吉布(Gibb)和本恩(Benne, 1964)所做的就是这个传统的一部分。他们记录互动和社会系统的方法,仍可以有效地用在与团体的系统式工作之中。其中的一些方法是,我们一般不会把个体的行为和他/她的人格直接看成因果关系,而是将其看成一种与团体特性之间的相互关系,看作是只在这个团体中呈现的个性。这种团体的特点和个体特点之间的互动就可以被理解为一个循环的过程。当我们用米纽秦的家庭地图和莫雷诺为团体绘制的社会图谱来做比较时,我们会发现系统式的方法和这些团体导向的心理治疗传统之间是多么的类似。下面我们将集中讨论两个已经被证明对社会系统的团体研究非常有效的方法。

第一种方法是莫雷诺提出来的,他最早意识到一个人的幸福感是多么地依赖于背景。他的那本《谁能生存?》(1953)描述了他在第一次世界大战后的经历,作为一个年轻的医生,他当时去治疗南蒂罗尔那些混乱的农民。他们被赶出了自己的农场,被迫住在难民营里。所有难民营的居住条件都是一样的(脏乱差)。但是,根据他的观察,那些来找他的植物神经系统极度紊乱的病人,都是生活在充满压力、愤怒和紧张的棚户里。相反,那些"相对健康"的居民们,都是和家庭成员以及一些新老朋友一起居住的。莫雷诺的结论是:幸福感和人类的健康很大程度上取决于:他们是否生活在一个周围充满善意的人际网络中,以及他的生活是否充满磨难。他研究工作团体和其他系统中个体成员享受了多少选择(同情或正能量),或是体会了多少拒绝(反感或负能量),然后用社会图谱和表格形式来描述结果(社会人际关系测试)。这些草图和社会图谱通常都是根据真实的询问所绘制的,用来测量社会关系。我们常用这些工具来描述团体领导和其他局外人的观察。在图18中描述的角色,像"明星"、"隐形人"、"被排挤的人"、"亚级组"和"夫妻"这些词都是从莫雷诺那里借鉴来的。

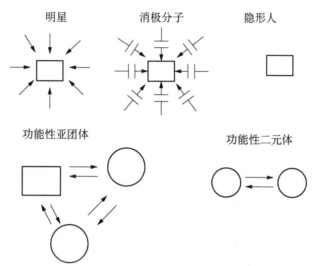

图 18　记录团体社会结构和角色的典型模式(符号规则见本章图 6)

　　第二种模式来自拉乌尔·辛德勒(Raoul Schindler),他早在 1957 年就描述了团体的等级顺序。他主要关注所有团体中都会出现并且能保证团体存在的社会角色。这种方法也在试图理解,在所谓的第三帝国中德国的社会系统中发生了什么。他的方法让系统式理论受益匪浅,因为他能够描述出各种功能之间的相互关系(辛德勒称为等级团体位置)和它们在社会系统中的互动。图 19 显示了等级团体位置。阿尔法和伽马之间的双线表达了他们之间紧密的距离;贝塔和阿尔法以及伽马之间的虚线象征着他和其他成员的关系比较疏远。贝塔参与了阿尔法建议的活动(伽马位置的参与者也参加了),但是贝塔显得有些游离,他怀疑并想修改这个计划。欧米伽、阿尔法和伽马之间的连线代表了冲突。欧米伽和贝塔之间没有必然的冲突,但是无论如何也是不那么紧密的。在 4.5 章节,我们会描述如何使用这种模型来更好地理解和用图标的方式呈现团体的情景。

　　该模型最主要的一个优点是,它阐明了阿尔法实际上能给处于伽马位置上的参与者提供一些东西:阿尔法明确地表达能吸引他们的兴趣、价值观和需求,阿尔法也有能力将这种形式的表达转换成有吸引力的行动,然后和处于

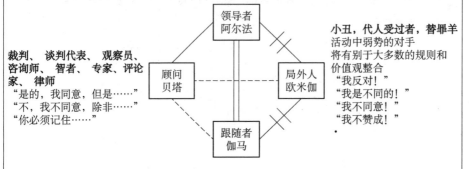

发言人 /发起人 /执行代表
有意识或无意识地将欲望、恐惧、规范及大多数价值观整合在一起
极善于向他人表达想法、制定计划并实施

裁判、 谈判代表、 观察员、咨询师、 智者、 专家、评论家、 律师
"是的，我同意，但是……"
"不，我不同意，除非……"
"你必须记住……"

小丑，代人受过者，替罪羊
活动中弱势的对手
将有别于大多数的规则和价值观整合
"我反对！"
"我是不同的！"
"我不同意！"
"我不赞成！"

积极参与行动
作为跟风者："这不是我的问题。"
作为助人者、助手、受益人："从互补性的角度来说我支持这件事。"
作为标准的捍卫者、控制者和管理者："我将监督大家是否按团体的规则来完成活动。"

图 19 辛德勒的小组等级模型

伽马位置上的参与者交往。我们认为，这种模型不能很好地描述大团体的过程，或者说法西斯20世纪30年代和40年代在德国的发展。但是对于小于25人的团体，它能够为描述系统动力提供非常有用的视角。

这个模型的另一个优点在于它连接了一边的社会动力（紧密、疏离、偏见、吸引、敌意、拒绝、亚团体等）和另一边的心理动力（在一个特别的情境下参与者的价值观、需求、议题和兴趣）。这让我们可以洞察团体过程，并揭示了一个事实：个体与背景的联结决定了系统中发生的事情。

对于一个相对弱小、笨拙、保守、喜欢独处和阅读的年轻人来说，他很难在当地足球队中担当阿尔法的位置——他甚至（视情况而言）注定了要站到欧米伽的位置（这真让人懊恼）。另一方面，在本地的象棋俱乐部中，他可能会晋升到阿尔法的位置，而足球队里担当阿尔法位置的男孩可能就会站在象棋俱乐部里欧米伽的位置上了。

让我们再来仔细看看第一个男孩：他在学校可能都会一直处于欧米伽的位置，直到13岁，因为运动、力量和吹嘘男性力量是班里主流的价值观。然而到17岁的时候，当之前的主导优势由身强力壮转变成智力和政治方面的兴趣时，他可能会调换到阿尔法的位置。当团体改变了取向、兴趣和价值观的时候，是极可能出现这种从欧米伽到阿尔法的转变的，当然，有时候"阿尔法位置"也会出现空缺，但无论如何，能担当的人自然会站到这个位置，因为在特定的情境下人们会根据个人的能力及意愿来定夺自己的角色。

在拉乌尔·辛德勒看来,为确保团体的稳定及生存,所有这些位置必须被占满。因此,我们的目的并不是要防止这个角色被占用,如果我们在团体中确定了一个责任人的位置,我们就必须得接受其中一些人要来扮演欧米伽的角色,虽然这不算是一个让人称心如意的位置。我们也必须接受,一些团体成员会有意识地选择和接受他们待在伽马的位置,或者处在阿尔法位置的人有时做事不民主还排挤其他人。这对我们从事心理学专业的人来说确实是一个试验性的体验!我们的和谐理念、我们自己的价值观(自由、平等、博爱)、我们的伦理道德和义务,以及我们的是非观、信仰体系——所有这些有时都会变成障碍。如果我们的目标是人类的健康以及团队的可行性发展,那么我们就要对团体及团体里各种位置的变化持有一定程度的灵活性和宽容度——对所有位置的选择都表示特别的尊重——这是非常必要的。

3.6　报告

有时候我们为了外部的雇主,或是一些内部的原因,不得不写案例报告。其实,报告有时候也可作为进一步计划和决定的基础。法院需要专家的意见;健康保险公司需要一个理由来继续提供服务;最终的报告要依次发给重要的相关专家。此外,案例报告、治疗师和治疗效果也需要记录。在实际操作中,我们看到了许多可靠的、内容丰富又简洁利落的报告——当然也有充斥了大量信息却没有一点方向的报告。

大多数机构都会有专门用来写这种报告的模板,它们符合法律和实际需要,并已经发展成质量管理体系的一部分。因此,我们只提供几点参考意见:一个好的案例报告的标准,一个强化动机的具体建议和一个具体的案例报告。最后,我们将就如何选择有用的元素写一份系统性报告,给出一些有针对性的建议。

3.6.1　优秀报告的标准

和来访者一起撰写报告并提供给他们一份复印件。这个方法可以确保我们在报告中使用简洁明了的语言。

在报告中,应该分章节记录来访者实际做什么,来访者对过程的观察和学习是什么,我们的专业判断和评估是什么。

一个浅显易懂的报告是一个可以简单明了地描述最重要部分的报告。超过

2—3页的篇幅都会让一份好报告打折扣。如果由于一些策略上的原因,不得不写长(例如,法院要求更详尽的描述),这时要尽可能地保持结构的精炼,把大段的文本整理成核心陈述和补充描述,这样读者就能很快抓住要点,随后再去关注细节。

图表和具体的描述都可以帮助读者更好地理解和接受我们所描述的内容。不要用刻板抽象的概括(皮特明显地不合群,尤其是在学校),要具体地描述究竟发生了些什么(皮特对老师无理并随意跑出教室,在课堂上每次被提问都一无所知)。

因此最好多用动词,少一些形容词和名词。用"彼得拉每周帮她的妈妈洗几次碗"来代替"彼得拉是合作的",或者写"西蒙一周连着好几个晚上都夜不归宿,不修边幅且不讲究个人卫生",而不是"我们认为西蒙由于明显的被忽视而离家出走"。

许多报告仅仅罗列出一些问题。然而,在系统取向的报告中,重中之重是要涵盖系统中现有的资源、在解决问题上已取得的积极结果以及问题行为的情境。

如果报告里或多或少地使用了一些以上提到的可视化元素,报告会显得更加生动,更有可读性。

如果委托方或情况允许,我们更喜欢使用图表化的模板,将一些重要的信息要点,按清晰整齐的顺序排列出来。这样做的好处是:可以将重点信息集中到一个页面上,当然这反过来也要求写报告的人有选择性,简洁明了。从另一方面来说,这种快捷方式在选择要点和非要点时,往往存在着遗漏掉所有阴影和细微差别的风险。

3.6.2 报告中应涵盖的维度

这个问题取决于研究领域、研究目标和写报告的人。但是无论如何,用一个主题表罗列出重点都是大有裨益的。我们将所需要的信息罗列出来以发展我们的假设。显而易见,每个人都有他们喜欢的主题,这取决于各自的专业角度——我们在有些领域想挖掘细节,有些想忽略。然而,主题表会要求我们准确,它迫使我们查看每一个领域,包括那些之前忽略的。当然,在和来访者接触的初始阶段,就事无巨细地收集所有的信息,也是毫无意义的。我们也不愿意为了完善表格而去折磨来访者,这样必将会降低来访者对我们的信任度。我们有必要有的放矢地去选择一些重要的及有价值的信息。作为一种自纠自查的方式,主题表可以帮助我们并非潜意识地而是有意识地根据专业的、标准的方式做出决定。在临床实践中,我们还发现了这种方法以下的优点:

表4　主题表

家庭情况		风险	资源	备注
1. 家庭状况				
	家庭结构			
	父母的照顾			
	居住地点			
2. 经济情况				
	收入/支持			
	欠债			
3. 工作情况				
	学校/职业培训			
	职业			
	工作时间			
4. 居住安排				
	居住空间			
	住宅环境			
	社会关系			
5. 父母背景				
	父母的童年			
	应激事件			
	早期关系			
6. 现在生活中的压力事件				
	在家庭中			
	外部环境			
	创伤经历			
	应对策略			

　　在计划一次干预时,我会预览表格中所有相关的区域,然后认真地填入已获取的信息。看风险和问题的部分时,我会将重点放在他们与当前症状与典型表现的互动上。我根据这些"发现"找到可能的干预点。("发现"这个名字是从"去发现"这个动词中衍生而来。建构主义都知道,每一个发现里都寄居着一个观点,见4.4章节)

　　资源总是被忽视。这也许是列这样一个表最大的好处,因为它的严谨性迫使我们去仔细观察那些进展很顺利的可以被借鉴的部分。它提醒我们去关注那些被熟练掌握却被视为是理所当然的日常技能,我们需要标注这些优势,给它命名(De Jong & Berg,2012)并利用它们(Durrant,1993)。

这个表格也可以用来填补我们自己图谱上有所遗漏的部分。人们可以进一步计划去获取相关的数据。或者人们可以提出疑问:为什么我还是不知道这些?为什么我不早点问这个问题?难道我忽略了这个了吗?或者我们没有勇气去提问?来访者是否向我隐瞒或者回避了一些信息?我应该就这样顺其自然吗?这种缺失是不是一个重大失误呢?

最后,这个表格为写报告准备了信息。人们可以补充自我的观察并确保在报告中包含了最重要的部分。因此,这也为设置咨询或是其他帮助性计划的访谈做好了准备。

对青少年福利中心来说,巴伐利亚州青年部(2005)发行了一个材料来协助社会福利干预中的诊断问题。这个材料囊括了以上描述的所有的优点。我们根据自己的目的稍做修改,现在给读者们呈现一部分,以鼓励大家自我创造。(表 4, p. 73)

3.6.3 用于评估目的和干预计划的进展报告

下面的例子演示了怎样使用报告表格评估干预,并同时为下一次干预做准备。这是一个急救护理团体的同事准备的,他们根据自己的实践确定表格的内容。将收集到的信息简短地填到表格里,包括之前那些有效的干预信息。在案例研究中这部分往往是非常重要的:特别是在许多让我们绝望的案例中,寻找会让来访者有积极反应的干预信息是非常有意义的——即使只是一点点积极的反应。他们可以为如何继续提供重要的线索。接下来的步骤是,形成主要的假设,并写下由此衍生的行为。重要的假设是被行为驱动的假设(见 4.2 章节)。

表 5　来自青年服务社的表格报告

该病例为一名叫大卫的 13 岁的孩子,他在急救中心待了 2 周了。这里有家谱图和关系地图。

	现状	问题	资源
家庭	父母离异 4 年,双方都有了新的伴侣,大卫与父亲/母亲轮流生活,父亲有抚养权;大卫选择和母亲一起,父母双方都感到有压力,不愿意抽出时间陪大卫。	父亲长期不回家,不停地吸烟,大卫和父亲有冲突;因偷窃在法庭受审。母亲靠不住。	和母亲联系紧密(经常打电话给她,想和她一起生活)。

	现状	问题	资源
学校/工作培训	上周四起重返校园（初中七年级）。	三年级起学习就不好，经常逃学，常换学校。	曾经数学很好，喜欢上学，和某位老师关系密切。
紧急看护机构的团体	快速适应，和其他孩子/大人关系亲密。	打擦边球，特别是宵禁令，有时会打破规则。	有用的(烹饪)，自信，迅速和他人建立关系。
娱乐活动	在家里会频繁与人接触，非常积极。	和大孩子们闲逛，抽烟，喝酒。	喜欢运动，很活跃。
朋友	别人会和他互动。	控制较弱的孩子。	支持他人，同他人分享。
其他	整洁干净，独立，有礼貌。	喜欢成为中心，爱说话，互动交流。	开放的谈话与冲突。
先前的努力（2周）	积极的(有效的)：在集体活动中很开放，主动接近别人（见学校记录）。	消极的(无效的)：克制，规则，警告——接受但是随后又继续违反。	
假设	父母在激烈的冲突后离异，之后大卫一直没有可靠的支持。他迅速学会了和他人打交道，并在他的小圈子里游刃有余。冲突的升级，特别是在他建立了稳定关系的学校里，促使外部助人者进入，并迫使父母必须面对现实：他们必须为大卫寻找一个可行的解决方案。		
措施	通过学校和集体活动来建立联系(自身的优势和动机是最容易被发现的)。 透过学校稳定化，加强与学校的联系：邀请大卫以及他的老师一起谈话。 和大卫的父母及大卫一起工作，讨论大卫将来和谁一起生活。		

4.1 咨询合同是系统治疗的基本指导原则

在初始阶段或访谈结束时，来访者系统与助人者应该签订咨询合同。本章将集中介绍咨询合同在系统治疗中的作用及其设计方式。

咨询合同是所有合作的基石。合同包含相关方应遵守的必需条款、咨询目标和相应职责。

合同创造透明度：合同双方都清楚地知道他们必须做什么，或者禁止做什么。

合同增加安全感：合同双方都清晰地知道自己在做什么，别人对他们的期望是什么，他们的期望是什么，哪些不是干预的主题。

合同建立承诺：合同意味着双方应根据约定的规则共同承担义务。

合同为帮助设定清晰的边界：合同双方在协商各自角色和如何实现咨询目标时，也应清楚哪些期望是不现实的。

咨询合同的意义不仅限于第一阶段和初始访谈，此时为整个干预方案建立框架。讨论合同并就此达成共识，是所有系统干预最基本和一贯的工作原则：

每次会谈均应讨论当前的问题和各方的诉求，并就下一步工作达成一致意见。合同双方确保协议是在合同的框架内进行，这也意味着某些当下的（新的）问题不能在咨询中讨论，因为它不是咨询合同的范围，或者会改变合同。

在一次咨询中，合同双方也可以就下一步的咨询达成其他更小的合同。

案例 在一个精神疾病患者的辅助生活机构里，弥勒女士正帮助一个女性病人 B。她们俩已经达成一致意见，B 女士应该学习不同的方式来处理她的退缩倾向，不能一直坐在房间里，不来公共房间加入大家，不参加任何娱乐活动。这种退缩的倾向可能是 B 女士与机构外的人接触时所产生的冲突所导致的。在过去，可以看到一种模式：冲突、退缩、精神状态恶化、病人入院、病人出院、设立以整合为目标的门诊干预计划、新的冲突，等等。因此，辅助生活机构设立这样的合同目标看起来很合理。在咨询中，弥勒女士注意到该病人非常难以集中注意力，非常明显地沉浸在自己的思维中。她提到这一点并指出，她们上次已经同意要讨论病人在过去一周内与他人的接触问题，并讨论如何制定未来计划。但是，如果病人注意力不集中的话，这是不可能实现的。B 女士认同这种观点。她说自己一直在想已经长大成人但拒绝跟自己联系的女儿。弥勒女士建议可以就这个问题讨论 30 分钟，并一起探索 B 女士能否策划一下以后如何跟她的女儿和整个家族用不同的方式接触。B 女士同意了，但不愿意谈及上次与女儿吵架的事情，因为这会激起她太多不好的感受。弥勒女士接受了这一点，并答应她会非常谨慎，不去谈论上次与女儿吵

架相关的感受。她问病人是否同意将所有相关的人用人偶摆放在桌子上(女儿、女儿的丈夫、他们的两个孩子、病人的父母、女婿的父母,等等)。病人同意了,两人开始进入咨询。

这一例子展示了讨论咨询合同并达成一致意见,是如何成为系统工作的必需部分。咨询合同可以是关于整个干预方案的(支持建立并保持社会联系),可以是关于每次会谈的,也可以是关于整个咨询的未来计划的(通过人偶来探索家庭背景)。这样的讨论也包括澄清来访者不想讨论的主题,即上次与女儿吵架时出现的感受。这一协议清楚地界定了双方对话的范围。

背景资料:为什么系统治疗师会谈及咨询合同和诉求?

如果你想对一次团体讨论或系统治疗师的督导有所贡献,我们建议你首先询问该案例的诉求和咨询合同是什么。每个人都会认为这样的贡献合乎情理:因为你的目标达到了。在系统式咨询圈内,这一几乎是强制性仪式的背后到底有何故事呢?

首先,有一个非常实用的解释:当我们从与个体工作转向与整个系统工作时,我们会遇到以下问题:

个体成员的诉求不会总是相同的,甚至这些差异可以是迥然不同的。

如果我们不能清晰地解释要讨论什么,不讨论什么,系统在咨询后可能会经受更大的痛苦和遇到更多的问题。

尤其是有其他助人者或机构也参与时,处理信息的程序必须保持完全透明。

与个体导向的治疗相比,在系统治疗里,为了实现改变,我们会在来访者的整个生活方面走得更深。基于这一原因,如果助人者和系统中的其他成员不想得到混乱或非常纠结的结果,澄清并决定干预框架是极其重要的。这也意味着要反反复复地检查咨询诉求和咨询合同。

但是,也有几条支持合同的基础论点。系统式治疗将来访者看成他们生活的真正专家(Rotthaus, 1989; De Jong & Berg, 2012, pp. 46, 284ff.)。咨访关系应该是合作性的,每个成员处在同一个层次,每个人的资源和能力都应该被尊重。这一理念也体现在正式的助人者—来访者的关系中:谈判和协议都是在开放和透明的方式下完成。史蒂夫·德·沙泽尔(1985)将"客户"(customer)的概念引入系统思想——有的人可能会说是知情的客户

（Hargens，1989）。施韦泽尔（1995）提出了一个想法："客户关怀是系统概念的哲学。"但是客户关怀也意味着，作为合同的一方，我们必须关注如何决定客户的需要以及他们对我们的期待。如果我们供合于求，那么这个合同就谈成了。

将这种态度略加修改，也可以适用于督导的角色。保持工作场所和进程的透明，让来访者保持回旋的自由，对贴近来访者工作是很有价值的（详见4.1.6章节）。

从沙泽尔（1985）关于"我们与客户三种关系的划分"中，我们可以演绎出一大堆额外的要签订合同的理由。沙泽尔将来访者分为以下三类：

愿意做出一定改变，也愿意为此而努力的客户。

想有人听他们的故事和抱怨的原告（Claimants）。

游客（visitor）或被拉来的壮丁（draftee），没有内在的需要。

如果你想事半功倍，那就以同样的方式对待以上三种人。不然我们就应该仔细地区分谁是真正的来访者，并据此修改合同（见4.1.4和4.1.5章节）。

4.1.1　如何设定合同

关于特定干预方案的咨询合同、关于某次咨询或下一步咨询计划的合同，不能在刚见到来访者时就进行设定，因为这还需要太多的基础工作。

在初始访谈中，咨询师必须首先为一起工作建立良好的基础，包括双方良好的接触和信任的氛围。在每次咨询中建立个人连接都很重要。

咨询师需要彻底探索当前的问题和相关人员的动机。谁想要什么？为什么？要实现这个目标，那个人准备做哪些工作（或者不准备做哪些工作）？

助人者也必须知道他/她能够给系统提供什么。制定所能提供的帮助时，需要同时考虑机构的合同和专业的需求（见4.1.8章节）。

唯有这样，方能协调来访者系统的诉求和助人者的规定，形成一份协议。

我们面对的是焦急的来访者（和咨询师），不得不采取诸多的独立措施。这是一个非常困难的任务，特别当双方为了让帮助尽快有效地流动起来时都觉得有压力。来访者往往希望尽快地解决问题，因为他们正在经受着巨大的痛苦或非常恐惧会有严重的后果。咨询师往往迫于机构的压力，想尽可能快速地给来访者足够的帮助，以保证所在机构的利益。同时，相关的其他人员，特别是转介来访者或承担费用的人，也会给咨询行动施加压力。然而，在没有清晰固定的合同约束下工作是非常不明智的。当然,也有一些需要"急救"的情况,我们也应该提供服务,合同需要后补。或者,咨询可以定义为从探索阶段开始,并同意以后形成合同。有时,来访者在咨询开始时是如此的感动或兴奋,以至于咨询师必须在与其协商会谈进展前首先安慰和稳定他们的情绪。

4.1.2 咨询合同包括什么?

合同通常包括四个方面:

目标:我们到哪里去?

任务:谁控制? 谁刹车? 谁看地图?

设置:谁一起来? 开谁的车? 何时回来?

信息管理:谁向谁发送贺卡(greeting card)?

目标

整个干预方案的目标是什么? 下一次咨询的目标是什么? 下一步的目标是什么? 来访者系统给助人者系统呈现的咨询诉求是确定咨询目标的基础。所以,在决定咨询目标前,首先讨论来访者的问题和诉求是非常重要的。一场关于诉求和目标的高超对话,就在于将笼统的、不确切的目标转化成更确切的目标(见4.4章节)。诸如"改善沟通方式"或"培养巩固夫妻关系"等模糊的目标,是不符合工作合同需要的;这样的目标至多能为接下来的工作标明方向,并成为进一步具体工作的起点。对于这样的对话,沙泽尔总结的解决方案导向的提问方式是非常有帮助的:他们邀请来访者描绘他们没有问题或症状的生活(见5.3.2章节)。我们唯有制定有血有肉、具体可行的目标,方能不自欺欺人或误导来访者。只有当咨询目标非常具体和可以观测时,我们才能真正实现目标并在完成时欢呼雀跃。这样的对话在辨别现实和不现实的目标时也非常有用。

案例 一对夫妻刚失去对孩子的监护权,他们的孩子已经被安置在收养院了。他们的咨询诉求是要回他们的孩子,这恐怕不太现实,不应作为干预目标。同样,这对夫妻希望咨询师能帮助他们尽快度过因失去孩子而带来的痛苦的诉求,也是不太现实的。在两种情况下,如果这对夫妻愿意的话,以他们的哀伤反应作为工作对象是更为现实的咨询目标。

因此,咨询任务不仅是看明白来访者的诉求,也要基于自己的职业能力和经验看明白咨询师能够给来访者提供什么有意义的、现实的咨询目标。这就意味着要检验咨询目标是否涵盖在助人者、机构、支付费用机构的概念框架内。

任务

一旦设定了咨询目标,就清楚了我们的方向。现在,该决定谁坐在驾驶员的座位上,否则,一起旅行的朋友难免失望和愤怒。越是涉及多方机构的大型系统,这种情况越是频发。首先必须澄清以下几点：

谁做什么？谁不做什么？（行动）

谁负责什么？谁不负责什么？（责任和义务）

在儿童住院机构里,常见的问题就是如何在青年服务办、儿童机构、儿童的治疗师、母亲、母亲的监护人和孩子的祖父母之间分配责任。

在非常复杂的帮助系统中,相关助人者也不可能总是百分百地知道别人的任务和那些不现实的期待。特别是,当来访者不太了解机构是如何支持工作时,他们很快就不知道到底哪个机构负责什么事情了。后面这一点对于成功的合作和复杂系统的全面成功至关重要。当然在相对简单的帮助系统中也是一样的。来访者本能地期望知道助人者可以做什么,他们负责什么：

来访者从机构的家庭福利咨询中可以有什么现实的期望？他们会来打扫房间或者带孩子吗？他们多半会的。

一个人对债务管理咨询有什么期望呢？他们会支付账单、平衡账簿、给债权人写信、处理所有相关事宜吗？如果会,那就会非常有用。

一个人可以对儿童指导咨询有什么期望呢？他们一定会告诉女儿停止不良行为方式,要多听父母的话。

从另一方面看,咨询非常容易。你要做的就是每周去一次,尽情吐露自己的烦恼。这就是咨询的好处,因为你的朋友们一听到这些事就都跑光了。当然如果你需要也可以在咨询期间给你的咨询师打电话。

来访者的这些本能的诉求很有可能与助人者的期望不一致。也许来访者也不知道咨询师对来访者也怀有期望：

生活咨询师也许希望,来访者可以尝试一些新的事情来释放或消除痛苦。

教育咨询师也许希望,青少年的父母愿意处理自己的问题和与孩子的关系,去质问自己并尝试新的事情。

债务咨询师也许假设,他们给一些顾客提供几条建议后,这些顾客就能管理自己的账户,并且可以与银行和债权人直接打交道了。

一个好的咨询合同应该澄清以下几点：

提供什么样的帮助,不提供什么样的帮助；

支持和协助的限制；

双方的期望和义务。

来访者应该能现实地意识到自己能得到什么样的协助；他们应该履行的承诺也应该在合同里详细地阐述。

设置

所谓设置是指干预方案的整个外部框架：

我们在哪个时段一起工作？

每次咨询持续多长时间？间隔多长？

在哪里见面？见面的规则是什么？如果是在来访者的住处见面,很重要的一点是要确保设置不受干扰。

在哪里开始评估？谁需要在现场？当接受服务的人和支付费用的人不是同一个人时,澄清这一点特别重要。

信息管理

尽管信息管理在较为复杂的帮助系统里非常重要,但是,与该领域相关的问题还是容易被人忽略：

谁向谁报告？以何种形式？

来访者系统收到这样的报告了吗？看到了报告的实际内容了吗？

这样的报告对来访者系统产生了什么效果？

什么样的特殊事情助人者必须报告？

谁来协调帮助系统？谁来负责确保信息传递到其他相关的助人者？有人掌控整个项目吗？是否有一个项目经理来负责所有的支持措施？

当诉求的组成部分也包括社会控制时,这些问题就变得特别重要了。如果信息被传递下去,来访者可能会经受更多的痛苦：

在缓刑咨询中,助人者如何处理来访者其他不良行为的相关信息？必须明确的是：咨询师何时必须将事情报告法院,这对来访者可能会有什么后果？

在青少年咨询中,来访者的家庭是否应该知道来访者已告知咨询师的有关虐待的信息(肢体的或性的)？相应的后果是什么？

背景资料：不遵守合同

咨询师的权力和来访者的独立性[*]

当我们回顾一些来访者的具体情况时,合同不太清晰或没被遵守而造成的后果就变得显而易见了。想象一下,比如,一个家庭去家庭咨询中心参加原计划一个小时的咨询。然而,咨询师并没有按预先计划好的时间结束咨询,因为咨询师显然觉得有些事情如此重要,以至于不得不延长时间继续讨论。家庭成员当然会想："咨询会延长 15 分钟、20 分钟、还是 30 分钟？我会因此而耽误其他约会吗？好吧，他是专家，他应该知道什么是最好的！但是，我应该继续积极参与正在讨论的话题吗？或者这样会不会给别人带来麻烦，因为我们已经超时间了？"

作为来访者，我要受咨询师的摆布，除非我有充分的社交能力，可以让我告诉咨询师，我不再能集中精力继续进行我们的对话了，因为我不太清楚时间的安排。

在上述情景中，咨询师对来访者系统的确有一定的权力，特别是在调解会谈和未按约定时间结束时。我们假设，其实很多来访者并不拥有这样的社交能力，像上面描述的那样主动提出来，来访者系统会变得依赖咨询师。每个人都曾在团体、团队、商务会议上有过这样的经历，老板或团队领导经常会在未经同意的情况下延长会议时间，也不告知会议开到什么时间结束。在这种情况下，助人者也许在以一种社会接受的方式来满足自己对权力的需要（无意识地）。毕竟，他们是牺牲了自己的宝贵时间来照顾重要来访者的"好人"。相似的动力也会出现在严格遵守合同内容的情景。

让我们跟来访者换一下角色。我们前来咨询，因为我们正处于青春期的儿子调皮、不听话、在学校表现差。我们与咨询师坐在一起，他一直在不断地发问：我与我妻子相处得如何，我们是否像夫妻一样做事情，最后一次出去逛街是什么时候，等等，就差没问到我们的性生活！如果他首先想与我们讨论，我和我的妻子如何配合做好父母，以便帮助我们改善教育方法，情况就完全不同了。如果他能够对他所做的事情简短地解释一下，那么我们也能回答是或不是了。

在这类情况下，当合同不清晰或没有约束力时，咨询师的单边权力和来访者相应的、不当的依赖都会表现出来。当咨询师没有观察到合同的其他部分时（或者依仗自己的权力肆意解释时），如某些咨询目标和信息处理的方式，类似的情况也会发生。正是这种行为违背了系统思想中合作的基本信条。

*这一说法源自安东尼·威廉姆斯（Antony Williams）（澳大利亚），他曾在 2003 年夏天在瑞士图林根霍博举办的一个研讨会上，分析了团体带领者超时时团体成员的依赖性。

4.1.3 系统政治：开放型、隐蔽型、冲突型和矛盾型诉求

社会系统常代表着一个利益网络，因而常有与之相关的政治维度。其中可能会有不同的甚至冲突的利益，或隐或显。这都是社会系统复杂的组成部分。这就要求助人者时刻对机构提出的诉求保持警觉。下面，我们来讨论一下各类诉求中的一些分类，并根据相应情景提供正确沟通的建议。

开放型诉求

这是指来访者公开、清晰地阐述他们的期望："我想摆脱债务！请帮帮我！"

以下是最好的路径：

咨询师用自己的语言重复对来访者诉求的理解，让来访者确认（积极倾听）；

询问来访者到底期望什么："假如目标完成了，你如何能判断得出来？"不能让其泛泛了之，而是要精确地决定来访者想如何得到你的支持。

矛盾型诉求

诉求虽然开放和清晰，但来访者拒绝采取必要的行动去实现咨询目标。

案例 一位来访者也许会这样思考："我想摆脱债务，但是我肯定不想处理抽屉里那些债权人寄来的、没打开的信件。而且，我真的不相信记录家庭开支有什么用。我也不想卖掉我的豪车！"

一方面，来访者的诉求是要求助人者带来改变；另一方面，所有的事情都要保持原样，变化是不愉快的，而且成本很高，高得好像让人觉得不值得。有时来访者不能立马就意识到自己不想改变的愿望——希望所有的事情保持原样可能在干预的后期，当需要执行计划好的方案或做家庭作业的时候，来访者才逐步注意到这一问题。

以下是几条有用的建议：

给来访者提供空间，去探索他们保持现状的愿望，并且与他们讨论改变的潜在成本。

向来访者提出建议：作为他们的咨询师，你认为他们的诉求是有问题的，且不想马上采纳，一起思考所有的优势和劣势之后再开始实际的改变。

警告来访者切勿操之过急和大刀阔斧，因为变化太快了结果可能是负面的。

对于矛盾型诉求，我们的目标是提供足够的空间：什么都不做，仔细思考改变的潜在负面后果，当然也要公平地对待积极的那一边。帕拉佐莉和其同事称这种类型的干预为"悖论干预"（见5.4.4章节）。

隐蔽型或者秘密的诉求

系统中的有些成员也许期望助人者将会改变或阻止自己无法识别的一些发展或问题。除了一些清晰的、正式的诉求外，还会有一些不清楚的、非正式的、秘密的

诉求在干预的过程中逐步呈现,而且影响深远。

案例 在夫妻咨询中,丈夫的秘密诉求也许是:"我妻子的洁癖倾向真的让我发毛,那才是真正的问题,我当然希望咨询师看到了这一点,并且让她不要再继续下去。"另一方面,开放型的诉求则是:"我们的沟通很差,我们想改善。"

不是说系统的一部分一定会对另一部分有隐蔽的诉求,就像这个案例中;也许一个家庭会对助人者有一个共同的、隐蔽的诉求。

案例 一个托儿所指定了一个家庭来接受咨询,因为照顾者怀疑孩子的发展和家庭整体照顾孩子的能力。这一家庭前来咨询,表现得没有任何问题,且积极性很高。所以,隐蔽的诉求可能是要咨询师证明这一家庭非常合作、有积极性、没有真正的问题,让幼儿园放心了,家庭也没有什么冲突需要处理了。

隐蔽型诉求也可能来源于系统中的其他助人者。

案例 社会服务机构请家庭咨询中心与一个家庭工作,帮助提高父母教育孩子的能力。然而,事实上,社会服务机构想让家庭咨询中心检查一下孩子是否遭受忽略、虐待或任何方式的侵害。他们希望更好地判断孩子的利益是否受到侵犯,好在此案交由法院处理前掌握足够的证据。

来访者口中所讲和心中所想之间的差异——即字里行间的信息也可能包含了隐蔽性的诉求。我们通常可以通过情绪或身体反应来推测这样的诉求。有时,它们只会在干预过程中出现。但是,我们必须加以区别:这些诉求也许是矛盾的,但他们的主人可不是矛盾的——他们总是准确地知道自己想要什么!

案例 上面那个夫妻治疗中的妻子,事实上,不想"治好"自己的洁癖,她只是想让丈夫帮助她保持家里的干净和整洁。她一点儿都不矛盾,是丈夫总是干扰她的整洁和秩序。丈夫是那个不能适应的人,这意味着丈夫也不矛盾。

下面我们进一步看一下冲突型诉求。如果丈夫和妻子都说出自己相应的诉求,我们就得到了冲突型诉求。这里有一例外情况,双方都正式声称有一个非常不同的、相当中立的诉求:"我们参加咨询是为了学习更好的沟通技巧和减少争吵。"

以下是针对这种情况的几条建议:

作为咨询师,要与来访者保持一定的距离,首先解决自己对这个案例的情绪,要在复杂的系统中保持你的灵活性。

明确询问来访者那些可疑的、隐蔽性诉求。有时,你甚至需要坚定点或勇敢点,直接说出你的感受。同时,要充分考虑谈话的时机和方式。

如果隐蔽的诉求被公开了,问其他的参加者是否同意就这一主题进行工作。给所有的立场都提供空间,务必保证他们可以共存,即使还没有现成的解决方案。

最后,与参加咨询的人讨论他们可以在哪些诉求和目标上达成共识。

我们建议咨询师不要只是承接这样的诉求，而是要与来访者紧密合作，将隐蔽的诉求和矛盾转化成可以一起讨论的正式的诉求。这可能会让一个非正式的、隐蔽的诉求变成一个公开的、正式的咨询诉求。因此，我们常常会回避真正的冲突管理。这样会增加与来访者和来访者之间成功合作的概率。简单地承接隐蔽的咨询诉求，会严重地限制咨询师的自由度。隐蔽的诉求也会给我们提供机会，避免我们贸然与系统的某方结盟。

背景资料：支持隐蔽的诉求，或者如何慢慢融化冰山

适当地澄清咨询诉求，能够大大增加成功的概率，所以在此多花点儿时间和精力是值得的。这也是为什么许多系统理论家热衷于"清晰的诉求"。然而，生活并非一路坦途，有时我们不得不在泥沼中垂钓。突然之间我们意识到水是越搅越浑的，如果我们能安静一会儿，水自会清澈如初。

所以，让我们欣赏隐藏的诉求，用系统的方式处理吧：心怀敬意，目光敏锐，在看似懦弱的举动中追寻意义。如此，以下几点就会真相大白：

(a) "向所有的人打开，可能会让人溺水而亡。"从一开始就完全开放和诚实地说明为什么来咨询的来访者，很可能会以失败而告终。他们还不知道是否可以相信我们，他们将进入什么领域。

(b) 特别是当讨论涉及敏感的、亲密的、禁忌的、羞愧的话题时（不管是开放的还是隐蔽的），情况更是如此。

(c) 有时，来访者在开始阶段一头雾水，只有在干预的过程中才逐渐领悟咨询到底是怎么回事。

案例　在给一个残疾人辅助教会组织的团队做冲突咨询中，我们收到一个诉求，要摆平机构负责人和赞助教会方的董事会之间日益激化的冲突。赞助教会的董事会强烈批评该负责人，而且有许多事件似乎在支持他们的主张。诉求描绘得非常精确，并且清晰地写在咨询合同里。所有参加咨询的人员，包括咨询师都非常努力地寻找解决方案。然而，四个月过去了，我们才感觉到董事会根本没有兴趣解决这一事情，而是想踢走那个负责人。又过了一阵子，他们公开承认这一点并且开始实施计划。在我们看来，最终公开的目的，似乎也是为了寻找正当和严厉的措施。一次评估显示，董事会在一开始就知道，自己的诉求是开除负责人，没有替代方案。

这是隐蔽性诉求很好的一个例子。这也说明我们切实（也确信）地执行一个正式的咨询诉求是极其重要的。这位负责人（像我们一样没有公开了解

隐藏的诉求)在多次咨询的过程中也学会了信任我们,尽管他很快就要被停职了。由于个人原因,他觉得非常依恋这一组织,但是很明显无法承受这些苛求,特别是在经济低迷时期。他觉得被迫离职将是他最坏的灾难,因而他陷入抑郁,并有自杀倾向。如果他没能渡过这一难关,这对赞助教会方和机构来说将可能是最大的悲剧。我们咨询师为解决问题所做的努力,给我们奠定了相互信任的基础,最终,在他被裁之际,我们对他的愤怒、失败感和悲伤情绪提供了咨询,也阻止他实施自杀的企图,同时引导他找到新的生活方向。

这一例证也表明,我们不应该批评隐藏的诉求,有时也要接受它们是一种重要的保护措施,是系统自身的智慧。我们应该更相信建立信任关系的过程,这样我们才能在干预的过程中识别和处理那些困难的、禁忌的事情,以及隐含的或者"不良的"动机。本哈德·特伦科尔(Bernhard Trenkle)使用了所谓的冰山这一隐喻(1994,个人交流):他相信冰山会慢慢浮出水面,冰山在水面以上的部分融化得越快,隐藏在水面下面的部分就会上升得越快:因为冰山变轻了。我们再来补充一下:有时,在冰山开始融化之前想度量冰山的整体长度和宽度是不可能的、不能想望的。诚实地与可见的部分工作,效果会更好。但是你必须保持谨慎的态度,时刻牢记还有许多重要事情有待发现,这些事情在不远的将来也许会(也许不会)浮出水面。

冲突型诉求

来访者系统的各个成员也许会有相互冲突的诉求。这些不一定非是隐蔽的或秘密的诉求,也可能是大家都显而易见的冲突的诉求。

案例　"我丈夫对孩子非常严格,而且对孩子不够照顾。请让他明白并改变他的行为方式。""我妻子太纵容和过度保护孩子了,请帮助我使她成长,她就是不听我的。"

这就是一种以冲突开始的诉求。作为咨询师,我们应该看到冲突的诉求已摆在桌面上,咨询的第一步就是要投入足够的时间和精力去解决这一冲突。

几个不同的诉求

来访者系统的各成员会有不同的诉求,也不一定是相互冲突的、隐藏或秘密的诉求。

案例　"我们没有足够的经济实力","我们的问题是我丈夫找不到工作"。

最好的办法是收集各种诉求、问题、资源放在一起,然后做出决定:

哪个诉求是现实的,哪个是不现实的?

哪个助人者擅长哪种帮助?

谁做什么?

以怎样的顺序来满足诉求?

解决这些先决条件,方能避免无休止的咨询和来访者—咨询师系统中成员的不现实期望。

4.1.4 抱怨型来访者:倾听即为诉求

直到现在,我们一直沿用沙泽尔(1985)的术语"客户关系"。我们已经提过那些可以清晰表达自己意愿、有与咨询师一起工作的动机和(或多或少)可以抓住咨询师提供的支持和激励的来访者。大多数心理社会专业人员都受过专业训练来促进来访者的改变和个人成长,并将此作为其主要的工作使命,因为这类工作可以是非常令人满意和成功的。然而,当来访者可以清晰地描述问题(有时许多问题),但却声称所有想做改变的尝试都是不现实的;或者,当来访者明确地用行为表示,所提议的解决方案不可能实现,它也会令人非常受挫。沙泽尔把这类人称为"抱怨者"。注意,我们是在谈论互动模式的类型、关系的可塑类型而不是个性品质。我们如何识别这样的情况呢?

具体问题已经提出了,但还没有形成可行性的咨询目标。可行性在这里的意思是:来访者不为(不能为)达成目标做任何贡献。

来访者将自己描绘成一个受害者,受环境或坏人所迫,没有任何改善的可能性。这类人有两种可能性:一些人在咨询中拒绝所有可能的改变。这给助人者也提供了一个罕见的机会熟悉一下"歪理邪说":"我已经试过了","那方法不会有效的","我认为你不是真理解我的意思,否则,你不会提出这样的建议"。稍有教养的来访者会在咨询后感谢你提供了一次有趣的谈话和宝贵的意见。在下一次咨询中,你可以一边扩展找借口的知识,一边听来访者说不清道不完的原因,"我试了,我真的努力了,但是……"要么没有给出具体的诉求,要么诉求不可能被满足(比如,改变别人或改变环境结构)。

我们咨询师经常会掉进的一个陷阱,就是扛起解决方案的责任,在案例上投入更多,并且去发明从未有过的更好的方法或更现实的方案。这显然是由于助人者易受他人微小动力的影响而导致的:假设帮助来访者改变是咨询师自己的责任,咨询师要采取越来越多的必要措施来影响这样的改变。当助人者变得前所未有的积极和到处收集解决方案时,来访者就会变得越来越被动和退行,他自身的资源完全被忽略了。助人者觉得自己经验丰富的自信抑制了他的愤怒情绪:"我没有能力真正帮助这个人。"

如果你怀疑你的某一干预方案有以上的特点,你就应该尽快想办法摆脱这种动力的影响。以下几点可以让我们的工作更容易些:

以简单的倾听开始,不要由我们自己提供或找出解决方案。

承认来访者的困境,并且表达我们对其难处的理解。

向来访者说明,严重的情况不大可能很快地得到解决,根据过去的经验,助人者是不会带来巨大的改善的。

讨论"没改变"的原因,问来访者如何适应这样的可能性:"现在看来改变你的情况不能说是绝不可能的,但确实是非常困难的,我能如何帮助你?让你在忍受问题时仍可以保持健康?"

进行奇迹式提问:"如果万一奇迹一夜之间发生了,所有的事情都不再是问题了,你如何注意到?你会有什么改变?你能做什么?特别是那些你以前不能做的事?"(见 5.3.2 章节)

出借一只共情的耳朵:"也许我能给你最好的帮助是,你每周来一次,一个半小时,把你想说的都说出来。我在这段时间,只听你讲。"

抱怨者会如何解读这些帮助呢?我们会提供三种假设,并展示建议的方法是如何起效的:

来访者对改变的想法是非常矛盾的。这里讲的与矛盾性诉求那节是一样的。悖论性诉求强调"没有变化"能够帮助来访者认真对待现实的可能性:一切事情保持原样。于是,他们能发展出改变的动机,或找到与现状共存的方法。

来访者想改变,但他们想让咨询师积极地参与,自己连手指头都不想动一下(或至少他们认为他们不需要)。咨询师在这种情况下也要拒绝所谓的责任,就像上面所说的一样,并清晰地告诉来访者,他们自己必须变得非常积极。这种方法可以非常有效,特别是当你让来访者想象未来和欣赏他们之前取得的进步时。

生活充满了困境,有时几乎无法改变。事实上,有时仅仅提供倾听就足够了。不可能每一件事情都能改变到令人完全满意的地步,有时在没有别的选择的情况下,共情可以帮助一个人"忍受"。当然,还应该继续一起探索是否还有缓解的微小空间。

在任何情况下,我们都应该努力寻找改变的动机和可能性,一旦发现,立即使用。另一方面,我们应该完全尊重来访者或来访者系统不改变(或者不想改变)的决定。

案例 一位 68 岁的妇女,处在非常不愉快的关系中。她的丈夫非常忙,没有给她足够的关注,而且还利用她。家里还有其他的冲突存在。离开丈夫或者至少与他谈谈问题所在,对她而言似乎都是无法想象的。首先,她真的不想离开熟悉的环境(家、孩子、孙子);她自己的价值观系统和自我意象不容许她迈出这样巨大的一步。其次,她丈夫显然没有意识到问题,而且不能接受批评,也不能改变他的方式。在咨询中,这位女士学会了如何设置边界避开丈夫的无理,给自己更多的空间。她的丈夫似乎对她态度的改变也做出了反应,他更开朗了。她认为,她可以接受这样的情况了。但是,许多问题还在,且没有任何明显的变化。她向不知所措的咨询师抱怨,抱怨的正是改变的问题。当他们在谈论事情和被咨询师共情性倾听时,她似乎得到了帮助,释放了悲伤。她依然不规律地来咨询,依然不断抱怨,但非常清楚她已经没有改变的压力了。扩大她的朋友圈,花时间去积极地体验生活,这些小一点的愿望似乎帮助她学会了如何应对。

4.1.5　被动的来访者:当其他人比来访者更积极时

咨询师在社会心理服务领域,经常遇到被别人送来接受咨询的来访者(有时是在巨大的压力下被送来):一个家庭被青年服务办送到家庭咨询中心;一位酗酒的妈妈不得不参加关于物质上瘾的咨询,以保留探望孩子的权利;法庭命令某人参加愤怒方面的治疗;一名罪犯不得不与缓刑官合作;一所学校送一对父母来接受家庭咨询(见图20)。

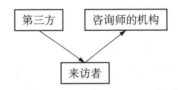

图 20　因为第三方的压力而被送来的来访者

相关的第三方往往对咨询的过程或结果很感兴趣,他们的兴趣往往大于来访者的兴趣。被迫来咨询的来访者,也会用这样的方式接受咨询:

他们公开挑衅、态度顽固,而且明显是人在心不在:"我不知道我在这做什么,所以你自己问吧。"

他们将问题归因于外界,常归因于送他们来的组织:"在家里,他总是表现很好。但是,学校的老师显然无法管理这类活跃的孩子。"

经常遇到这样的情况:没有提出具体的问题,没有提出咨询目标,也没有希望的诉求。

咨询师与来访者有非常不同的目标。

然而这样的来访者也有可能学会感谢咨询师给他们的帮助和支持,当然他们也意识到他们没有选择,只有合作才能避免与送他们来咨询的机构或人之间的麻烦。

案例 思耐尔先生犯有欺诈罪,并面临着新的指控,被司法部门送到司法鉴定的诊所接受治疗。检察官说,正考虑对他免予逮捕、缓期执行拘票,保释官也同意了。咨询师仔细地观察这位来访者,看他是不是只是表面配合治疗,他花了大量的时间来制定合同,也指出干预的强制性——所有这些都是按规章制度办事。来访者做了同样的事情:起初不太愿意,慢慢讲了他的故事;然后,他叙述了情绪状况,采纳并执行了咨询师的建议(有节制的,不是所有的事情,也不是一次做完)。他一直挺配合,直到第一次和第二次咨询的费用没有支付,咨询师才开始怀疑,并给来访者的保险公司打了电话(当然是在获得了来访者的容许后)。得知两次咨询的费用发票已经上交,费用已经支付给思耐尔先生。(根据所买保险的类型,来访者先交发票给保险公司,保险公司将部分费用支付给来访者,然后来访者再全额支付给咨询师)。咨询师给来访者打的电话,导致来访者终止了治疗。咨询师尝试进一步联系来访者,但没有得到回答;追账公司没有收回钱,诉讼也没有成功。大约一年以后保释官为了安慰咨询师,对咨询师说:"如果有任何安慰的话,检察官也被骗了,不得不放弃这样的案例。"这位有二十年经验的资深咨询师(有过许多义务性案例的咨询经验),也只能吸取经验和教训了。

我们要牢记有些来访者远比我们咨询师想象的更加诡计多端,但我们处理类似案例时,记住一些基本的东西可能会增加成功的概率:

清晰地讨论外界带来的压力(见 Cohen,1999):"我们能做什么? 我们应该做什么让送你来这里的人满意? 什么能使他们放松、后退,给你更多的空间,让你可以自己做决定? 这是一个你可以为之而奋斗的目标吗? 你还有多远的距离要走? 我们必须做什么改变能让你尽快甩掉我?"

开放地与来访者讨论送他来咨询的人的动机、兴趣、打算和想法,看看他们与来访者有什么方面是一致的。也许这里会用到第 2 章里有关转介来访者的问题清单。

谈论此情此景的强制性;对来访者的愤怒和不开心表示同情。谁在这类情况下不会有如此的感觉呢?

强调来访者的资源和优点,尊重来访者的自由意志,讨论决定的后果。通过这样的做法,我们帮助来访者意识到要为自己的行为负责:"我不想违背你的意愿做什么事,但是我们想想,如果你没有按他们所期望的做出改变,法院会如何反应?"

只要有可能,就联合送来访者来咨询的人或机构、来访者和咨询师一起讨论合同,正如现在青少年服务办的日常工作一样(协助规划会议)。这些会议需要处理责任、信息传递和合作安排。

例如,当来访者是由学校送来时,实践证明由老师、家长、问题孩子和咨询师一起参加会议大有裨益,它可以避免相互谴责,防止咨询师的三角化。一旦良好的合作关系建立起来,维持问题的主要因素就会被弱化或消失:孩子在学校有行为问题,往往是由于孩子家长对老师做出负面评价(不论是公开的,还是秘密地表达),孩子把这视为家长对他们在学校不良行为的默许。广泛的合作(比如快速的信息交流,每周的电话沟通)有利于制止这种模式的发生,并且带来积极的行为改变。当然,在所有这些案例中,我们都在处理关于控制、服从和自主性的问题。被迫来咨询的家长总是担心,如果他们不按专家的建议来做,会对孩子产生负面的后果,这反过来会导致表面的服从和肤浅的合作。

设定诉求可能会使被迫来咨询的来访者觉得自己的决策权威受到限制或不能自由地决定。那么可能的一个主题是:如何才能使一个人找回自己做决定的能力?包括自由地决定赞成或反对专业帮助的能力?作为咨询师我如何支持他们?

4.1.6 将控制当作咨询目标:当咨询师必须比来访者更积极时

按照初衷,系统治疗的惯例是一种远离强迫和控制概念的心理治疗形式。系统思想的基本信条——尊重来访者的自主性,确信系统是不可以教的,在意识层面不可控制的——不直接鼓励系统按外部的限制转化。因此,治疗和社会控制之间有一条清晰的界限(如图 21)。

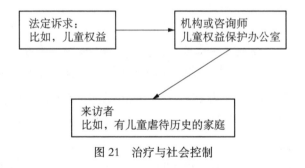

图 21　治疗与社会控制

在有些控制诉求中,因为法律规定的要求限制了他们的自由选择权,来访者被迫服从支持措施;提供援助的机构也因而有了控制的功能。

然而现在,许多系统咨询原则的使用者来自涉及社会控制的机构:比如,青少年服务办、精神科门诊、青少年住院病房、少管所、缓刑机构。由于这类原因,我们要处理强迫与系统概念在许多工作领域的兼容性。我们自己与青年服务办打交道的经验,和与青年服务办在社会服务方面紧密的合作关系,让我们眼界大开,我们看到压力和支持双管齐下是如何推动发展进程的,而这样的事情在经典咨询情况下不可能发生。许多来自社会边缘群体的家庭,很难适应经典治疗的设置,要么不来参加首次治疗要么很快中断治疗。美国将治疗和强迫结合起来的经验也很有成效：例如，克劳·曼登尼斯（Cloe Madanes）在几次大会上报告了她的一个治疗乱伦罪病人的项目，这些都跟司法系统紧密地交织在一起。

基本上，我们正在处理的是一个三元的结构，与前一节讨论过的议题相似，尽管转介来访者的第三方是虚拟的合作人。

要想有效、成功地处理这样的情况，你必须完全清楚你的角色：有人需要你提供的支持和帮助，同时你还要能够驾驭、面对、挑战来访者。这也意味着你要对自己的能力有足够的自信，可以坚持用不让人欢迎的方式行使权力。顺便讲一下：如果我们可以在分裂的人格之间搭起一座桥梁，这就与数以百万计的家长每天做的没有什么不同了，也就是将合作关系和部分权限的政治结合起来，就像打乒乓球一样，你来我往，不断转换角色。但是，有时限制也暗含了支持，这也正是许多边缘性社会群体的来访者在生活中很少能够体验到的东西。

当我们与来访者讨论他们投射的诉求时，以下几点是非常有用的：

使一切保持彻底透明，比如，使一个人自己行为的先决条件非常清晰。当咨询师的行为与来访者的意志违背时，要毫不含糊地讲出来："作为你家庭的咨询师，我会对我听到的所有信息保密；我会让你知道我向当局报告了些什么，你可以阅读我写的所有报告。但是，如果我看到任何你对儿子有虐待或暴力的迹象，即使违背你的意愿，我也会报告青少年服务办的。"

有时需要对来访者非常激进、挑衅的行为表示同情，同时也要非常清晰地声明，这类行为必须加以限制。如果我们作为咨询师不能对来访者表示接纳和理解，那么我们必须支持自己的立场，不管来访者是否容许："你极端的阻抗告诉我，你是多么爱你的女儿、多么想和女儿在一起。我能够理解，如果我遇到你这样的情况，我的反应也和你相似。但是，如果你还想与你的女儿联系，我们在这儿不能如此对立，那不能帮你达到目的。"

表明你愿意和能够妥协的底线在哪里，并邀请来访者最大范围地（即使是有限的）利用整个空间来规划未来。

一位在假释咨询室里的咨询师，可以跟一位不断对孩子和老婆有攻击行为的丈夫解释："我知道你有做个好父亲的愿望，也希望得到孩子们的爱，就像对于你的妻子来说，你想做一位强壮的、充满爱心的好丈夫一样。但是，如果你继续沿用老的行为模式使用暴力，那么我会进行干预并设置非常严格、苛刻的限制，这些限制会让你非常不快。"

向来访者表明未来的前景，并跟他们解释他们可以如何得到帮助。

忍受痛苦，度过来访者不断挑战你的难过时间。在使用必要的限制和自我保护的防御来保护自己和别人的同时，也要时刻准备提供你的援助。

只要来访者有一点点的合作行为,就认可它,把它看成特殊的成果,感谢他们的团队合作精神。

案例 古德(Good)先生是青年福利办社会服务处的一名社会工作者。他总是努力帮助别人,并能解决冲突,让双方都能同意。他今天要督导的案例是一位有健康问题的女孩,她的单亲妈妈把收到的给女儿治病的钱挥霍掉了。当局不断施加压力要取消妈妈对孩子的监护权。在讨论案例时发现这样一条信息,妈妈会去福利处(在同一座大楼里)领取一份可选择的收入,这笔钱虽然金额不大,但对妈妈非常重要。这件案子的督导治疗师,古德赫德(Goodhardt)夫人说服了大家,压力有时可以让事情动起来:他们与青年福利办社会服务处一起准备了新的策略,每周五妈妈要到古德先生那里报告,由孩子的儿科医生确认孩子的检查已经完成,然后古德先生通知青年福利办社会服务处,可以支付费用了。他们告诉妈妈,这是她保留对孩子监护权的最后机会了,医疗护理对孩子的身体状况非常重要。妈妈非常沮丧、对这样的"敲诈"勃然大怒。每周五她都要吵闹一番,但是这个阳谋似乎十分奏效:她会按时带女儿看儿科医生,并向政府机构及时提交给女儿做检查的确认。每次她来时的简短对话表明妈妈十分合作。六个月以后,这样的安排在没有外界压力的前提下也能够有效。这位母亲甚至非常感谢这位社会工作者的严厉,否则,她可能永远也不会醒悟。毕竟,她真的想让女儿好起来,而且她也很自豪自己就是那个让这个目标可以实现的人。

4.1.7 一个解决诉求的方法:旋转木马

当许多可能的咨询诉求把人搞得头晕目眩时,应该好好看一下旋转木马这一方法。不论何时,如果情况非常复杂,通过人偶或立体的方法进行想象是非常有帮助的。旋转木马的方法是由阿里斯特·冯(Arist von)和尤根·克里茨(Jurgen Kriz)(1996)发明的,起初它是一种督导的方法。特别是在比较复杂的情况下,尤其是女性来访者身上,我们常使用这种方法。来访者和其他相关人员把咨询诉求写到分开的纸上,并放在房间的椅子上。这提供了某种诉求雕塑,可以让我们组织资料,并决定追求什么,礼貌地拒绝什么。我们在房间里来回转悠,进一步交流诉求,这样可以使事情具有可塑性,被湮没的感觉也会逐步减弱,最后带来一种整体观和理解的效果。娱乐的氛围会给大家带来轻松的心情和感觉。其他不清楚的、假设的、秘密的、内部的诉求也通过作为象征的人偶被放在整个房间或桌子上(详见5.1章节,我们将详细介绍空间和视觉方法)。

4.1.8 提供的帮助是否与诉求匹配?

尽管我们需要专注于来访者的需要,但是,有时我们必须拒绝一些诉求。当签订一份合同时,助人者必须仔细检查一些诉求是否有意义。拒绝来访者的诉求有

客观和主观两类原因。主观方面的主要源于咨询师的特点,以下是一些例子:

助人者可能觉得案例要求的专业性太高,或者怀疑自己的经验。案例也许反映助人者的经历,这会意味着咨询师要投入大量的时间和精力来限制他的主权。

来访者也许来源于助人者自己的圈子;对于这样的案例工作,可能会打扰工作环境,也许社会关系还会阻碍一些合适的支持。

在这样的情况下,我们建议不要去冒那个风险。如果可能,不要提供帮助,而是指出其他的方法。

拒绝咨询诉求的客观原因,可以是来自专业方面、或来自助人者的机构或社会环境。每位助人者同时也是一个或多个系统的组成部分,同样也受到一些条条框框的束缚。还有一个因素是助人者的仁慈或自恋:当来访者的苦难触动了咨询师的内心,当来访者声称只有你可以,以此来引诱助人者时,助人者就会试图承担下那些实际上单靠好心解决不了的诉求。下面,我们从认知的观点来看一下合同的这一面。我们知道助人者很傻地承担了这些诉求不是因为粗心或忽略,而是因为助人者与其他人一样是容易被引诱的。

不可能实现的诉求!

助人者要时刻意识到自己的职业局限性。

案例 一位女士向咨询师询问关于进行夫妻治疗的事。她说她丈夫想离婚,且愿意来咨询讨论如何安排孩子的事情。首次访谈证明了确有其事,但也证明了这位女士一点都不愿意离婚。在咨询过程中,她开始时隐晦地、后来直接公开地想讨论丈夫离婚的原因;她认为咨询师应该让先生再考虑考虑,并且质问他无情的、轻率的离婚愿望。

专业经验应该告诉我们不能,也不应该承担女士的有些诉求:对于咨询来说,这样做就跟原来大家共同的咨询目标即孩子的福利矛盾了。我们也知道系统式咨询也没有魔法可以让丈夫保持婚姻关系,如果那不是他自己的诉求的话。

案例 一个家庭正面临着 16 岁女儿的问题,安排了做家庭咨询。父母想要的很清楚:咨询师应该让女儿停止在外游荡,并且在宵禁之前回家,完成家庭作业,等等。

在这里,我们面对的更像一个神奇的愿望而非一个现实的或者从专业上看可行的事情。从专业上来看,我们知道咨询师不能替父母抚养他们的女儿,就几个小时的咨询当然不能带来真正的变化。我们必须诚实地对待父母,尽管我们能够提供帮助,与他们一起学习如何更好地给女儿设置边界。

如果一个咨询诉求在专业上是不现实的,那么与来访者开诚布公地对话往往可以产生新的、也许可行、成功的诉求。适当的专业知识和开诚布公的风格可以帮助来访者找到一条现实的路径来解决问题。有时只需要向他们澄清,他们需要完成什么才能找到解决方案。职业化就意味着明智地评估自己和来访者的资源,判断这些是否足够来解决问题。不论怎么说,现实地、敏感地处理咨询诉求比未经深思熟虑就接受咨询诉求更好,那样除了会让你心里感觉难受之外,并不能真正取得成功。

我们的机构说:那样与我们的理念不符

我们建议告知来访者我们所在机构的干预条款和制度。助人者当然需要在开始干预前检查合同是否真的与机构的理念相符。

案例 在家庭咨询中心、在儿童指导办公室、在债务咨询处、在养老院,我们不能将严重的吸毒问题当作一个副业来做。幼儿园想帮助一个孩子解决多种行为问题时往往会贪多嚼不烂的。社会服务不能负责解决一个家庭的财务危机问题。

以下是这类情况的解决方案:

清晰地描绘工作的所有方面,放弃试图解决所有问题的目标。

知道哪一机构对哪一紧急情况负责。

与其他机构建立良好的合作关系和转介合同。

一个巨大的困难在于咨询师如何从来访者希望私下接触的期望中抽离出来。

案例 (1)在一个托儿所里,一位妈妈不断地说,她需要与人谈话,她找不到人谈话。(2)一位在接受妇女咨询服务的来访者说,她正在找一位朋友,而不是咨询师。她并不想真的改变她的生活,她只想过一段时间来一次,与咨询师有接触。(3)一位有精神问题的男士拒绝离开公寓,除非买他的必需品;咨询师是他唯一愿意谈话的人。当他们开始谈话时,他只会抱怨他的生活是多么糟糕。

在这种情形下,我们必须设立长期的界限,因为一个雇主很难提供这样的服务。然而,设定这样的界限的确是非常困难的事情,但是回避设立界限从长期的角度来看,将会使事情变得更加困难:我们牺牲了我们的专业角色和身份,滑入了一段不清晰、不一致的关系中,最终对来访者也没什么好处。

我们机构说:我们需要这些工作!

如果受雇于一家机构的话,需要更加的谨慎,同时要考虑伦理的问题。现在的问题是:

我能承担起说"是"的后果吗?

我能承担起说"不"的后果吗?

机构有生存的需求。当我们接受诉求时,机构自身的利益起到非常大的作用。

案例 一个家庭咨询中心或一个精神病人住院机构现在床位不满。机构的财

务计划假定了 个特定的入住率,如果达不到这一目标,那么工作岗位甚至整个机构都有危险。当谈判合同时,现在的政府资助者常常基于较高的利用率、护理和咨询的小时率以及每天成本的计算。为了得到最好的入住率,他们很少或完全无法提供财务上的缓冲区间。提供这种服务的雇员在与来访者谈判合同时,会遇到一个两难问题:没有进行专业干预的必要或者只有一点需要(或者没有成功的前景),但是无论如何还得执行合同。

这时需要价值分析:

这样的干预是否会给来访者带来危险? 比如,导致来访者耽误工作或更长期地、没有必要地依赖其他人。

内部或外部吸引来访者并获得反馈是一种权宜之计吗?

在哪个层面才能长期地、建设性地解决遇到的困境? 机构的哪些干预方案与州政府作为合同的一方是一致的,并能支持长期的正向发展?

伦理考虑,或者当社会说:不行!

当我们的工作是对有心理疾病的人提供支持时,我们决不能对孩子精神和身体方面的忽略和虐待袖手旁观。作为专业人员或公民,我们有义务将这类情况向政府报告。虽然我们原本的责任是在我们的护理下,帮助不稳定的、有精神问题的父母在精神上更加稳定。在某些情况下,我们必须采取措施,即使事实上使他们更不稳定也在所不惜。

案例 一位想与女友分开的来访者愿意进行门诊咨询。这里存在着清晰的、严重的危险,来访者可能会自杀。这就要求我们通过报告警方,或要求来访者承诺进行住院治疗,来避免来访者自伤。

在这些情形下,来访者可能会付诸行动,或威胁付诸行动,从而危及自己的生命。有时我们会遇到这样的情景,我们会变成他人犯罪的见证者,或至少是不公开犯罪的见证者(不良对待或虐待)。在这种情况下,法律要求我们是公民而不是专业人员,我们有义务制止犯罪行为或对自己和他人的伤害。一旦我们报警,我们与来访者系统的关系就不得不中断了。

4.2 生成假设,归纳有用的假设

塞尔维尼·帕拉左莉、博斯科罗、切钦和普拉塔(1981)写过一篇题为《假设——循环——中立》的论文,定义了在系统式家庭治疗中使用的术语"假设"。这一定义对系统式家庭治疗理论和实践的进一步发展产生了重要影响。首先,他们对假设的希腊文词源给予了评论:"之下的东西"(what lies below)或者说得更好一

点,"一个可以在它基础上构建理论的计划"。根据《牛津词典》的解释,假设是"基于有限迹象的推测和解释,是进一步调查的起点"。这一定义描述了该词在实验科学中的使用。在系统理论中,"假设"这一术语是有用的,因为它指的是初始的、实验性的、过程导向性的程序:我们观察并产生了假设,然后在假设的基础上进行干预,并从来访者的反应中学习,然后扩展、增补、放弃或更正起初的假设。

因此,假设具有两个基本功能(见 von Schlippe & Schweizer,2007,p. 117):

假设组织了咨询师在与来访者一起工作的过程中逐步积累的许多观察和数据集。假设将零碎的信息压缩成一个完整的意象,并且将重要和非重要信息区分开来。许多咨询师只能通过书面的形式才能完成这一过程,但这偏离了目标:视觉化,就像我们在前几章看到的一样(家庭助人者地图或时间线),可以呈现假设,或至少有助于激发形成假设的过程。另外,咨询师在准备假设时,也可以使用隐喻、想象和象征,我们大脑的能力不仅仅限于从写好的笔记中归纳总结些条条款款。

假设可以激发我们新的、不同的视角;特别当我们遇到家庭或系统僵局时,当我们需要新的、非传统的路径时,假设就像指路牌一样,可以给我们指出新的信息来源,提供特有帮助。

假设需要的资料来源于以下两个方面:

来源于我们自己对特定系统的研究、经验中积累的知识(比如,在物质成瘾系统中的双重酒精动力学,在一个结构弱化家庭中孩子的付诸行动);

来源于我们对相关家庭、个人、团体的观察,无论是通过直接接触,通过观察他们与别人的接触,或者通过他们在布置的任务和仪式中表现出的互动模式等方式。

在系统工作中,使用第一条来源的资料是一件很有争议的事情。有些解决方案导向型的治疗师建议,咨询要从无知开始,并从此出发慢慢前行,以确保我们用崭新的眼光来看待系统的模式。形成假设的诀窍不是要把你的专业意见和结论强加于来访者,而是要时刻牢记每个系统都是独特的,我们每次都必须从零开始来决定合适的方案(详见 4.2.3 章节的背景资料)。

案例 咨询中心的一位老师,治疗读写障碍孩子的老师,一开始见孩子时只询问孩子的名字、年龄和学校,坚决拒绝了解孩子的档案或就诊史。通过这样的方式,他解决了这种两难的困境。只有在几周后,当这位老师有了一个自己对孩子的印象后,他才与同事见面交换孩子的背景和治疗历史的相关信息。这一方法证明对治疗师和孩子的关系以及治疗的结果都有积极的效应。

背景资料：为什么系统理论家宁可谈论假设而不是诊断？

系统构建主义的传统声称，我们不能假设我们可以对人或系统进行客观的描述。海因茨·冯·福斯特（2002，p.154）这样说："客观性是一种认为观察是没有观察者的幻象。追求客观性意味着拒绝承担责任，这也是为什么如此流行的原因！"（见第2章的背景资料，关于对事实的部分）。客观性的陈述为我们提供了安全感，让我们有堂而皇之的基础可以与人争论"真相"。然而，我们还是要假设一下，每一个陈述，比如一个人对另外一个人的陈述，均源于观察者的观察。

比如，"约翰很懒"或者"玛丽是个精神病"这类话就作了以下假设：

我们在社交环境下观察了一定的行为；

这些行为吸引了我们的注意力，在一定程度上与我们对正常行为想法有差异；

我们可以根据自己的标准来对这些行为作出评估。

所有这些都在看似客观的陈述中抵消了之后会产生的后果。首先，让我们（以相当极端化的方式）从客观化和系统的视角比较一下治疗和咨询的可能性（见图22）。

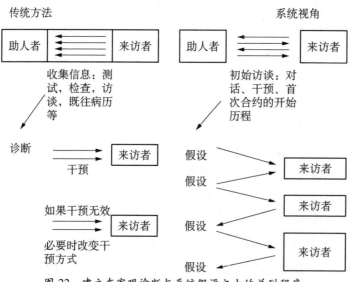

图22　建立在客观诊断与系统假设之上的并列程序
箭头显示了信息流动的方向。

根据传统的治疗方法,当我们处理问题时,助人者(医生、治疗师、社会工作者)是问题及其解决方案的专家。他或她会提出建议,来访者照做。诊断代表客观的事实,因而需要巨大的努力;结果具有长期的效果。比如,如果精神分裂症被诊断出来了,每个人都知道今后几年会发生什么。如果治疗没有成功,治疗师会把它定义为"对立"(opposition),原因在于来访者和他/她的精神动力问题。或者治疗师会说,这是来访者"对治疗的阻抗"。

另一方面,系统咨询师是从实验的优势来看待具体情况的,通过不断地对干预方案进行试错来学习,干预效果很好,总是不断改善和微调假设。假设因总是临时性的东西,有一个短暂的半衰期:长期咨询过程中的短期程序。它们是方向性的,对修正总是保持开放。因而,系统式工作总是过程导向的,比如,解决方案都是在咨询师和来访者不断探索和学习的共同努力过程中产生出来的。来访者一直是他们生活的专家;咨询师通过不断调整治疗方案,针对来访者的特点,进行治疗和照顾。米尔顿·埃里克森(Milton Erickson)不断地强调,咨询师必须针对每位来访者发明一种新的治疗方法(引自 G. Schmidt,1993,个人沟通)。心理治疗研究者格拉维根据他对治疗效率的元分析也得出了类似的结论:"为什么人类的心灵要被分开,就像心理治疗被分成那么多的流派?治疗师如果能够看着来访者并说:'对于这个人来说什么方案可能是最好的?我如何才能给这个人的生活带来最好的变化?'情况可能会更好。"(Grawe,2000,p. 305)

我们把这些话题扩展到社交和教育方面。如果有些功能失调了、停滞不前,那么,我们会遇到来访者的反抗。从系统的观点看,这些是非常重要的信息和刺激,我们可以在之后建立关系和干预时使用。我们假设,我们只是还没有找到合适的、充分的干预方案,我们进展得太快或太慢,还没有决定正确的主题,我们还需要考虑自己如何才能更好地接近问题。阻抗(如果存在这样的事情)是一个互动变量,而不是来访者单变量。

案例　一位儿童治疗师在一次会议上发言说她的团体治疗方法有 70% 的成功率,大约 20% 的儿童没有看到效果。她的解释是,这些孩子显然有显著的人格障碍,应该被看作对治疗的阻抗。根据这一观点,治疗的失败源自儿童内部,这一情况被客观的数据和诊断进一步强化。然而,这样的论调掩盖了语境的主要方面。更妥当的说法应该是:"20% 的儿童没有从这种非指导性的、两周一次、每次 2 小时、为期半年的治疗中受益。"当我们问"为什么"

有些部分不起作用时,我们必须对整个情况进行思考,包括我们自己。

总结一下,我们也许可以得出以下两个结论:

不要去判断假设正确与否,而是看它们是否带来有效的变化。艾哈德·斯珀林(Echhard Sperling),一位来自德国哥廷根的家庭治疗师和心理分析师激进地说:"我不信仰理论,我使用理论。而且我只使用对我有帮助的那一部分。"(Hosemann et al. , 1998, p. 127)

如果我们注意到没有变化发生,我们就要随时放弃我们的假设。改变假设比改变来访者更好! 约亨·施韦泽尔曾经建议对假设采用后现代态度:你可以与假设恋爱,甚至与它共进烛光晚餐,但是没有必要与它结婚。

4.2.1 假设的来源和主题

所有的信息、洞察和印象汇聚到一起而产生假设;如何最好地收集和记录信息,我们已经在第 2 章、第 3 章中阐述过了。

不断练习从不同的角度来看同一情景,也就是说戴上不同颜色的眼镜来看,用它们来重组自己的印象。以下是几个重要的问题:

从这一角度看,特定的症状或问题具有什么意义?

这种企图如何反映来访者对挑战的解决方案和答案?

我们从哪里可以(必须)看到负面结果的积极动机?

克劳·曼登尼斯(1989,个人交流)建议将症状看成是系统中重要主题的隐喻。这一视角关注的是问题行为在象征性地表达什么主题。

这里有几个从上述视角看问题的案例(如图 23):

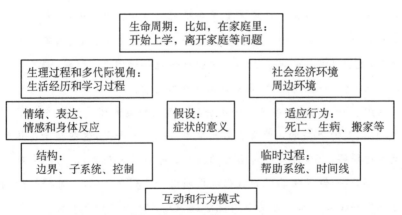

图 23　看待假设的方式

社会经济环境、来访者的环境：来访者面临的、源于他们环境的问题是什么？他们的问题行为是否是在应付他们面临的环境？

比如，妈妈荒唐的支出是一种对持续缺乏资金的无效的反抗吗？是一种欲望，哪怕只是一次，一会儿，能给她的孩子"提供"点什么东西吗？同胞之间的冲突与他们的生活安排有什么关系？

适应行为：当面临死亡、疾病、战争和搬迁时，当来访者不得不处理重大的生活苦难时，他们的行为是如何帮助他们应付这些困难的？

比如，一位青少年的社会退缩，他对别人的不信任，也许与父母让他不断地搬家和他缺乏长久的关系相关。

临时过程：生活事件、过去的困难或没有找到解决问题的方案之间如何相互影响？这些在现在的情况下代表了什么？与3.4.2章节中的索尼娅案例比较一下。

生命周期：比如，孩子入学或离开家庭：系统是否受到这一变化的压力？系统如何做出反应？什么样的措施是成功的？什么样的措施应该避免？

比如，由于持续存在的问题，一位青少年延迟离开家庭，从而有效地将家庭保持在一起。他需要父母来给他设定限制并照顾他，与此同时，他又有独立的需要。

生理过程（biographical processes）和代际视角：来访者过去的生活经历和学习过程是什么？形成了什么样的行为模式？他们带着什么样的未解决的问题包袱？

比如，虐待狂的父亲往往来自一个长时间存在暴力的家庭：他的行为表达着多代际的虐待、不负责任、纵欲等主题。

互动和行为模式：哪个行为模式是从症状和问题中产生的？他们是如何被互动模式养育出来的？

比如，两位带青少年团体的咨询师，在团体规则和每天的活动上有很大冲突。一个咨询师说东，一个咨询师往西。很快，孩子们就不遵守纪律了；每个人的压力都在增加，但是，这两位咨询师还在固执地用他们相互冲突的办法来解决问题。

包括边界、子系统和控制在内的结构：家庭结构是怎样的？边界、子系统、领导是如何定义的？

比如，一个小孩子知道如何打破所有的规则，但还是可以得到奶奶的支持：显然，代际之间的边界和父母的权威必须要澄清。

情绪、表达、情感和身体反应：我们作为咨询师在与来访者的相处中体验到了什么？

比如，在团体中起支配作用的"酷"与孩子的逃离有关系吗？咨询师在家庭系统中体验到的悲伤,也许是一种信号,体现了未解决的悲伤和被压抑下去的放松的需要。

4.2.2 如何构建假设

形成系统假设意味着,就以下几点进行假设:

来访者系统内的关系;

症状和关系的互动;

来访者与咨询师系统的联系;

症状和系统历史的联系;

早期系统内化的模式与来访者在目前系统中再现的内化模式之间的联系。

系统思想不是假设线性因果关系,而是循环的相互作用,这些方面也必须在我们的假设里得到反映。

案例 有一所学校里,老师和学生之间发生了问题。学生说:他们积极性不高,是因为他们的老师让人受挫,而且没有积极投入。老师说:他们感到很挫败,是因为学生们没有一点积极性。循环假设是:老师和学生共同相互挫败对方,并使对方没有积极性。

在表6中,为了强调客观化和系统策略的区别,我们用较为两极分化的方式做了比较。我们也可以用类似的方法来区分假设发展的两种基本构建原理。

表6 假设的构建原理

客观化、具体化	系统化、流动化
个人内心:指关于个人内部特性的假设	人际的:假设是关系相关人员与环境的关系和互动
原因:假设提供对原因的解释(通过线性因果关系的假设)	功能:假设指的是,在相应的系统内症状或行为的功能和意义
过去:说明过去的假设	现在与未来:假设指的是系统内现在和未来的网络
长期稳定:假设建立在稳定的、不变的特性和解释的基础上	变化的:假设在随时间和空间而变化的行为模式中"逐步削弱"(dilute)特性
消极内涵:假设指缺陷和缺失	积极内涵:积极的动机和功能,总是包括了资源
抹杀情境的:关于特性的假设涉及到一个人行为的情境(时间、空间、其他)	情境导向的:假设将行为与其外部的环境联系,并给行为赋予新的意义
传统的:假设局限在心理或社会心理的思维模式或习惯中	非传统的:假设从传统的思维模式中分离出来,通过使用创造性的、大胆的、不同寻常的假设,给人以惊喜,并打开新的视角

案例 马库斯(Markus)17岁,与父母一起来咨询。他经常在深夜醒来,看见

魔鬼在他房间里(一点儿不夸张,并不是做梦),然后非常惊恐地跑到父母的房间。这个家庭解决问题的方式是,孩子睡在父母的房间,妈妈睡到儿子的房间。妈妈要求尽快解决这一问题,而父亲倒是挺有耐心:显然,这一魔鬼不去父母的房间,儿子可以在那里睡得挺好。而且,非常重要的是,儿子需要晚上睡得好才可以通过工作培训。在初次访谈中,我们通过使用雕塑来探索时,发现男孩子的哥哥在三年前一次激烈的冲突后离家出走了。现在,没有人知道他生活在哪里!家里的每个人都很难过,尤其是对于父亲而言。直到现在,这一家庭仍然平静、幸福地生活在一个温和的环境中。所有家庭成员都说他们体验了很好的家庭生活,与别人几乎不接触。在许多可能的假设中,我们选了如下的假设:一个新的开端即将发生,鉴于家庭自给自足的背景,与长子的痛苦分离,这一变化对大家而言都有危险,并激发出强烈的焦虑情绪,魔鬼象征着危险。儿子正在向父亲发出信号,表达不想很快离开所有的一切,这样就将父亲和儿子束缚在一起。

我们只告诉了家庭假设的第一部分,通过让家庭完成一个任务来测试第二部分:我们将问题描述为分离,并请爸爸每周带儿子出去一次,或者散步,或者去酒吧,给儿子讲述他年轻时如何离开家的故事。这一任务的目的是将分离的主题打开,同时还要加强父子之间的亲子关系。妈妈同意,并保证不参与他们的事情。在第二次访谈中,两个男性都表示他们的谈话对他们非常有好处。在接下来的两次访谈中,我们跟进分离这一主题,也触及到了因大儿子离去而感到的悲伤。

我们也强调了儿子担心父母的假设:当他也要离开家庭时,父母会做什么?父母也没有什么朋友。我们与父母和儿子分别谈论了他们以后如何保持联系,以及如何安排自己的生活。经过5次访谈后,在还没有治疗计划的情况下,儿子搬回到自己的房间。那个魔鬼,偶尔还会突然冒出来,但儿子可以忍受了。大约6周后,儿子自己提出了一个解决办法:要是夜里这种念头一出来,他就忽略魔鬼的存在,改做俯卧撑。然后,令他吃惊和高兴的是,魔鬼消失了!几次培训后,整个问题得到了解决:魔鬼不想与这样一个非常强壮、训练有素的男孩见面,他退出了。儿子从此可以安稳地睡觉了。

我们恭喜他用非常新奇的办法解决了问题。在接下来的几周内,我们与他单独进行了几次访谈,最后与整个家庭进行了一次访谈。魔鬼的又一个象征出现了:儿子害怕外出。在他所生活的区域内,青少年经常会成为暴力袭击的受害者。家庭拥有的紧密关系,直到现在才给他提供了避免问题的方法。最后,他通过参加当地一个练武俱乐部才彻底解决了问题。在俱乐部里,他可以找到朋友并得到支持,也可以在晚上与他们一起外出。他的父母也开始联系一些早年的朋友,且开始逐步接受他的分离了。症状没有复发(至少在前18个月内)。然而,与大儿子的联系仍然没有太大希望,也不太清楚这一事实何时才能改变。

4.2.3 三种实用的诀窍

1. 在形成假设时要包含其他人的想法。建设性的方法会教会我们如何保持谦虚,我们不可能掌握所有的事实,只有几个不同视角的结合才可以给我们提供一张全面的图画。这一洞察方法也可以非常好地用在反馈小组上(Andersen,1999)。在小组会议中,这意味着我们不能浪费时间来博弈到底谁对谁错,而是要带着尊重的态度,仔细地相互倾听不同的方法。不同的观点是可以并列的,而不是一定要排出个等级。有时,一个古怪的假设可以产生出最有价值的方案。

2. 产生假设的过程意味着在亲近(信任、认可、同情、情感)和疏远(新观点、变化)之间来回走动。对于这一点,系统思想的先辈们在咨询中开始使用单面镜和暂停。使用单面镜或不止一位咨询师,通常是一种未知的奢侈,但相比而言,暂停或茶歇更容易做到。这样有助于我们排空自己的头脑,将我们从大量的事情中抽离出来,这样我们的大脑可以产生出新的、充满希望的、高效的洞察力。身体活动或做一些完完全全不同的事情,都可以有所帮助:离开房间,散步,伸伸懒腰,喝杯咖啡,向窗外眺望,洗个淋浴。这样的休息可以帮助我们与旧的想法产生距离,可以帮助我们用更新、更好的眼光看待事物。

3. 意识到"深度假设"。我们所能看到的,能为来访者提供的,都源于问题。然而,真正的问题(来访者的童年或性格)处在非常深的区域。当然,作为专家和咨询师,我们可以看到问题,尽管来访者不能看到(或现在还看不到)。那就是我们要去的地方:我的角色就是将来访者带到那个方向。这一态度会导致长期的、艰难的治疗和咨询。针对可以管理的、显而易见的事情形成假设更好一些。

背景资料:美化假设——和妖魔化假设(强调"无知"的批判者)

米兰小组(Selvini-Palazzoli et al.,1981,同上)描述,他们在首次咨询前,只通过接听电话所收集到的信息,就可以形成初步假设。他们已经可以决定在会见家庭时,问哪个成员,问哪个问题。他们首先提出的问题和初步接触的方式,旨在检查他们的假设。在这种方式下,假设成为咨询的中心,也形成了咨询的结构。

"然而,如果治疗师是被动的,只是观察者而不是行动者,那么家庭就会成为咨询过程的引导者,不断蔓延他们的线性假设,来暗示谁"疯了"、谁"有罪",但这不能为治疗师提供任何有价值的信息。而另一方面,治疗师的假设,通过介绍预期不到的、不可能发生的事情,的确能够为家庭系统带来强烈的冲击;他们限制障碍和抑制……没有形成假设的支持,咨询将以彻底的无序和混乱而告终,且让相关的每个人都很沮丧"(Selvini-Palazzoli et al.,1981,p.127)。

整合假设是一项巨大的工作,要牵涉到精心的准备和与同事深入的讨论。假设必须为接下来的耗时的讨论和发展生产出战略方向。让人值得安慰的是,即使是来自米兰小组的大师,也需要密集的准备和筹划。让询问成功和流畅的不是咨询师的本能,而是对会谈的充分准备。

假设导向型对话的优点不仅在于它组织和结构化咨询的方式,而且,以形成假设为唯一目的的提问时间越长,系统越能够自己产生满意的假设,而不是靠咨询师个人形成假设。每当假设导向型的咨询师完成一次咨询,在场的人都会就假设有没有发展出正确的新主意和视角这一问题进行讨论:假设非常自然地就成为与来访者系统交流的中心。

然而,其他的作者很快就以不同的方式对此进行评判,并形成了相反的观点。根据他们的看法,咨询师根本就不应该形成假设,而是仅仅从"无知"的位置引导讨论。安德森和古里西安(Anderson & Goolishan,1992,p.29)将这种情况描述如下:

"无知的位置总是与一种总体观如影相随,治疗师的姿态传递出一种浓厚和真诚的好奇。也就是说,治疗师的行为和态度更多的是表达一种想对内容了解更多的需要,而非治疗师对来访者的观点或期望或哪些问题需要作出改变。治疗师假设了一个允许自己被来访者'告知'的位置。"

"我们大多数人发现,放弃自己的框架从来访者的角度去倾听他们的故事是极其困难的。我们已经习惯用自己的经验和信仰来过滤别人讲给我们的事情。我们相信,专业的培训有加剧问题的倾向,当它要求我们为了更好地评估情况,在倾听来访者讲述时,将注意力仅仅集中在收集信息上时。"(De Jong & Kim Berg,2012,p.47f.)

正是这些专业工作面临的问题和困难,把它和米兰学派的假设方法区别开来。在以上介绍的叙事疗法中,假设在与系统对话时并不扮演中心的角色;在叙事疗法中,咨询师对来访者讲的故事、来访者的世界观和相应的解决方法特别感兴趣。工作的目的就是让来访者叙事。通过改变来访者的叙事、通过改变来访者的视角来促进改变。

这一流派总是停留在叙事的层次,在认识论方面不同于米兰小组的模型。后者用来访者的叙事来认识故事背后的结构,并且发展出系统结构的假设。对于米兰小组来说,叙事是洞察结构内部的途径,而叙事流派甚至没有假设这样的结构存在。

"我们不会处理隐蔽的部分,'因为一切都是公开的'……我们必须要渗透,但是需要清晰地观察事物。从某种意义上讲,有隐藏的事情存在,但是不是因为它躺在表层下面,而是因为它躺在表层上面,直接呈现在我们的眼前。"(Wittgenstein,1971,quoted in de Shazer,1994)。

解决方案导向型的叙事流派完全集中于解决来访者故事中出现的问题;这赋予了咨询访谈的结构和顺序。

在第3章的背景资料中,我们注意到关于系统工作在规范性和中立性方面的矛盾。在叙事治疗看来,米兰小组和米纽秦等解决问题的取向流派是一致的(引帕拉佐莉和沙泽尔)。米兰小组和米纽秦在认识论方面的一致,可以看到这两个重点:(1)依赖的是观察和叙述背后的结构。(2)识别并以假设的形式描述系统中的结构,它在摆脱症状的过程中是有意义的,并起着必要的作用。米兰学派试图识别家庭的游戏,以便打破家庭的内平衡,并引发新的发展;米纽秦是努力发现系统中呈现出的结构,并对结构做出改变。两种流派都是结构主义。另一方面,沙泽尔更愿意被看作是一个后结构主义者,他甚至不去寻找来访者故事背后的结构。

从认识论方面讲,从"无知"的立场看,如果没有看到最后的结果,对于我们来说,认识和认知是不可能的。根据舒尔茨·冯·图恩(Schulz von Thun,1998,pp. 61ff.)的交流理论,信息接受者决定了信息的内容。信息接受者必须使用自己的经验、观点、头脑并赋予信息意义和目的:这些决定了信息接收者的理解。信息接收者不能超越他们自己的认知和解读能力来吸收信息。

马图拉那(Maturana)和瓦雷拉(Varela,1992)得出了同样的结论。他们将这两个系统之间的连接描述为结构间的相互连接。在这样的混合物中,物质和信息可以在两个系统之间来回传递,接收信息系统的结构决定了所传递信息的意义。如果一个细胞吸收物质,那么细胞的构成和结构最终决定物质是否有营养、是否兼容,甚至也许是有毒的。

吸收信息从"无知"的立场看最终是不可能的。它只能作为一种尝试,去尝试从一个人的世界里理解这个人(尽可能),尽量放弃自己的体验、观点和对系统、交流和关系结构的知识。我们看到了保持无知的好处:

尊重来访者、对来访者特定的生活方式和真实解决问题的方案,保持开放和好奇,这也意味着我们为头脑中还没有出现的解决方案创造了空间。

　　扮演一位好问的、有意义的探索者,能欣赏来访者的思考和反应,这会是非常令人愉快的角色。它创立了信任的基础,也是成功改变的基础(详见第5章开头关于心理治疗的功能因素和一般原理)。

　　这一立场能够提高来访者的自尊并激发他们的创造力,并且有助于他们克服生活丛林中遇到的困难。

　　像沙泽尔执行的,"无知"的背后有一个假设,即使假设对于所有的来访者系统和所有的问题都是一样的:

　　我们要集中于来访者系统建议的解决方案。我们要持续推动来访者系统向着解决问题的方向不断前进,发展和变化的结果就会实现。

　　这一基本假设与激进的"无知"立场和之前所述的临床概念毫无关系。它确实包含了一个临床概念和一个假设,这反过来可以清楚地将来访者系统的对话结构化和有序化。根据我们的观点,当我们假设我们可以很有能力地、不带偏见地、无条件地、不带价值观地进行对话时,"无知"的立场会出现危险。

　　在这类情况下,我们否定我们解释的力量,并且尽量做到不比较我们听到的内容和我们头脑中固有的认知图式。从这一意义上讲,我们的风险实际上增加了,通过前语言的方式和无意识的方式,我们给来访者提供了基于我们价值观系统的建议,我们不必对自己解释实际的情况,更不用说对来访者了。通过视觉顺序,我们可以观察到治疗师是如何通过非常微小的非语言途径来控制来访者的,即使他们把自己看作是非指导性和中立的。

　　我们的专业知识是有价值的经验知识。如果我们不把这些经验知识传授给来访者,这会是非常不负责任和没有效率的。然而,引入信息时,我们必须尊重系统的自我调节能力,而不强加于人。

　　对于系统内这种不一致的立场,我们的态度是各有各的道理。但保持"无知"的立场是非常有帮助的,如果我们想要精确地探索系统看待事物的方式、叙述的方式、解释的方式。对于我们听到的做出假设,如果必要,可以做出结构主义的假设。我们认为解释我们内在的结论和随时修正非常重要:做出修正的人可以是我们自己,也可以是来访者、其他同事;基于这些结论采取行动的结果也应随时修正。我们要充分意识到假设会限制可能的方案,但是不论我们是否意识到或是否表达,或者我们假装它不存在,它都起到限制的作用。

4.3 与外国来访者工作时,如何准备假设?

在复杂的跨文化助人系统中,我们经常发现,对于问题形成的原因和如何最好地解决问题方面,会出现非常矛盾的观点。跨文化的团队都很熟悉这样的场景,在讨论该支持还是面质家庭时,经常会有激烈的辩论。对他们的同化能有多少的期待呢?这里充斥了偏见和认同,信条取代了清醒和专业的判断。为移民家庭咨询时,诸多的相互矛盾的假设,不仅代表着机会,也是问题和困难的来源:

在许多假设中,我们从何下手?

为什么我们支持或反对一个假设?

在我们对移民和精神卫生的诸多潜在假设中,哪些是决定性的?

在这种情况下,最好是有一个现成的模型,可以组织和分类假设,以确保讨论还是在方法论的维度之内。我们喜欢由诺伯特·孔泽(Norbert Kunze)发明的模型,他是德国罗伊特林根一个跨文化小组的负责人(Kunze,1998 跨文化团队的领导)。根据这一模型,假设可以分为以下三类:

(a)心理学假设:只通过心理学理论来解释问题。依据咨询师所属相应的流派,有侧重于精神分析的、行为的、人本的或是系统的解释。事实上,这些与处理移民家庭的问题没有太大相关性。

(b)与文化相关的假设:这里"陌生的"或者"不同的"的语境被看作是与问题非常相关的因素,或者宁可说:求助的移民家庭与自己的背景关系可以解释他们的问题。因此,问题源于来访者的文化,尽管这样的行为在他们的文化背景下不是问题,但当移民家庭已经不在他们的文化环境下时就变成了问题。两种文化的非兼容性才是问题的真正原因。

(c)与移民相关的假设:在移民情况下,少数群体的地位、移民的历史、种族主义、仇外情绪、歧视机构以及移民对在另一社会生活的反应、作为少数群体的体验及相应后果,等等——所有这些都被看作是问题背后的原因。

为了说明这一模型,我们来看一下在 1998 年德国弗莱堡举办的一次大会中的一个督导环节提出的一些假设(《国家天主教咨询协会的移民的论坛——BAG》)。

案例 这一督导小组由来自各种不同文化的咨询师组成,也包括来自德国法兰克福的少数民族学者特米泽·迪亚洛和诺伯特·孔泽。一位女性同行介绍她的案例:一对有几个孩子的跨国夫妇,现在住在德国,父亲来自科特迪瓦共和国,母亲是德国人。咨询师提到父亲一直将夫妇的孩子说成是"我的孩子"。在督导过程中,大家提出了以下假设(如图24):

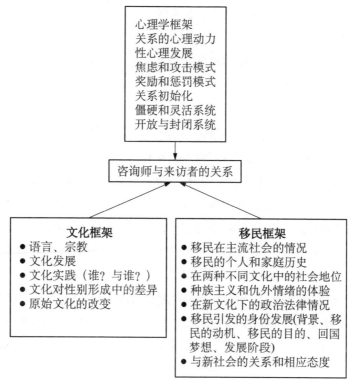

图 24　与移民工作时的三类假设

心理学假设：丈夫想对咨询师和妻子说，他将孩子更多地看成他的，且是属于他的责任范围，即他比他的妻子拥有更多的监护权。这里有个隐含的威胁，就是万一他们分开，他维护他的监护权。

与文化相关的假设：所有格人称代词"我的"和"我们的"在西部非洲部落和在欧洲或者拉美社会有着不同的含义。在西非，"我们的"有两种不同的表达方式：一种是包括性的，表达了所谈的对象既属于讲话的人和他的团体，也属于听话的人；另一种是排斥性的，表达了对象只属于说话的人，而不属于听话的人。作为这种文化和语义背景下的一员，用与以前不一样的方式表达，也许会让他觉得不舒服。如果用"我们的"的第一种含义，他似乎觉得把自己和妻子的孩子委托给了咨询师一样，将咨询师也变成家庭的一部分(或者说至少有点模糊不清)。他的解决方案是用短语"我的"孩子，来表达他们不是咨询师的孩子这一事实，并且咨询师不必为他们承担任何责任，只有自己和他妻子才能承担责任。

与移民相关的假设：作为在欧洲白人社会生活的一名黑人，他肯定会体验到一些歧视。确实，他也将自己考虑为被歧视的少数人中的一员。他也许会向咨询师和他妻子呈现，他们是他的孩子，他们属于他，有与他一样的皮肤颜色，是他的生命的一部分,将来有一天他会让他们回到非洲,而他作为少数群体的一员在与德国的主流社会抗争。

根据这一模型,我们可以将假设分为三类。以下的要求似乎是合理的:

对每一位来访者都要建立这三类假设。

这些假设需要与来访者一起检查。

咨询师与有效的假设要保持轻松的关系(详见上面的关于假设的背景资料)。

为什么在处理移民来访者时,咨询师要对自己的推测和假设格外谨慎和保持自我批判精神呢?当与移民一起工作时,危险就隐藏在对自己民族的认同甚至是理想化中,或者把已知的和未知的都意识形态化。在这一点上,本土咨询师和出生在外国的咨询师都是一样的。对使用这三类假设的进一步争论是,家庭自己常用这三个维度思考他们自己和问题。他们也会将问题以文化、移民、心理学三个维度来归结。这个问题在家庭内部也经常存在分歧。

使用这三种工作假设,容许我们可以经常在假设之间转换,并可以把每一个假设都作为研究的对象。咨询师很快就能发现,家庭会对三类假设的哪一种做出强烈的反应,并就此进行进一步工作。对于家庭来说,在脑子里装满三种假设,是非常大的优势。他们对这样开阔的路径做出的反应常常是积极的。

另一方面,将三种假设减少为一种假设,存在许多固有的危险:

只使用心理学视角会导致心理化,并且忽略了所有关于文化、社会、政治、社交方面的因素。

只使用文化导向性的路径,意味着将来访者种族化,忽略了来访者的个人心理经历和整个家庭的心理历程。而且,社会、政治、社交方面的因素都滑出了我们的视野。

只看移民特性的假设,会缩窄我们的视野,会导致将来访者政治化。我们将忽略个体心理和家庭心理的发展进程,也忽略来访者文化的背景和跨文化之间的差异。

4.4 定义良好的目标

"如果没有明确的目标,我们将事倍功半。"(马克·吐温)这一说法描述了我们每天生活中所发生的情况,不论在政治、公司、社交和教育领域或日常生活中。设定目标可以帮助我们安排活动、摒弃那些不相关的事情。然而,马克·吐温的陈述与构建主义的概念形成了对照:海因茨·冯·福斯特(1988,引自 Schlippe & Schweitzer 2007,p. 210)警告我们,一个单纯的目标导向型的治疗会阻碍家庭发展的可能性。因而,冯·斯利普和施韦泽尔(2007,p. 210)建议只设定短期目标:"比如这样的问题:发生什么样的情况,才会使你在今天的咨询结束时,说:'这是个非常好的咨询。'"当然,"询问对系统解决方案的前提"也同等重要,尽管这样的想法只是一个对当下发展临时有效的陈述。

背景资料:目标导向的方法——或者说扰乱可以激发开放过程吗?

这一问题触及认识论和人文科学两个方面。马图拉那的"扰乱"的概念通常被解释为"毁坏"。路德维格(Ludewig,1999,pp. 78ff.)将治疗性干预描述为"在治疗系统内对家庭的一致性的严重破坏"。

这一术语关系到一个事实:家庭和系统都是不可控制的,以诱发改变为目标的干预,应该集中在破坏旧的、顽固的思想和行为模式上,并且相信系统会通过建立其他、也许功能更好的架构,以此对这一破坏做出反应。这一思想也包括一种信念,即复杂的社会系统不能被有效地操控。没有人可以事先知道一项干预最终会得到什么效果。但是我们知道,任何干预都将会打破系统内现存的平衡(内稳态),以至于系统不得不做出改变以达到新的平衡(也许是另外一种)。当然,从这一点看,长时间地讨论咨询目标会降低效率,因为它们会阻碍开放性结构的发展过程。然而,讨论咨询目标可以用来给系统引进新的思想。

根据我们的经验,对于一些功能较弱的系统,如边缘社会团体、社区项目、有暴力倾向的青少年团体和受虐待的人群,这些概念也许很难被吸收。相反,我们可以从以下三个前提开始:

在许多情况下,由于机构的诉求或我们自己的价值导向,我们被迫设定目标。

能否摧毁旧的模式开始新的方向,来访者的水平是参差不齐的。一些拥有许多资源的系统是可以用这个方式进行的。而其他一些在过去已经经历过破坏、失常、困惑的系统,如果我们提供支持、引导和具体方向,它们会受益更多。如果改变意味着给系统引进新的什么事物,那么有时,对于家庭结构较弱的系统来说,一个坚固的结构就是我们所说的新事物。

即使我们努力保持价值观中立、期望中立,我们常常会不知不觉地滑入我们自己的价值系统中,而它确实有一些目标。关于催眠技术的争论非常清晰地表明,我们总是通过与他人的交流来影响他人。特别当我们尝试不带着固定的咨询目标、非指导性地推进事情时,这些影响会变得更加隐蔽,仅仅通过微妙的、非语言的干预透露出来。这一现象也是我们总要在意识层面、带着透明的咨询目标工作的另一个原因。瓦茨拉维克(Watzlawick)的交流原理也是类似的,一个人可以说:"交流时不可能不操控。"

当然,另一方面,我们的确知道系统不喜欢受到命令,不喜欢被告诉走哪一条直路,他们宁可自己决定如何处理助人者提供的干预计划。

"目标有用"和"系统是不能被命令的",也许这两个极端可以辩证地结合在一起:

我们根据系统来调节我们提供导向性咨询目标的程度。我们假设它们要不断地被审视,我们也对一切纠正、变化或替代保持开放心态,这与我们形成假设时的描述类似。

我们在或狭窄或宽敞的目标长廊里行进:通往特定咨询目标的路径迥然不同,我们无法事先知道哪条路径对哪个来访者是最佳路径,但是我们可以通过与他们一起努力来找到最佳路径。

带着咨询目标工作还会有许多其他的效果:

目标将行为聚焦在一个参考点上。

处理目标可以将来访者从他们的问题中抽离出来。思考未来可以激活他们的资源。弗洛伊德说:"思考是一种试验性的行动。"

良好的目标可以支持和调动一个人的积极性,使他在可预见的方向下对事物的改变做出努力。

当前行的道路非常艰难时,目标可以作为前行的灯塔,照亮前行的道路,鼓励行路人不屈不挠:"这样做是值得的,你一定能成功!"

追寻目标可以帮助来访者精确地知道自己想要什么,什么对他们来说是重要的,他们的愿望是什么,反过来什么不是那么重要。仔细地梳理优先次序能够帮助他们避免过度透支资源。

咨询目标对来访者和执业者的自尊也有好处:他们自己的行为会被检验。有时也会产生焦虑,但是每个人都会因成功而高兴,也庆祝自己的成功。

我们发现后面一点在美国同行身上特别明显。他们具有显著的和高水平的职业自信,比欧洲的同行高出很多。后面一点更加哲学化了这样的观点:人类的发展进程是如此的开放,试图描述结果是多么的艰难,甚至不可能,更不要说在合同中写明或承诺成功了。然而,美国的咨询师可以公开介

绍最新的项目,如包含了 17 个步骤的《不必担心,保持愉快》,还有所谓的《5
项指导原则》或者《6 个结果》之类。我们欧洲的同行觉得这样做似乎有点肤
浅,但是,如果我们坦率一点,我们也或多或少对他们的清晰和自信的态度有
点妒忌。现在,这两种出发点似乎从某种程度上有些趋同,这也部分归功于
我们有足够的勇气来讨论咨询目标。

"干预是一种开放性的干扰"和"干预以达到目标",这两个有意义的视角
之间的矛盾无法解决。两者都是合理的方向,我们只能根据应用的具体情况
决定:根据相应的情况,哪个方向能够带来最大的好处? 然而,两个位置都是
一种建构,并一直是构建,而非事实。理论,只有能够带来好的结果,才应该
得到遵循。

将以上的原则牢记在心是很有帮助的:每个问题已经是一个干预了。因
而,就咨询目标工作不仅仅是干预的准备,更是改变冲动的源泉。先重视外
表再重视内心,激活内部探索的进程,解决和梳理问题,巩固良好的咨访关
系,在提问中透露出兴趣和承诺。单单这些就可以搞定事情,为接下来的工
作铺平道路。

4.4.1 设立目标的标准

现存的许多措施对设定清晰的目标并不都是有用的。模糊地表明意图是不妥
当的,也不能真正提供行动计划(见 Berg & Kelly, 2000, pp. 270ff.)。不论父母如
何艰苦卓绝地努力,总是还有"提高的空间"。就像"团队更好地沟通"一样,即便这
个团队接受督导多年,这仍然是一个宝贵和让人渴望的目标。了解我们是否真正
达到目标的先决条件是,要有一个对目标的精确描述:当一个人完成目标时,事情
看起来是怎么样的。只有这样,咨询师和来访者才有充分的线索来识别他们的成
功,并为此而感到欣慰。

赛文特(Seiwent)(2000)发表了很多时间管理和自我管理的论文,他指出反复
强调一个清晰目标的重要性。他说到目标要"聪明"("smart"),并且阐述了
SMART 是哪五个词的缩写:

具体的(Specific);

可测量(Measurable);

行动导向(Action-oriented);

现实可行(Realistic);

有时限(Time-limit)。

沃尔特(Walter)和佩尔(Peller)(1992)对目标这一定义增加了两个方面的内容：使用程序语言(比如,多用动词,少用名词)和用来访者自己的语言。

具体的目标

将情况描述成仿佛已经达到了目标那样的具体,是非常有帮助的(这里不要用不确定的语气词:应该、会、可能)。不太明确的目标会在遥远的将来让人觉得犹豫、没有约束力、没有激情和动力。这样的目标也无法说明如何才能到达目标。

案例　"我要修改我的日程表,这样我才有时间安安静静地吃顿饭。我要在每周日制定一个饮食计划和购物清单。我会多吃蔬菜和水果。至少一天要吃一顿蔬菜色拉或水果。每天我要锻炼身体 30 分钟"而不是"我想减少体重 20 磅"。

以下是能够帮助我们达到目标的问题:

当你达到目标时,你会是什么样子? 你会做什么不同的事情? 我很想理解你到底是什么意思? 你可以说得更具体吗?

我们现在能够做什么,让你开始往目标努力?

你具体打算怎么做?

如果……我们可以做什么?

可测量的目标

目标定义得越具体,我们越能检验是否已经达成。

案例　"我希望我们能够更平静地相互听取意见,等一会儿再进行评论。我想学习早一点用语言表达我的批评,而不是等待直到它将我吞噬。当我晚上躺在床上时,我会回想一下,今天是不是想说的都跟丈夫说过了,或者选一个时机跟他说。我也想多谈谈我喜欢的事情。"……"多频繁?"……(停顿并思考)"好了,那你每天至少有一次可以恭维一下别人了。"反例是:"我和我丈夫需要更好地相互理解。"

有关标准的等级问题也是重要的。许多来访者来咨询时有着不合理的过高的预期,他们认为所有的问题都会完全消失。评分的问题可以帮助他们建立现实的期望,也是定义更好的行为而非困难的好方法。

案例　一位年轻人说,他的目标是找一位伴侣(很好的目标:一个具体的、可检查的目标)。在咨询中,他努力定义目标的范围。下面是我们在咨询过程中问的几个问题和对话片段。咨询师:"那将会是个 100％的解决方案。你认为你多快可以达到目标?""在咨询中我们必须做到多少,才能让你说,行了,足够好了,剩下的我自己来做?""这样,你说 75％。那么,在达到 75％时,你具体达到了什么? 什么方面与现在不同了?"

(后来,来访者将 75％描述为可以更轻松地接近女孩子。)"对你而言放松是什么意思? 你指的放松是身体的哪个部分? 还有其他部分吗? 最能注意到你身体的哪一部分？其他任何地方？""如果我对你的理解正确的话，你说的放松是指自我感觉很轻松，能够谈论你感兴趣的话题，而不是肠胃紧缩，绞尽脑汁地搜罗话题。如何才能认识到这样的情形？你之前有过类似的体验吗？"这样的对话会逐步指向一个精确而现实的目标，即如何与年轻女性轻松地（或多或少）谈话。

行动导向、积极的目标

设定目标是为了激发行动。我们要能够准确地描述一个人想要什么，而不是仅仅要求问题行为消失。这样可以带来一个对最终状态的心理意象，从而激发良性的改变。

案例 "当有人触动了我的神经时，我会努力控制我的愤怒，我会离开或暂停一下。我会做一些消耗体力的事情，像打沙包，以此来排解我的情绪。当我差不多恢复到了正常情况时再来谈谈烦心的事。"反例是："我不应该进行任何回击。"

已经表达出来的目标，应该对来访者的活动起导向性作用。干预的目的是为了扩展来访者对行为的自我责任。因而，目标设定的要是来访者力所能及的。任何目标的制定，都应该有助于扩展来访者的自我责任感和增加来访者的成就感。

案例 "尽管老师偏爱其他同学，我还是会在学校表现得更积极。"反例是："只有老师让我参与，我才好好上课。"

以下是有助于目标达成的问题：

那你会做什么？

你可以做什么不同的事情？

别人如何识别，自己如何识别，我的目标已经达到？

如果……你会怎么行动（感觉，思考）……（你更加自信了，能控制你的愤怒了，更关注你的孩子，你的抑郁想法明天就消失了，等等）？

现实的目标

"恰到好处的挫折"这一术语，源于精神分析的发展理论。这一术语的意思是，目标创造改变，如果目标可以稍微远一点只制造适度的挫折，适度的努力就可以克服这种挫折。此外，还要有现实的机会，能够让来访者足够努力便能触碰到目标。

案例 "没有人为我做那件事情。""妈妈不会给我那件玩具，所以，我得想办法自己爬过去。"

有时限的目标

给目标设定一个时间点，会给当事人产生行动的压力。讨论完成目标需要多长时间，也有助于当事人把对成功的期望降低到更现实的水平。

进程语言

对行为最好的描述不是名词（比如抽烟），而是过程——一系列的情感、想法和行动("当我觉得有压力时,我会抽烟,我觉得我没办法用其他的方式放松")。"如何"之类的问题会促进一整套行为的发展,从扳机点开始到给环境带来的后果。

案例 "我会先听孩子说,再告诉他们怎么做。"

以下是有助于达成目标的问题:

你会如何做那件事情?

你下一步怎么办?

用来访者的语言

设定的目标必须对来访者有意义,而且切到痛处;同样地,目标的措辞也要符合来访者的参照体系和生活经验。在我们设定目标时,实践证明使用来访者的语言要比使用抽象的术语更有效。

案例 "所以说,当他愚蠢地看着你时,你不要去打烂他的脸,而是自己在心里想想:你这个混蛋,你如果觉得我会因为你而惹上条子的话,你就去死吧。然后,你离开现场,跟你的伙计说,来吧咱们走。你觉得这样有用吗? 我们要怎么帮助你来做到这一点呢?"

在这个案例中,导致来访者爆发的男性竞争被引向了另外一个挑战:如果我容许他这样挑衅我,那我是傻子了吗? 我可以保持冷静,让其他人来"试探"我吗? 设定这样的目标使用了年轻人的重要动机,也试图利用它来达到预期的目标。

4.4.2 将儿童安置在寄养家庭的目标

对于每个人来说,将孩子安置在寄养家庭涉及许许多多具体的挑战:孩子与父母的分离,对于一些人来说可能是解脱,然而对于大多数的人来说都是心理的创伤。父母要面对他们自己的失败,他们没有能力给自己的孩子提供合适的养育,现在这成了一个公共事务。这会导致许多不可能的、隐藏的、模糊不清的诉求:"请你帮我的孩子走上正路吧。"同时也掺杂了"失败吧,这样我们就不会觉得自己太失败,毕竟专业人士也没能让我们的孩子走上正轨"。

迈克尔·杜兰特(Michael Durrant)(1993)以此为题写了一本书,书名是《相信力量》(*You Can Count on the Strengths*)。在书中,他建议将住院治疗或者安置定义为一种过渡仪式,并分阶段逐步进行。过渡仪式就是在他人的支持下,为新行为的训练和检验提供空间。杜兰特(p.61)就如何设计不同的寄养安置方案,如何界定主题和目标,给出一些建议:

对于家庭来说,主题必须清晰而有意义。

主题让人有可能对事情进行不同的描述,为事情赋予新的意义,由此来抵制无望和失败的感觉。

主题向家庭传递信号:他们的命运掌握在自己手里,他们可以从受害者变成解决问题的人。

主题是目标导向的,而不是问题导向的。

主题也给父母和亲戚提供了参与改变过程的途径。

案例 12岁的斯文被他的单亲妈妈描述为有暴力倾向的孩子。他以最轻微的挑衅方式打他的妈妈、兄弟姐妹和同学。从这个孩子的生活经历来看,我们得知孩子的父亲曾经与家庭生活在一起——直到这孩子6岁,他有暴力倾向,妈妈后来的几个男友也有暴力倾向。在他住院以后,斯文谈起自己的愤怒,他觉得愤怒控制了自己,他并不喜欢他自己生气的状态。对他来说有"好日子"并不多见。斯文认真地听取了我们对他攻击性的解释,并表示同意:"你有这么多的愤怒是正常的:你的父亲和其他家里的男人都会打你,而且最后都离开了家。谁都会对此感到非常愤怒。但是,你没有控制好你的愤怒,反而被愤怒控制了。"我们制定了这样的主题和目标:在病房时,斯文应该不断练习如何控制自己的愤怒,他应该过更多的好日子。妈妈也可以免责了,并学会多看斯文好的一面,当然,这在他打妈妈时是不可能的。当斯文回家后,每个人都要练习非暴力地生活在一起。

案例 一位年轻女性会听到声音,并做一些奇怪的事情,她的家人和邻居都排斥她。为了解决她的麻烦,给她"康复"的机会,她被送进了精神科住院病房。这样的描述反映了她自己如何描述这种被彻底压垮、精疲力尽的状态。在治疗过程中,我们教她如何学会与那些声音生活在一起,这样她才可以过正常的生活,去上班、与朋友见面。她还与治疗师一起学习了解哪些药物可以帮助她。她也要学习如何早点识别那些导致她听到声音的逐步增加的压力,并学会在它产生影响前克制住它。

4.4.3 描述和使用咨询目标:两个工具

我们要介绍两个具体描述咨询目标和将之结合起来的工具。这两个检查清单有些功能会重叠,可以根据具体个案做调整。

行为治疗师已经发展出许多复杂的目标干预系统(表7)。我们选用一个案例(表8);它非常适合用来让我们制定自己的计划和反思一些重要的因素,但是,在许多情况下,我们要和来访者一起工作才能产生效果(表7,见 Boelicke,2004)。

表7 发展干预目标(Boelicke,2004 之后)

我的目标	
能力、资源	问题
我有什么? 我能做什么?	我还需要学什么?
谁能支持和帮助我?	什么阻碍着我?
例外:哪种情况已经很好了?	我需要什么?

表 8 一位年轻妈妈的案例(来源 Boelicke,2004)

我的目标：在食品服务行业的培训	
能力、资源	问题
我有什么？我能做什么？ 我中学毕业了。 我能做饭，我很友善。	我还需要做什么？ 坚持，遇到困难时，继续坚持。
谁能够支持和帮助我？ 我的两个女朋友鼓励我。 我妈妈可帮我照看女儿。	什么阻碍了我？ 害怕失去女儿。我男友嫉妒。我太轻易地 做出让步。
例外：哪种情况已经很好了？ 完成学位不容易，但是我完成了。因为我想 成功，我朋友会推动我。	我需要什么？ 白天照顾女儿。收集培训信息。在我和男 友之间保持界限。
方法，第一步：我能做什么？如何继续？ 从中介机构和雇主那里收集培训信息。 去青年服务处。 练习一下把女儿留在家里出去几个小时。 参加"自信女性"培训。	到何时完成？ 两周内 六周后 下周报名

表格的第一行聚焦于经典的资源和问题分析；第二行是讲来访者环境中存在的正面和负面的因素；第三行是关于成功地应对经验和达到目标的先决条件。所有这些都为具体的步骤打下现实的基础。

伯格和斯班尼德(Berger & Spanjaard)(1996，pp. 41ff.)在他们《家庭第一》[1]治疗手册里介绍了一个工具：用另外一种形式来帮助我们设定具体的目标和实现的方式。

案例 表 9 展示了一位有攻击性行为儿子的单亲母亲做家庭咨询的案例。经过几个星期的合同谈判，才与妈妈一起达成了目标。第一步是先在如何组织家务和照看孩子方面给她提供支持。微小的成功给妈妈带来了自信，使她有信心尝试更难的事情和更多的事情。

表 9 一位单亲母亲的家庭咨询目标

情况	目标	顺序/优先次序
有时斯文不能完成要求的事情：吃饭、上床睡觉、打扫卫生、整理书包。	给斯文清晰的指令(以便他学会倾听)；如果第一次没听，我们要继续保持给他清晰的指令。	

---

[1] 这一流派意味着用高强度的、结构式的、有时限的方式与处于危机中的家庭一起工作，以便他们可以从平常的情况下学习到如何管理危机，也能帮助他们扩展在日常生活中有用的重要能力。这一流派使我们想起家庭建筑模型(Homebuilder Model)(Kinney et al.，1991)——一种家庭危机形式，发展于西雅图，后来被荷兰小组采纳，成为欧洲青少年咨询的标准。

续　表

情况	目标	顺序/优先次序
斯文对我生气时会有攻击性。他会训斥我,并骂我"笨牛、荡妇、婊子"。	我为他设定了严格的界限,并使他平静下来。他不得不学会如何用平静的声音讲话,即使在他生气时。	
斯文如果不能外出,他会觉得很无聊。他在家里除了看电视,完全无法专心做自己的事。	我花时间找出斯文在家时可以做哪些事。	
日常生活非常混乱,特别是吃饭都不定时。	我学会了定时吃饭。我学会提前计划餐食,购买必要的杂货,按时做饭。我与斯文一起列了一张他可以帮忙的时间表。	
我不能处理好我的财务状况。	我制作了收支清单。我将所有的银行收据放在一个文件夹子里。	

表9中的案例是一个把自我依靠转化成行动的很好例子:目标为妈妈设立了一系列的行为规范,尽管她将儿子的行为看成主要问题。我们不得不进行了一些说服工作,使她参与进来并变成解决方案和设定特定目标的一部分。最重要的因素是,在咨询的开始阶段就可以非常快地取得触手可及的结果。

4.4.4　计划和评估干预

在组织心理学里,当企业遇到危机时,可以使用一个众所周知的两部分战略:快速、果断、可以产生短期效果的策略(快赢);与此同时,还有一个长期的、深思熟虑的、能激发激烈的组织重组、让公司长期稳定和持续繁荣的修复策略。快速的初始措施具有以下功能:

填补窟窿,攻克最大的问题,缓和局面,为长期目标创造可能。

用快速的结果建立信心、勇气和自我肯定,以面对未来的风云变幻。

这些原理对咨询和治疗同样会有帮助。特别是在一个有许多困难的系统里("多问题家庭"),经常会碰到要处理哪个问题的两难选择。

当我们解决问题时,我们要考虑三个标准:

重要性:哪件事情对系统是最重要的?

急迫性:哪堆火需要首先扑灭?

可行性:哪个问题可以最好地得到解决?

从系统的观点看,没有一个清晰的指南存在,因为每个系统都有自己独特的组织架构;尽管有时,过去的经验可以提供线索,告诉我们专注于以上三点中的哪一点,但从哪里开始,只有在实验过程中才能决定。

建立关系和信任

干预成功的一个重要因素是信任关系的建立(详见 Grawe 2000,2005;后面的第 5 章)。在起初的咨询阶段,我们应该谈及能够帮助我们与来访者建立良好关系的主题与问题,最重要的是来访者可以从咨询师的能力中得到信心并产生信任感。对于来访者,咨询师是提供支持的人,是值得尊敬的人、是有用的人。

案例 在一家向精神疾病患者提供生活帮助的机构里,咨询师遇到了一位女性来访者,她对所有的治疗帮助都表现出阻抗。在她漫长的精神疾病的患病期,她接受过许许多多的心理治疗干预,多数没有什么效果。她知道所有的术语,而且表现出极端的怀疑和挑衅。咨询师尊重她的立场,并对她的阻抗给予极大的尊重;他与来访者达成了一致意见,他将只为来访者提供日常问题的帮助,比如搬家、给公寓配家具、购物、日常计划,等等。他这样与她相处,而且总是很小心地不让它发展成为合作关系。6 个月以后,信任水平提高了,来访者开始向咨询师吐露她的生活和职业问题了。显然,对她来说最重要的是,她有了动机而且她可以控制。

快速成功

快速成功是上述问题的副产品:没有什么事情比成功的合作更令人可以快速地建立起信赖了。格劳(1999)还做过一个心理治疗疗效因子的研究,研究表明相信治疗师的能力起着主要的作用。快速的成功可以转化为来访者的一种能力体验,进而转化成来访者可以解决困难任务的自信。不论是在商务谈判或政治场合,这些基本原理的效果都被证明了:首先处理先发现的或能够达成共识的问题。这有助于建立处理更难问题的气氛。

交通工具的发展

这一概念是我(R. S.)从家庭治疗的老师卡罗尔·格拉默(Carol Grammer)那里借用的(个人交流,1982)。尽管名称有点怪,但它一次次被证明是有效的。根据这一原理,在干预的初期涉及的话题,可作为之后扩展主题时的交通工具。

案例 在一个家庭里,父母的教养方式有着重大的分歧,孩子们有着极端的纪律问题,我也许会建议:首先,解决日常生活中比较急迫的问题。比如,在每天晚上容许孩子看多长时间的电视? 什么时间孩子应该上床睡觉? 如何做到? 我会在一定程度上把这些问题夸张化,并对父母解释,孩子是如此的强壮,只有当父母一起参与工作时,问题才能得到解决。我用非常小的问题作为工具和媒介来教会父母如何有实效地相互合作。背景问题即父母的冲突并没有被明确地提及。我试着邀请父母完成一项任务,这同时又允许他们在关系层面工作。常常经过两三个这样的交通工具主题,他们的整体关系就会有根本的改变。

案例 在前边讲过的关于马库斯的例子里,他在房间里看到了魔鬼,我们假设这个年轻人因为与父亲关系糟糕而无法离开家,其背后的问题是双方都害怕他们的关系会彻底破裂(就像父亲与大儿子的关系)。相应的,我建议他们每周一起度过一个晚上,谈论家庭和父亲小时候是如何离开家庭的故事。聚焦于分离这一主题就成为一个交通工具,可以用来帮助父亲与儿子之间建立良好的关系。事实上,这样做也起到了一种悖论性的效果,儿子反而在几周后能与外界有更多的接触。

评估

设定的目标越清晰,越能达成一致意见,我们就越能更好地记录进步。这不是虚伪的炫耀,而是对来访者的自尊心有巨大的影响,特别是对自我意象受损的来访者。它能帮助我们发现,我们的行为是如何形成的,这正是我们迫切需要的,以便我们形成进一步的假设和干预计划。正因为这一原因,系统咨询师应该花时间进行评估。

可以在每次访谈的开始时,以非正式的方式提问,改变访谈的方向:"从上次我们见面后,你取得了哪方面的成功? 如果有,是关于哪方面的,哪怕是非常小的变化?"

也可以要他们自己评估:"你说你遇到冲突时可以控制20%的饮食习惯,但你希望目标是80%? 你如何评价现在的情况? 你现在做了什么? 你发现了什么可以帮助你提高到30%?"

最后,我们也可以使用表格(见表10)。

表10 目标评估(−1、0、+1、+2、+3分别表示退步、没有进展、稍微进步、有进步、进步非常大)

目标	−1	0	+1	+2	+3	如何达到? 为什么没有达到? 结束?
从中介和雇主那里收集培训职位的信息					*	开始后,我找到很多乐趣和快乐。人们喜欢我自己过去直接问他们。我为我做到的而感到自豪。
去青年服务处		*				没有时间,没有勇气。我害怕他们会问是否会参加培训而忽略了我女儿。监护人不一定要跟来,但是打个电话提前咨询一下就知道可以到哪里找谁去谈。

这个表格是为公司里的项目管理开发的,以便评估进行中的计划和其他安排的效应,但也可以用在系统咨询工作中,不过我们要记得,我们总是在与活生生的、

充满了转机的系统打交道,否则,使用这样的工具是非常令人受挫的。

4.5　作为系统的团体：构建假设

在 2.5.3 章节,我们就如何观察团体中的互动提过一些建议。在 3.5 章节中,我们建议了一种描述团体社会动力和就此形成假设的方法。在这一章节里,我们主要讨论如何在团体中构建工作假设和制定干预计划。首先,我们来描述一下我们假设的情景。

4.5.1　不同的团体背景,对咨询师的不同需求

我们这里要区分一下团体工作的两种背景和咨询协议,每种都需要不同的程序。在第一种情形下,团体带领者的工作任务是关系、敏感性和整个团体中每个人成员的心理状况。例如,在治疗团体中,在要来解决团队结构和合作的工作团体中,或者住院团体和门诊机构的团体中。那里的工作与家庭治疗和家庭咨询的工作非常相似:咨询师就团体中的关系结构和交流过程形成假设。然后,他通过循环提问或团体雕塑,探索解决方案的幻想和聚焦资源,来检验自己的假设。他也可以使用第 5 章讲的干预方案。

在第二种情况下,咨询目标和任务不是直接与关系和敏感力相关,特别对于儿童和青少年的团体:

在教育体制内,谁分享着共同的学习和发展任务?

谁住在生活辅助机构,需要克服困难?

谁想一起度过闲暇时间,一起快乐、吸收经验、提高能力?

但是这也可能是成年团队,比如:

有共同任务的长程团体;

工作或者项目小组,必须要在限定的时间内完成特定的任务;

想在职业、认知、社交或情感方面发展能力的团体。

在这些情况下,团体成员也会短暂地考虑他们在团体中呈现的关系或敏感力。可以使用第 5 章中的工具,与团体签署合同。接下来,我们来讲一下如何在没有咨询合同的前提下,使用系统思维的视角,如何帮助这样的团体解决手边的问题和达到期望的绩效。在寻找合适的工作假设时,团队的带领者要牢记一个重要的标准:我能够做什么帮助团体实现他们的目标?

在具体的背景和范围内,有许许多多的假设和干预方案。我们这里集中讲一下特定背景之外的情况:

这样的团体需要什么样的社会和心理动力才能够帮助他们达到学习、表现和

发展的目标？

什么样的关系结构会阻碍团体达到他们的目标？

咨询师可以提供哪样的干预方案，支持成功的条件和结构？

下面，我们介绍一些在实践中被证明有效的工作假设和可能的干预方案。

4.5.2 假设：太少的或太多的凝聚力

当团体一点凝聚力也没有时，很难达成他们的目标，比如，当团体中的个体或团体中的子系统没有足够的连接时。

案例 这个团体没有活力，没有几个人主动参与讨论。一些成员似乎非常保守，甚至焦虑。每当团体中的成员的对话不畅或困难时，许多成员就会充满期待地看着团体的带领者。团体带领者觉得一切都要靠她，她必须承担起团体讨论质量的整个责任。

这是一个新团体开始时的典型特点。团体带领者必须确保有足够的干预，让团体成员对团体和其他成员熟悉起来。必须保证在团体成员之间有足够的互动，这样才能建立完整的关系网。团体带领者花时间建立强烈的关系网是值得的。将来，它会对实际工作、工作结果、成员之间的满意度产生积极的影响。

在一个已经有一段时间的团队里，凝聚力太强，比如说团体成员之间的过度团结和形成的关系网，也会让人头疼的。我们先从总体上来看看可以让团体更积极互动的方法。根据情况，这些方法可以是：

促进所有团体成员间的互动，

确保子系统之间的强烈互动，

更好地将"被拒绝的"和"看不见的"子系统的成员整合进来，

用更温和的技术进行干预，帮助参加者形成连接，进而支持整个团体结构。

当然，相反的事情也会发生：在团体中存在太多、太近的关系。在这儿，团体成员更重视团体中出现的个人连接，忽略手边的实际任务：关系占据了整个工作或者说超过了目标。

案例 在一个培训团体中，中间休息时间越来越长。团体带领者不得不提醒他们回到团体中继续工作。组员们聚成小组站在那里，说说笑笑，打成一片，但是工作的进展寥寥无几。他们对于呈现的工作漠不关心："我们起点就差，现在更是一落千丈了。"团体很开心，也不担心。他们颇为乐观，无法察觉到团体的问题。

在这种情况下，温和的结构必须改变，才能：

再将团体的中心集中到工作上来；

让每个团体成员对团体带领者的态度回到最初状态；

面质团体成员的表现；

激发团体就现状进行辩论。

这些目标必须与整个团体重新协商。

4.5.3 假设：破坏性的团体动力

团体经常出现负面沟通：

在团体成员之间和子系统之间，互相否定的评论、行动和行为不断地重复出现。

这些诽谤的评论让个人或者子系统无法正常工作，甚至一些成员考虑集体离开团体。

观察且必须处理侮辱和攻击。

案例 在一个儿童团体里，口头的侮辱和贬低导致一个儿童彻底离开；他不再想在团体待下去了。团体带领者不得不重复进行干预，并澄清发生什么了？为什么？并设定了限制。

案例 在团队会议中，两组人在重复不断地相互贬损。不管什么时候布置任务，他们都不合作，只跟自己的人待着。他们绞尽脑汁来算计谁做的多，谁做的少，谁要承担错误，谁没有清洁厨房，等等。

社会系统是不可以教的；我们不能选择某个团体的动力，而且我们不得不与每个人和每个团体进行工作。在以上描述的团体中，要能够在元级层面就解决和澄清问题进行干预，比如，处理团体关系和呈现的冲突。然而，要达到这个目的，需要先征得成员的一致同意，有时候这是不可能的。另一种干预破坏性团体动力的方法在于更权威、更严格的领导风格和更结构化的团体设置。经验告诉我们，在结构化不强的团体中，自发的团体动力会占据和淹没了其他所有的事情；另一方面，结构化太强的团体又没有给自发的动力提供空间[1]，也没有无意识的团体动力存在的空间。我们可以从以下几个方面支持这样的团体：

指出界线是明智并合乎情理的；

强调目标层面和团体工作结果的重要性；

确保坚持正式的规则；

制定有约束力的合同并严格履行。

4.5.4 假设：太多或太少的外部限制

与家庭一样，团体都有太少的外部限制，也会阻碍他们整体的功能。

案例 一个团队要负责把一个生活辅助机构整合到一个更大的组织中。这一

---

[1] 这里我们可以从团体动力学的研究中学习到：在 1950 年代，布拉德福等(Bradford,1964)在实验室进行团体动力学研究，当激发起高水平的团体动力后，团体带领者变得非常被动。然后他们用有非常自然的团体动力观察最终的结果。这一流派后来在欧洲被广泛地用于个人成长团体、人格历史和问题的修通等学习动力学团体中。现在，这一方法已经过时了，很少被使用了。

团队必须与许多机构内部的机构部门（管理部门、精神病人之家和精神病患者的日间照料机构）和外部的合伙伙伴（私人精神科医生、州立政府和当地心理团体）一起合作。团队的成员自动地与外部保持着紧密的联系，但忽略了内部的联系。大家更愿意与负责的医生和其他助人者（比如法定监护人）讨论，但不愿意直接在小组内讨论。因而，团队领导常常在同事的活动已经被管理部门审批之后才得知消息，而团体成员反过来也很困惑，带领者对团队的事情为何如此不灵通。

案例 在一个孤儿院，一个由 6 岁到 16 岁的 8 个儿童组成的团体，经常处于非常混乱的状态。其他团体中的孩子也会荡进荡出。几个孩子喜欢去孤儿院的其他团体，他们说那里"更好"。团体在一起没做什么，孩子们越来越频繁地说他们不想参加团体活动，因为他们喜欢其他项目。过去讨论这些问题的时候，照顾者往往会在最后做出让步，答应孩子们的要求，因为他们并不想强迫孩子，不想违背孩子自己的意愿参加这些团体活动。团体成员和"客人"（guests）之间经常发生争吵。照顾者一般也不进行干预，因为他们认为孩子自己可以解决他们之间的冲突。孩子对此表示抱怨说：我们不能在"客人"面前维护我们的权益。

在这种情况下，界定、设置限制，建立规则，控制履行情况都将有助于团体。然而，将小组从周边环境中分离出来不是件容易的事情，因为并不是每个团体成员都接受这样的边界。没有这样的边界，尽管会有许多缺点，但给组员带来极大的自由。因为要给团体设置清晰的边界注定要遇到阻抗，至少是在开始阶段。

在第一个生活援助机构里的案例中，我们建议要建立一个信息对外发出之前的内部信息处理流程，即便是会遭到团体成员的反对。比如，大家必须同意，在与团体之外的任何人讨论案例之前，必须首先在团体内部报告案例，大家就下一步如何行动达成一致意见。

在那个儿童团体的案例中，有必要限制将"客人"带到团体中，或者大家可以定一条规定，与团体成员发生问题的"客人"必须离开团体。

另一类干预这种系统的方案是，重建系统的认同感，比如让小组成员重新获得对系统的积极态度。当然，这不能强求。然而，咨询师可以提出一些能够培养大家归属感的活动。

在生活援助团体里，这些措施也许包括定期的案例会议，传达团体正在做的工作的重要性。可以一起参加高级培训，找两个同事一起研究案例，表扬成功的工作，或者一起去短途旅行。有时，最好的事情就是一起工作，培养共同的职业规范。

边界如果太严格或僵化，也能导致相似的瘫痪效果。在第 2.2 章节中（什么是系统？详见背景资料）我们讲过半开放的系统也是社会系统的一种模型。社会系统需要与环境进行充分的交流才能正常运转。

案例　一个由酗酒者组成的自助团体已经持续了几年了。之前,团体对每一位小组成员都是非常重要的。他们频繁地交流感情和思想。团体成员相互提供支持,进行了好多年,大家都相互目睹了每一位成员是如何艰难地渡过一些个人的危机和物质滥用的历史。团体成员非常团结,甚至业余时间也在一起休闲娱乐。在过去几年间,也有新成员加入,但他们都待不长久:这里的氛围不对。大家在一起挺快乐,但是话题却不怎么令人振奋。以同样的方式,交流着同样的故事,但再也解决不了什么问题。

案例　当地的军乐队是一个非常传统的俱乐部。乐队指挥和音乐家都已经在那里住了很长时间了。春夏秋冬的听众也似乎是同一帮人。他们会练习一些新的曲子,但风格和氛围不变。音乐水平的发展似乎在好多年前已经达到了顶峰。这是一个友好的、忠诚的团体,但是没有未来,因为没有新成员加入。

当社交系统的边界失去了渗透性,团体与环境的交锋就不复存在了,最终的结果就是瘫痪。一个社交系统的效率和潜力将要在一定时期经受考验。如果边界的交通流量太大,也就是说,团体领导要准备好面对阻抗。采取行动激起更多的交流的行动、引入新的事情和成员,是绝对必要的。然而,这也许会遭到内部的阻挠,因为这意味着团体成员之间的保护感、安全感和亲密感会有所损失。恐惧一切新生事物或外来事情,最终将导致隔离。

4.5.5　假设:不同的、冲突的价值观和兴趣

这种情况与团体中满满的负动力不同。有一些子系统的成员,他们仍然相互喜欢,相处得也相当不错。然而,这些子系统和其他团体成员(被忽略和排斥在外的)之间,经常会有否定和轻蔑的行为。看一下社交和心理动力就会发现,他们的价值观和兴趣有部分的不同甚至完全的不同。

案例　有一个由长期失业的人员组成的团体,他们接受培训想重新找到工作(在一个餐饮公司),很快出现了两个子系统。一个子系统由四名女性组成,另一子系统由三名男性组成,还有一个人不在任何一组。子系统的成员都有过失败的人际关系的经历。一些女性曾经遭到虐待,大男子主义的行为容易让她们觉得反感,并会激惹到她们。这些男人似乎非常大男子主义,而且觉得自己被周围的女性欺骗了,经济上也被剥削了,其中的大多数人互不往来。被排除在子系统之外的那位男性,比其他成员年轻,是一位同性恋者,也是双性俱乐部的成员。每个人都讨厌他,不论男女。子系统的气氛焦躁不安,有很多争吵和语言的攻击。

带着这种工作假设,团体带领者可以有许多能给团体带来支持的干预方案:

带领者应该当着团体全体的面,高调地、坚定地宣布:解决差异不一定非得是你死我活的态度,而是要接受它的共存。在这种情况下,带领者必须对各个子系统

和那个局外人的价值观系统都给予正面的反馈。

我们建议,没有结构的团体工作要尽量短。否则,无意识的团体动力就有太多空间,这可能会使矛盾升级,危及团体薄弱的凝聚力。

为了团体的稳定性,带领者可以使用温和的干预方案,给予系统提供机会,发展能够反映他们自己视角和兴趣的活动。这样的阶段过后,团体作为一个整体再一起活动。

带领者提供的帮助、要求或者工作任务要以主题为基础,无需涉及任何子系统或局外人的特殊兴趣、能力和价值体系。这样,可以培育出新的社交团体。

只要是真实的,带领者也可以积极地谈一下局外人的价值观和兴趣,并给予积极的反馈。

4.5.6 假设:"阿尔法"代表错的价值观和兴趣

以下这种团体的情况是系统功能出现更大障碍的一个例证。用拉乌尔·辛德勒(Raoul Schindler)(1957;见 3.5 章节的背景资料,图 19)的模型能够最好地解释这种情况。在这一模型里,带领者(阿尔法)的级别对团体有特殊的意义。这个人最擅长组织和把团体中一些附属的需要(伽马)转化成为语言和行动。在伽马位置的成员是跟随者,他们会支持和维护阿尔法的行动,因为他们反映了自己的需要。然而有时,阿尔法的标准、价值观和行动与团体的目标和任务相互矛盾,起到了阻碍的作用。在团体中,这么一个有影响力、起重要功能的人会使整个团队的成功面临危险。

案例 在一个青少年之家的团体中,皮特(15 岁)就是这么个问题,他很受其他人的喜欢和尊重,他给整个团队设定基调。他的建议通常很快就能通过。然而,不幸的是他还有一些偏差行为(偷盗、短时间的欺诈、暴力行为)。他还强烈地维护自己的行为,把它们当作"酷"和"英勇"。这些行为包括听流行音乐,穿时髦的衣服。团体中的其他男孩会模仿他。其他几个不太"酷"的孩子,就会被排挤在外:他们的穿衣方式和行为方式被瞧不起。皮特也会通过大声宣称他外边的朋友开更好的车,有更多的钱,就是"更酷",以此来贬低咨询师。

要想在这样的团体里达到目标,就意味着首先要解决与阿尔法成员的冲突。团体带领者一定要坚持在冲突中获胜,不能让阿尔法成员的价值观和看法获得成功。这里是一些可能的干预方案:

支持被排挤者,并且检查他们的优点和价值观是否在将来某一天会成为团队现在追求方向的替代方案。

创造情景和机会,给那些贝塔和伽马位置的成员来表达他们的兴趣。尽管他们与阿尔法成员不相关,也要加强和支持这些方面。

避免让阿尔法成员占据中心舞台的情景和机会。

不要回避与阿尔法成员的直接冲突,需要他们对团体带领者的位置表示尊重。当侮辱和贬低发生时,必须要坚持让他们道歉。

最后一招就是把阿尔法成员从团体中剔除出去,哪怕冲突还没有得到彻底解决。尽管如此,这一解决方案还是比较好的选择,带领者一边给团体提供支持,同时还要处理会彻底破坏团体目标的破坏性冲动。这种情况对于任何团体的带领者都是巨大的考验,需要对团体和任务有完全的承诺。

4.5.7 为什么要研发如此规范性的假设?

在 3.2 章节的背景资料中,我们讨论过规范性的系统方案。所有的规范性方案有一个共同点:它们描述的条件都是可以给社会系统带来有效沟通和为儿童、家庭带来积极发展的。

相似的是,我们对以学习和工作为目标、没有签订关系合同的团体的工作假设也是规范的。他们假设,作为社交系统的团体,也有他们自己的社交和价值观取向的结构,可以起到积极或消极的作用。作为团体带领者,构建有关结构的假设是非常值得的,因为它会加快或阻碍团体的成功。我们与团体工作的经验,可以帮助我们区分哪些是功能良好的家庭结构,哪些是功能失调的家庭结构。

带领一个团体意味着拥有权力和可能性去追求期望的结构。非常清楚的是,复杂的社交系统的团体是不可教的。一定形式的干预不一定能够带来一定形式的状态。不论一个人如何勤奋、如何认真,总是有一些人,在团体中做出不同的决定。因此,当我们使用规范性的假设工作时,当我们出色的干预方案在团体中没有效果的时候,不要只是对系统感到恼火,还要将这种情况作为我们还没有发现合适的出路的征兆,并且需要重新考虑我们的假设。

第5章

行动：干预和陪伴过程

　　系统式治疗和咨询在博取百家之长传统的同时，也带来了各种各样的方法论。不断有人在会议上讨论，哪种方法最适合系统建构的概念，比如，指导性干预是否能与"自创性"（系统的自我组织性）的必要部分结合起来使用。在这里，我们经常会忽略一件事，但实际上，这正是系统式从业人员应该充分重视的一个核心，即方法产生的情境。情境包含来访者、文化、机构的背景，当然还有治疗师的个人成长史及其偏好。哪种方法有用主要取决于情境：当与一个结构良好、基本稳定的家庭工作时，松动他们的一些僵化观念和行为模式，扰动日常事件的运行，相信家庭会——自创性地——长出新的腿走路（发展出新的解决问题的方法），这样的方法可能就是合适的方法。对于有很多干扰的边缘化社会群体的家庭或贫民窟的家庭，我们可能首先必须要提供支持，保护已经很脆弱的结构——这意味着一种更具指导性的干预。顺便说一下，这就是米纽秦结构式家庭治疗的来源背景（见《贫民窟的家庭》，1967，及上述讨论）。

　　当然，讨论方法时要尽可能地保持批判的态度。然而在考虑选择时，在转向更多理论和审美的标准之前，我们建议先采用经验主义的实用标准和道德标准：在什么情境下用什么样的方法？哪种方法既符合治疗师的职业道德，又从相关的社会背景和文化伦理（一些特别的国家、信仰、区域或家庭）上来说也合乎情理呢？

　　这样的评论确实过于简短和简单，但篇幅有限，我们无法展开更多的讨论。我们认为更重要的事是要阐明，我们在选择和评价干预方法时为什么这么做。米尔顿·埃里克森的建议给我们提供了重要的准则：理论上说，治疗师必须为每一位来访者创造出一种新的治疗学派，因为每位来访者都是独特的（Gunther Schmidt，个人交流，1991）。卡劳斯·格劳（Klaus Grawe, 2000）也有同样的观点，并据此进行心理治疗疗效因子的研究。

　　然而，对各个流派的干预实践保持一个开放的态度，并不代表治疗师可以任意或随机地挑选干预方法。首先一条是：有用的就是好的。我们能够持续地从和来访者一起工作的经验中学习如何更好地贴近他们，以及哪些建议会带来结构性的改变。其次，我们针对干预方式的选择发展出了六个标准，任何系统治疗师都可以使用：

　　行动的目的就在于提供更多的选择：我们扩展了建构主义关于组织发展的一条道德律令（von Foerster, 1988，随后被 von Schlippe 和 Schweitzer 引用，2007，p. 116）（Glasl, 1983）：行动的目的就在于提高系统的自我组织能力。这就是说，干预就是为了通过他们的努力来确保来访者（和咨询师）变得更有能力行动，对选择更加开放。这就意味着只有在必要的时候我们才干预进来，提供切实的相关支持，同时避免造成依赖性和限制来访者自助的技能。

将问题和解决方案置于情境中考虑：我们绝不该只关注个人，也要将情境牢记于心——每个人的生活环境。设法在他们现在与过去的情境中看待问题。把这当成是一种试图解决当下问题的积极尝试和早期生活经验的持续影响（见 5. 4. 3 章节：重构）。考虑干预时，也要权衡干预方法会对来访者的周围环境产生怎样的影响。

资源取向：我们应该假设来访者有资源解决他们的问题，虽然有时这些资源被遗忘了，或是被深深埋藏了起来，他们成了催眠失忆症的受害者（问题催眠）。对备受问题催眠折磨的人来说，重新发现这些资源本身也许就是一种对世界观的重要搅动。研究之前的记录和行动，把它们视为资源，并向来访者指出。

解决取向替代问题取向：以解决问题为工作方向，而不像传统的个体咨询那样关注问题和缺陷。任何一个能够准确描述问题的人，也知道如何解决它，至少是间接地解决它：一个人是不可能只感知问题而丝毫没有办法让问题好转起来的，反之亦然：如果我们能够说出为何而奋斗，我们也在间接地说出遗留的问题。

尊重来访者系统的"自创性"：作为咨询师，我们面对的是一个活生生的系统，而不是一台靠按钮运转的机器（sensu von Foerster，1984）。那就意味着我们必须要对来访者对干预的反应方式保持好奇和开放的态度，即使我们已经拥有几年甚至几十年的经验，自认为知道如何进行干预。我们能够从来访者的反应中获得信息，无论他们的反应是惊讶还是不高兴。因此，我们认为干预的实践过程是一个与来访者合作的过程。来访者是他们自己生活的专家，他们决定哪条道路最适合自己——但也必须要承担相应的责任（见 4.2 章节）。

引起新的变化：我们干预的目的在于变化。为此，我们应该引入看待事物的新方法（知觉）、新的解释方式（认知、心理模型）、新的评价方式（情感）和新的行为（行动）。

背景资料：引入新的变化——变化从何开始？

这个标准标记了系统治疗师信念上的差异：什么是引起变化的理想路径？如果我们想创造出最大和最强烈的冲击，我们要从像图 25 中所示的四个拐角循环中的哪点开始呢？

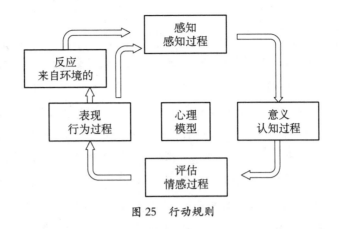

图 25　行动规则

　　模型用这些阶段呈现的方式告诉我们,在实际的行为中没有一个清晰的顺序,相关的进程都是紧密联系在一起的。我们的感知,我们赋予感知的意义,我们的情绪和随后的行动,所有这些因素都依赖于我们的心理模型,它代表了我们以前所有经验的精华。反过来,这些心理模型又是在我们与环境的交流中形成的、因其发生改变和调整的。

　　我们提倡能在所有四个领域内行动:通过语言游戏,通过转变思维的重新解释,通过我们的具体行为,或通过探讨情感的价值。系统工作也包含对日常生活的干预,直接重构行为模式和塑造真实环境中的行为。我们能在行动层面引入一些新的不同的信息,并确定我们赋予它的意义——我们的评价和我们的知觉——将随着我们经验的改变而改变。同样,我们通过影响解释方式来引起行动的变化。

　　识别系统模式、提取信息,引入差异或引发变化,可能发生在一个系统中各个层面:

　　事实层面,通过运用询问技术和结果描述;

　　隐喻层面,通过使用雕塑技术和其他象征的互动;

　　直接层面,通过利用互动和访谈现场的情景;

　　间接层面,通过给来访者布置任务并聆听他们完成情况的汇报。

　　我们最终从哪里开始,取决于来访者系统的现有参数与偏好——也取决于我们自己感觉舒服和成功的心理模型和行为模式。

背景资料：解决方案重要——问题也同样重要

德·沙泽尔（de Shazer，1985）的解决取向方法提倡，禁止以任何形式提及问题。他们指出，每次谈论如何解决问题实际上也始终在讨论问题本身，严格聚焦于解决方案，比反复地沉思问题更能带来快速和从容的改变。我们能从很多方面证明这一观点，虽然我们认为来访者也应该持续命名问题，并且把它们看成是系统方法的一部分。根据我们的观察，有时在治疗情境尤其是合作情境下，人们对于直接讨论问题有一种强烈的恐惧。许多从业者像避免瘟疫一样避免这个词，他们更情愿用"挑战"，或者喜欢说来访者正面对一个"重要的学习机会"。类似的说法可能有时看上去滑稽可笑——并且这让人很怀疑单靠重新命名一个情境能否真正引发人的重新思考。这种回避的方法使人们偏离正常的、口语化的语言，让对话听上去很绕口。最严重的是使用术语制造了一个具有讽刺意味的距离。

当然，认可和接纳那些正在经历问题的来访者也是非常重要的。对于一位在家中遭受虐待，并且从不被允许谈论这个问题的女性，我们首先必须给她提供一个空间，让她谈那些不能谈的事，畅所欲言，"实话实说"，明白自己对事情的感知也是合理的。这对我们咨询师和治疗师来说，就是在谈论那些让来访者觉得不堪重负和心烦意乱的问题，承认它们的存在之后方能聚焦于如何缓解这些问题。

另一方面，那些带着问题生活了很久并备受其折磨的来访者，应该学习理解痛苦的意义，并且懂得自我欣赏。尤其是在那些想靠一次或几次咨询或治疗就解决了一个存在很久的问题的案例中，这点特别重要。这对来访者的自尊会产生怎样的影响？来访者如何接受这个事实，他或她那么长一段时间不能解决的问题，然后突然这么快就被解决了？我们发现很重要的是要尊重问题本来的样子，命名问题——如果可能的话——赋予其积极的想象。我们与来访者一起来判定问题行为在他们的生活中具有怎样的角色，并理解它为何如此重要。在这种情况下，安东诺维斯基（Antonovsky）的健康本源学研究对我们很有帮助（1987），也给我们提供了一种灵感。作为社会医药学家，安东诺维斯基通过收集与精神和身体健康状况相关的广泛数据，来研究生活在以色列的不同种族的妇女是如何适应更年期的。他也询问那些妇女是否曾在德国集中营待过：结果发现，他抽取的样本中29%的集中营幸存者有着健康的精神和身体状态。

"在集中营无法想象的恐怖中幸存下来，之后又多年流离失所，在一个已经历过三次战争的国家中开始新的生活……但仍然相当健康！对于我来说那是最戏剧性的体验，它有意识地给我指明了路径，让我得以构建后来我称为健康本源学的模型，并发表在我的书《健康、压力和应对方式》中。"（Antonovsky，1987，p. 15）

在这个研究和之后的研究中，安东诺维斯基提出是否有模式、行动倾向和态度可以解释，为何在经历极端创伤后，有些人仍能过一种健康和稳定的生活。研究表明，在遭受创伤后仍能健康稳定生活的人群身上，有三个因素显著高于因创伤而有各种心理和身体问题的人群。

理解能力：这意味着有能力把生活事件整合到自己的生活之中，并能为发生在他们身上的事找到解释。那些能够将生活事件融合到自己生活情境中的人，能更好地处理创伤体验。

处理能力：那些在困境中可以发现自己行动资源的人比那些认为自己是无助的受害者的人更会处理创伤事件。集中营幸存者就是明证，他们为他人演奏音乐，给孩子们上艺术课程，帮助他们的难兄难弟或组织抵抗运动。在无法想象的恐怖环境中，他们会去全力寻找一些微不足道的途径做出行动和反应，并充分利用其优势。

赋予意义的能力：或许最难的是用这个因素来理解大屠杀，它指的是对发生的事情给予意义和有意义的解释的能力。这与人类经验中的情感动机相关：在一个有意义的环境中定位自己的生活，这似乎有助于人们克服他们的创伤。即使在最为恶劣的环境中，显而易见有这样一群人，他们能从他们的信仰、他们的政治信念或他们的人道主义价值观中获得意义和力量。

安东诺维斯基将这些见解放入了一个广泛性概念中：即如何发展与保持健康（健康本源学）。如果我们对这些内容给予高度重视，那我们也必须认真对待来访者对自己问题的看法。不管怎样，总想着问题是错误的。相反，解决方案取向方法积累的经验提供了大量的证据：他们最重要的是要引发改变。

过去几年里，有两种方法包含了一些为系统行为提供更好定位的种子概念：协同论以及从中衍生出来的系统治疗原则（见 Schiepek et al.，2001；Haken & Schiepek，2010）。

2005 年在德国奥登堡举办的一次大会上，根特·史派克（Günter Schiepek）介绍了他对治疗和社会领域中理论和方法发展的未来愿景。他从描述系统发展理论的系统元理论出发，进而处理系统中问题产生的方式和它们的解决方案。在其他的出版物中（见 Haken & Schiepek，2010），他建议用协同论作为元理论的理论基础。协同论的理论模型是自组织的一种，它的创建是为了解释系统的结构和变化过程。

具体的干预方法目录纷繁复杂，它使用了人类系统里的各种能引发变化的传统。利用过去与未来的研究结果，我们能够缩小成功方法的选择范围。选择的主要标准是功效和兼容性（与来访者系统和咨询师的偏好相关）。

行动理论提供过程模型，它会告诉我们如何并按怎样的顺序将不同的方法应用于构建变化。

为了这个目标，我们会应用协同论的一般原则去指引我们的行动。它们可被看作指导具体过程设计和方法应用的备忘录和质量标准。这里描述了自组织系统中有效变化过程的先决条件。

创建稳定的条件：创建安全和信任的情感，设置结构和框架，支持自尊。

识别相关系统的模式：识别与预期变化相关的系统；观察和描述系统模式。

建立和增加内涵与协同作用：确定和支持来访者对改变过程有意义的评价；相关的生活方式，个人的发展任务，生命周期等。

发现控制参数和增加活力：创建与来访者目标和关注点相关的环境以促进动机；发现来访者最重要的主题并使之成为最大的改变动机。反过来，这意味着：激活资源，并让它们有利于完成手上的任务。

去稳定，加强波动：识别系统内存在的波动和初始变化，并加以运用；尝试各种可能，打破模式，引入差异；强调例外和对解决方案的现有建议。

共振/同步：根据来访者的心理和社会过程/节奏调整治疗行为；注意时间问题。

直接打破对称性：面对完全相同的两堆干草，驴子无法选择先吃哪堆，是因为它处在一个对称的平衡中。如果它想吃，它必须先行动而失去平衡和对称。（萨提亚说："你不摇动船就不可能移动它。"）这意味着来访者要为自己制定目标，预期和实现新的东西，激励他们行动而非安静地坐着。

再稳定：欢迎新行为意味着要不断练习确保新的认知、情感和行为模式可以变得稳定下来。

与这八个先决条件相关的是卡劳斯·格劳（Klaus Grawe，1999）的研究。在对不同形式心理治疗过程的元研究中，他致力于确定心理治疗不同学派中的哪些因素与成功的治疗效果有关。他发现的这些功能因子也可以简单地用于人类行为和系统发展及修正的其他社会心理领域。根据格劳的观点，以下这些因子的出现才能确保心理治疗有好的效果。

关系与合作：这里指的是咨询师努力与来访者建立关系和信任的承诺与努力，咨询师"加入"（见 2.4.2 章节）。它包含了知觉的能力（来访者感到他们受到良好的关注）以及与来访者的合作。

资源的激活：命名和推进积极的目标，识别与运用现有的技能，锁定与尝试新的应对方式。让来访者感觉自己也是有权利的，他们的个人力量可以在咨询过程中讨论和发挥用武之地。

问题的现实化：在治疗过程中不仅要命名问题，也要激活它并对之进行全面的处理。该因子强调活现或在系统内工作以及情感刺激的重要性。

倾向于改变：聚焦于改变，展示信心。对解决取向的系统治疗师来说，这是对他们方法的一种清晰肯定。

澄清的体验：在讨论的过程中，关系变得越来越清晰，来访者勾勒出一个关于他们力量和问题的统一画面。有时仅是整理情况和找到一个看问题的新视角就能够让他们大大松口气，来访者也可以在咨询师的帮助下找到他们自己的解决方案。

应对的体验：在咨询中来访者会有一种成功和成就感。现在来访者可以自主和成功地塑造之前认为是问题或逆境的生活领域——并因这些努力而获得合理回报。这里要强调慎重选择主题的重要性（见 4.4.4 章节）：什么样的主题可以确保一开始的快速成功，并由此为后续的步骤提供能量？什么样的主题可以成为来访者进一步学习的交通工具，并可以应用于生活的其他领域？

这张表说明源于不同心理治疗学派和系统论行动概念的不同因子间的紧密关系。接下来，我们将介绍系统治疗和其他传统治疗中不同形式的干预技术。我们的实践证明，它们可以有效用于更广泛的社会心理与教育领域。

上面介绍的所有干预技术都或多或少有一个相同的目标：改变系统中的关系。然而，我们必须要发出一声警告：没有来访者的相关授权和协议，不能进行这些干预。许多情况下都是有咨询合同的，但有时候这并不是自动产生的。因为我们的训练和能力，我们可以发现系统中的任何问题，或者当我们也是系统的一部分时我们注意到了它的进展没有像预期那样顺利，但是来访者没有明确授权我们进行干预。在这种情况下，最好的干预方法是自我约束！不管我们的干预方法有多好，没有协议的干预只会制造麻烦和排斥。

案例　作为团队的领导者或一员，你注意到事情没有进展。但是，没有事先建议并得到大家一致同意之前，不要开始循环提问。

案例　在一个酗酒的康复团体中，两个成员间的剧烈冲突已经阻碍了进程。但是没有得到同意和诉求之前，治疗师不应该就此为冲突准备雕塑。

案例 在幼儿园的家长会上,两位家长间爆发冲突。有人确信可以通过一些循环提问来帮到他们。然而,在与他们就这个问题进行工作之前应该先得到他们的许可。

5.1 雕塑:三维的隐喻

以雕塑的方式进行工作意味着不用言语的方式来描述每个来访者,而更多是用身体和空间的方式。"雕塑"这个词特别贴切,因为它描述了咨询师就像一个雕塑家一样把一个人的关系用三维的方式呈现出来。雕塑可以是静态的、动态的,或像哑剧,或可以用词语或句子。不同的方法里都包含了这些术语,如构成、家庭排列或舞蹈。不同之处在于它们的操作方式:

当我们使用强烈的、表达性的方法时(手势、面部表情、句子、高度/距离的不同),我们称之为雕塑。

构成或家庭排列的基础是关系的亲疏远近或喜爱厌恶程度。

用一系列的动作来象征体验到的关系(关系舞蹈),这被称为舞蹈。

在系统理论中雕塑有着长久的传统。许多早期的杰出先驱、教师和咨询师为这个领域奠定了坚实的基础(如,Duhl et al,1973;Papp, 1977,1996)。特别是维吉尼亚·萨提亚塑造了身体和动作取向的方法,并迅速让它流行起来。我们可以利用她的经验——而且要一直用! 有时雕塑比用语言工作更有效:它们对咨询师和来访者来说都是有价值的诊断工具,同时也是有效的干预方法。

本章有两个目标:首先,我们想为学习系统式治疗方法的人提供能在实践中应用的具体指导。其次,我们想鼓励读者离开自己的椅子和语言技能的舒适区域,进入到另一个行动的领域。我们在实践中发现雕塑使用的技术经常是(太频繁了)静态的。这个工具还有更多的可能性有待开发。因此,为了带来更宽广的体验,我们在此介绍一些额外的创造性角度。我们也希望展示基于语言的影像和情景之间的关系。

雕塑可以描绘很多事情:

系统间的外部关系;

系统随时间的发展情况;

来访者的内在场景。

本节我们先讨论前两个可能性。因为我们想专注于雕塑在社会系统中的使用,所以我们没有涵盖表现来访者内在场景的雕塑技术。通过雕塑来呈现内在场景的例子有萨提亚的"面貌舞会"(1988)和根特·斯密特(Günter Schmitt)的"内在团队"(2010，p. 195)。

5.1.1 作为关系隐喻的雕塑

每个雕塑需要一个雕塑者可以重现他或她自己所承担的事情。我们区分了三种与系统工作的方式，每种方式都赋予了雕塑外显的特殊意义。

由内而外的雕塑

在这种变式中，要求系统的一个成员给出他或她对现有关系的看法。咨询师决定选择谁做这项任务。他应该选择那种看起来非常积极、具有极大的创新潜力或表达能力的成员。通常，青少年是不错的选择，或是那些没有过多卷入"黄金症状舞蹈"的系统成员。不过，有些情况下承担这个角色的最合适人选可以是实际的"症状承担者"。没有固定的规则。一旦创建了一个雕塑，创建另一个就变得更容易：最初的雕塑为新的和不熟悉的媒介破了冰。

由内而外的雕塑鼓励系统成员去接受、理解和感受他们每个人自身的体验。这样的叙述效果可以通过给每个成员提供机会去扮演不同的角色来得到强化，这样他们可能会改变看法并因此理解别人表达出来的感受。如果雕塑不符合有些成员的个人体验，他们可能想修正雕塑。也应该讨论这些观点上的不同。

再次，我们必须强调看待系统关系的方法没有对错之分，因此雕塑也没有正确或错误之分。它一直是允许观点并存而非相互排斥的。此外，一个又一个目不暇接的影像会让人兴奋，然而，太多的影像可能使团体负担过重。我们的经验是一个人不需要扮演多个位置，当然更不是所有的位置。

由外而内的雕塑

这里，咨询师以雕塑的形式给系统演示他或她对系统内关系的看法。萨提亚喜欢用这个方法让家庭看清楚他们是如何沟通。"我想给你们看些东西"[1]，她经常用这句话来开始一个雕塑。

萨提亚说雕塑清晰地表现了她从系统内正在发生的事情中所获得的内容。如果他们不同意她看待事情的方式，她就邀请每个人跟她辩论。(Satir & Baldwin，2008，p. 48)

在结构式治疗方法的范围内，这类由外而内的雕塑可以用来呈现功能不良的结构。比如，父母的一方与孩子的结盟、未解决的层级边界或父母子系统的分裂，咨询师可以把这些发现用真实和让人印象深刻的方式描绘出来。

案例 一个离异家庭前来咨询，家里有两个女儿，一个13岁，一个8岁，咨询的原因是大女儿与母亲及她的新伴侣之间的冲突不断升级。大女儿现在的问题是

---

[1] 这种介绍几乎成为一种仪式。

睡眠困难、社交退缩和运动兴趣缺乏。父母大约 4 年前分开了。孩子们花 60% 的时间和母亲在一起,40% 的时间和父亲在一起。第二次访谈的主题是孩子们对爷爷奶奶的探望。父亲带孩子们去他父母家,母亲对爸爸带她们去祖父母家的方式和频率持批评态度。父母让孩子们参与共同讨论。大女儿说她认为母亲的立场不对而且太夸张。小女儿说她并不在乎,有时对她来说是太多了,但她确实喜欢看到她的爷爷奶奶。当大女儿反驳母亲时,父亲的眼睛发亮了并面带微笑。然而,他自己的话很少,并对母亲的指责反应平静。母亲变得越来越无助,越来越有攻击性。咨询师建议使用雕塑来呈现他是怎么看这个家庭的。他让父母保持 4 米的距离。父亲交叉双臂。母亲朝前走一步,并向他挥动拳头。大女儿站在父亲附近,站在他的前面,在父母中间保护着父亲,双手挑衅地放在胯部,看着母亲。父亲和大女儿太近了以至于身体会有轻微接触。小女儿坐在离母亲 1 米远的地板上,稍微偏离父亲、母亲和大女儿的轴线,这样她能来回地看他们。

家庭成员在雕塑的位置上站了一会儿之后,父母同意这典型地描绘了他们之间的许多互动。母亲的新伴侣一直站在她后面并支持着她。争吵没有发生在父母间,而是发生在大女儿和母亲之间,这也是很典型的。雕塑将部分互动模式转变为可见的形式让所有人都看得见:

父亲和大女儿间功能不良的联盟;

父母的冲突转移为母女的冲突;

父母子系统没有足够的团结。

来访者非常强烈地体验到雕塑中展现的模式,并可以在随后的日常生活中识别它们。相应地,这确实地增加了他们去打破模式的尝试机会。

同时性雕塑

在同时性雕塑中,没有一个指定的雕塑者,而是系统的每个成员都有事要做,他们要在房间里找到一个合适的地方去象征他们在系统里的位置。成员可以用手势、面部表情、视线做信号。所有的系统成员慢慢移动,同时对其他成员以及他们的位置、手势和面部表情做出反应。一个人的位置改变导致另一个人的改变,反之亦然。它会持续一段时间直到系统达到平衡。整个练习的展现就像是整个系统在跳一个非常令人兴奋和有意义的舞蹈。舞蹈本身通常包含了成员之间关系交流的宝贵财富。

案例　一个团队督导的重点是合作关系。由于有些成员对他们在团队里的位置以及对他们期待的性质感觉不确定,因此提出了这个主题。非常生动的讨论接踵而至,但是大家得反复修改,不断提供证据或者用冗长的理由来解释。总体情况如何没有一个清晰的画面,如此的讨论只能是徒劳无功。成员们面对这么多的观

点也表现出相当的疲劳和紧张。咨询师建议做一个同时性雕塑,从语言到哑剧的转变带来了新的张力。但是,因为要做许多微调,完成它需要一些时间。每个人见证了一个安静的谈判过程,相比前面全程说话通过位置移动更能揭示答案。雕塑为之后大家交流位置对团队合作的意义提供了良好的基础。分类问题也可以用于同时性雕塑,通过房间内的空间排列对一个特定问题做出回应(见 5.3.1 章节的同时性雕塑)。

做雕塑——分步骤进行

我们建议分步骤来做由内向外的雕塑。这可能看上去相当的机械和死板,当然这也不是做一个好雕塑的唯一方法。但是我们的目的是为读者提供一个可以做雕塑的框架——推动他们将知识运用于实践。

1. 首先我们必须与雕塑者一起解决雕塑的内容是什么。除了在场的那些人,可以用椅子或其他物件象征其他相关的人员。甚至有时生活领域或制度可以成为雕塑的一部分。

案例 在一个家庭咨询时,12 岁的男孩让父亲稍微站在一旁,凝视着远方。问他认为父亲在看什么,他说他父亲正盯着工作。房间里的桌子那时就用来象征他父亲的工作。在随后的雕塑中,父亲和工作的轴线产生了很大的张力,显然这是现场每个人家庭生活的一个重要部分。

2. 雕塑者也可以指定人物之间的距离去象征关系的紧密程度。在同一步骤中,雕塑者可以指定两个人物之间的视线。为了支持雕塑者,我们建议时不时后退几步将雕塑作为一个整体来看一下。作为雕塑一部分的雕塑者的位置,可以临时用椅子代替。

3. 现在我们介绍一下作为影响力差异象征的"上下"维度。雕塑中的人们站或坐在椅子上,其他人跪着或蹲下,或坐在地板上。现在雕塑中的人要关注自己的位置和姿势,以便他们每隔一段时间能够放松一下,避免不得不长时间地处在一个不舒服的位置。

4. 下一步加入面部表情,用手势和姿势来表达关系的质量。需要鼓励一些参与者不要害怕表现出关系中的某些禁忌部分。作为咨询师,我们应该反复强调试验和测试感知——而非描绘现实。因此,我们应该询问"演员"——特别当他们表现出批评的手势或身体姿势时——询问他们是否愿意为了试验尝试这个位置。我们的责任是保护成员并不断指出雕塑的象征与游戏属性,避免某个人被冒犯,这点我们也必须牢记于心。

案例 当用雕塑去描绘团队的关系时,雕塑者(一名女性)让一个同事(男性)站在一张椅子上代表他享有相当大的非正式权利。她意识到另一个同事(女性)对

男同事的专业和个人表示欣赏,对他马首是瞻并依赖他。因此,她让女同事跪在男同事的一侧。咨询师认为在此刻打断是重要的,要指出观点的主观性以及雕塑的象征特征。他询问这位女同事是否愿意在这个位置上待一会儿,来做一个实验,看看对她来说,会产生什么样的重要景象以及重要感觉和变化。

5. 如果我们想进一步提高雕塑的情绪质量,我们可以要求那些雕塑的参与者提升他们的手势、姿势和表情的等级——到一种夸张的程度。另一个可能性是要求雕塑者为每个雕塑指定一句自然冒出的话。每个人的话并不需要一致,雕塑者从一个人走向另一个人,说出他认为与那个人相关的一句话。

6. 一旦雕塑的结构完全建立,"演员"们有一段时间去感受雕塑以及他们在雕塑中的立场。这包括几分钟站立不动,聚焦于他们自己的体验和知觉。当用语言来工作时(见上),演员们应该在房间里反复大声地重复着它们。相比所有人同时说,句子被一个个说出来时,效果最好。在这个谈及压力和情绪的阶段,可能是团体中最有张力的阶段,来访者可能会倾向于说很多话、大笑或开玩笑来缓解这种压力。然而,这会让情绪和生理的效果消散,所以咨询师可能必须进行干预,重建每个人的专注度。

陪伴雕塑者时,很重要的是搞清楚他们需要多少支持和自由来释放自己的创造力。在雕塑过程中咨询师应该与雕塑者保持紧密,然后偶尔离开一下与场景保持一段距离并观察雕塑者的行为。这会让咨询师更有感觉,明白雕塑者到底需要多少指引和安排来表达出他或她的观点。

通常,成年人更多倾向于使用语言描述来介绍他们的观点,而不是通过操作距离远近、视线和面部表情来表达。雕塑者应该要求成员避免用语言,而是用创建画面来描述他们的观点,引导每个人不用语言而是直接"塑造"他们的观点,如果他们觉得这很尴尬,可以向他们展示如何摆姿势。毕竟,一个真正的雕塑家不是写文章的,而是创作雕塑的。

雕塑后续

一旦完成雕塑,每个人对所创造的内容有足够时间去审视和理解,下一步是对它进行语言和非语言的评估。后面如何继续,请参考以下建议。

从不同角度来领会整个雕塑

系统的每一个成员都有机会从外面审视雕塑——绕着雕塑走并采取不同的视角。他们应该有意识地脱离自己系统内的位置并从外面来看待雕塑。在此期间,可以用其他人或椅子代替他们在雕塑里的位置。要求外部的观察者来想象他们是在现代艺术博物馆里看着这个雕塑。为了逼真地体验其他人的视角可以交换角色,系统成员也可以承担其他人的位置。视角的变化提供了考虑和体验事物的新途径,并且支持成员们找到新的解决方案。

舞蹈

雕塑里的成员可以根据现有位置上的感觉慢慢地进行任何动作。要求其他人对这动作作出反应,但要缓慢。因此,一出哑剧或舞蹈上演了。它非语言的属性可以产生清晰和深刻的图像。连接和互动变得更好区分,因为用语言表达这些过程太复杂或者说太难了,它们本身就有无意识或半意识的性质。

缓慢行动变到想要的位置

系统每个成员也可以通过改变位置来表达她自己的愿望。她可以通过慢慢移动到希望的位置来这样做,并感知这样做带来的变化;同时,也要求其他人对此作出反应,慢慢行动不说话。这样一来,成员就很清楚解决方案是什么,阻碍的力量是什么。

向想要的位置迈步:我要做什么不一样的事

如果成员想改变他们在雕塑里的位置迈向其他更期待的位置,咨询师应该要求他们说出他们还需要改变什么来实现这个愿望。还有一种方式是,让其他成员建议这个成员要想迈向自己青睐的位置应该要做些什么。

系统的理想雕塑

正如同时性雕塑所描述的那样,所有系统成员慢慢移动到自己青睐的位置,并对其他成员的活动做出反应。

为未来而改变和将来会发生什么

如同循环提问关注的是未来的改变(见 5.3.2 章节),咨询师也可以在这里指出未来的事件或发展。当做同时性雕塑时,为了呈现未来的关系看上去如何,咨询师要求每个人改变他们各自的位置。或者,可以使用由内到外的雕塑,咨询师要求一个系统成员通过重塑雕塑,来描绘未来的情景以及这件事可能会如何改变关系。

案例　一个有着 16 岁儿子和 18 岁女儿的家庭来寻求咨询,原因是父母与孩子之间有很多争吵,这之后发展成了父母间的争吵。在女儿的雕塑中,孩子们紧紧地站在一起,既看着父母又看着对方。父亲和母亲站在姐弟子系统的不同面:两个人都看着孩子。父亲一只手放在胯部上并用另一只手做出威胁的手势。母亲一只手支持孩子而用另一只手指发出警告。父母两人站得较远而且不看对方。咨询师要求孩子们从父母的视线中慢慢地退出。孩子们每退一步,父母都应该给孩子提供些什么。几步之后父母对他们的位置变得不那么确定,同时表示对两个孩子喜欢什么感到不确定。他们向彼此移动但没有找到合适的位置,最终他们放弃了,不知道该如何继续。雕塑改变了访谈的焦点,问题不再是孩子间以及父母间的争吵,取而代之的是对孩子们放手,孩子如何可以离开家庭并为自己负责。在随后的

142

会谈里,父母发现他们在很多观点上是一致的。两人之间的关系有间隙和不可靠也是一种臆测和标签。

与试图收养孩子的家庭工作时,也可以使用这个方法。在创建现在的家庭情况后,咨询师要求未来的父母放一张椅子(放上娃娃或动物玩具)来代表家庭中新来的孩子。孩子的位置会在哪儿?谁必须改变位置去照顾孩子?谁必须改变的多,谁比较少?每个人对此有何想法?

反馈

通过要求每个人表达,咨询师也可以给出语言形式的雕塑:

他或她在雕塑里看见什么(想法、印象、感觉、身体的感觉)?

雕塑与日常生活有多一致?

当看着雕塑时有没有什么新想法出现?

用雕塑工作可能会有什么结果?

有时对成员们来说把他们的直觉经验用言语进行整理是重要的。咨询师对某些躲过系统成员注意的细节(呼吸、延迟动作、身体紧张)的观察可能是重要的评论。一旦这些被反映出来,它们对来访者有很大的意义,并且可以激励自我探索。

在做言语评估时,咨询师应该决定把结果和过程转化成理性的分析思考,然后用语言表达出来(见下面的背景资料)。有些咨询师更愿意给予言语翻译相当大的空间,另外的咨询师会基于以下的假设完全放弃这种可能性:即不管咨询师说什么,访谈中发生的事一定会给来访者的观点和行为带来影响。我们的立场是两种途径都可以是真实和有意义的,这取决于情景、系统、手上的问题以及咨询师愿意采取的方法。

背景资料:雕塑的价值

语言的线性逻辑:通过隐喻进行循环描述

施韦泽尔和韦伯(1982)对雕塑工作的这个方面做了如下的描述:

研究者发展出一种理论:有两种"知识"和两种心理过程会产生知识,分别是左半球知识和右半球知识(Ortenstein, 1972;Samples, 1966)。我们的左半脑负责语言逻辑思想的相关解离,它将现实分成个体部分,为它们贴上语言标签,然后将它们根据句子的结构和语法放回在一起。另一方面,右半球的思考层面是一种整体的画面,一种隐喻,更多在直觉水平,而不是将这些画面的元素分解成细节和因果关系。经过长期的正式训练,家庭治疗师通常已经学会如何通过语言的媒介来使用逻辑和分析过程。然而,当开始与家庭工作时,他们面临着一个两难:家庭过程,像生活中的所有过程一样,具有同时性、整体性和循环性。换句话说,家庭里的很多过程是同时和并行发生的。每一事件仅在其他同步事件的背景下才有意义,没有孤立的因果关系;相反,一个进程是其他同步运行进程的起因和结果。当家庭治疗师将观察到的内容转化为语言,他一定要对自己的叙事添加标点符号,拆除关系后再次重新排序。生物系统的天性是不易控制的,但要代替对这些进程的线性描述,家庭治疗师可以在雕塑、电影,甚至舞蹈中捕捉它们的同步性和循环性。

五官和感觉

雕塑的另一个优点是我们的五官和情感会完全卷入。我们获得的印象,其中固有的说服力,我们感性层面的经验比任何我们从语言层面做出的对关系结构的认知结论都更强大。关系结构有助于我们视觉化系统内成员间发生着什么。当参与者有一段时间可以专心去感知雕塑时,这种效果会更深一步。雕塑里的人反复说同样的句子有助于增加参与者的感觉。

对关系模式的感官知觉和体验与情绪结果的连接会让人对系统运行过程有一个整体的理解。在这样的背景下,整体意味着除了认知部分以外还有感觉的存在。

运用身体的智慧

演员的躯体体验是雕塑的一个更深的维度。如果我们要求他们闭上眼睛和倾听内心的自我,指导他们关注身体感觉,许多人会报告这样的感觉。

案例　(这来自于一个家庭的重建,家庭成员由小组的其他成员来扮演):

贝蒂娜的原生家庭包括父亲、母亲和她自己。她和母亲紧紧地靠在一起。母亲抚摸她的手臂并看着她的眼睛。贝蒂娜看着她的父亲,他坐在远处的一张椅子上并看着窗外,他背对着她俩。贝蒂娜首先处理与父亲的关系,他大多时间在国外工作不常在家与家人团聚。大概因为战时遭受的创伤,雕塑显示她爸爸做不到对他的家人投入感情,表露不出情感也接收不到她们的情感。妈妈是贝蒂娜生命中的重要人物。母亲对自己婚姻失望,但她把自己的女儿照顾得很好。贝蒂娜感到母亲把她强拉入父母间的冲突里。她也意识到科学家是母亲梦想的工作,为了做一个家庭主妇她放弃了这个梦想。咨询师要求贝蒂娜开始与母亲对话。一阵哭泣后她的声音变得稳定并开始斥责她母亲。咨询师要求她感受身体里发生了什么。她闭上眼睛,过一会她说感到"喉咙里有肿块"。咨询师要求她把她的手放在喉咙处并感觉它像什么。

贝蒂娜再次感到"喉咙里有肿块"并把它与她对母亲的愤怒情感联系起来。她想到她正在治疗甲状腺增大。后来,在汇报中,她谈到日常情景中每当她感到愤怒却很难表达出来时,喉咙里同时会产生这种感觉。她的躯体感觉与互动模式相匹配。

咨询师应设法去发现和使用躯体感觉与互动模式间的这个联系:它们强化了来访者提高自我觉察的过程。社会互动模式、情感体验和身体的感觉是相互依存的。咨询师可以通过轻轻地触碰他们,指出他们与互动模式的联系来稳定认识。这样做可以帮助来访者以后运用他已识别和记住的身体感觉来觉察互动模式。咨询师也可以利用身体意识来建立新的互动模式。

案例 M先生(55岁)和M夫人(50岁)因为冲突不断升级来做夫妻咨询。两个孩子都离开家了,M先生6个月前提前退休了,太太不工作。在他早退前的岁月里,他们已简单地学会回避对方,但现在,他整天都待在家里,争吵持续升级。M夫人正考虑搬出他们的公寓。用同时性雕塑来试图描绘一个经典的冲突情景时,咨询师注意到M夫人并不直接看着她丈夫,而是稍低着头凝视着略低于他脸的一处。咨询师要求她花些时间专注于自己的姿势以及注意所处的位置。M夫人意识到她一直避免直接看她丈夫的脸。她说,很长一段时间了,她不再在意他和他的关注点了。她害怕让步,不想看见他,并且担心她的愤怒会打破这个状况。当问及她对自己的感觉有多确定时,她回答说她真的想和他继续接触。咨询师建议她把头抬高一点,通过改变一下支撑脖子的脊椎角度她就可以简单地改变。对这个微小的改变,M夫人进行了尝试。现在她直接看着丈夫的脸。她说这样的改变使她可以与丈夫有更深的连接。现在她看到他的真实存在,并有与他平等的感觉。她能面对他,并能更开放和认真地表达自己的看法。咨询师要求她恢复到改变前的状态,将头低下回到原来的位置,注意她与丈夫日常的互动模式。咨询师通过轻微的触碰让她动作稳固,并让M夫人在这个位置上保持一会儿,告诉她应记住这个位置以及相应的感受——然后回到新的位置。她再次专注于新位置的感受,将此刻在心中锚定。

M夫人现在可以在日常生活中运用新学到的身体位置,并使之稳固。通过头部位置和视线的一个小变化,她可以将自己随意转换到所学的新的内在姿势。这将有利于她更好地倾听丈夫并重新发现他的需求——同样也能更清晰地对丈夫表达出自己的愿望。在与他人的互动关系中,身体的举止变成了内在态度的一个隐喻。因此它成为评估、认识和改变一个人内在状态的工具,甚至不局限于心理咨询的范围。

打断模式：倾听，而非战斗

要倾听每个参与者对雕塑中关系看法的说明。这一宗旨专用于打破已有的互动模式。当系统陷入麻烦时，通常会有一种要表达对关系"正确"描述的冲动。接下来发生的事情就是：解释、反驳、另一番陈述、再反驳——一个一个交替上演。因为雕塑具有非言语性、创造性和体验性的特点，它会打断这样的模式，并且为倾听他人和交换对不同体验的看法创造一个新的、不同寻常的、有新意的空间。雕塑之所以有效，不仅是因为它制造的创造性气氛，也是因为它们代表了一个不同的新媒介。

打断模式：栩栩如生的受害者聚会

"我不可能与以往有任何不同。因为别人那样对我，我被迫这样做。如果他们做法不一样，那我也可以不一样。事实上，我希望我能更好，毋庸置疑的，但很不幸……"许多来访者把自己描述成受害者——好像都是被动的没有一点主动意识。如果他们都属于一个系统，那么某种程度上我们有了一个受害者联盟。似乎"罪魁祸首"在行动中失踪了。雕塑可打断这种态度，特别是在用语言描述关系模式时。另一方面，雕塑对关系的隐喻描绘给人们提供了对关系循环属性的直接体验。加害者—受害者的线性结构消散了，而位置的相互作用变得清晰。

即使不是一切都解决了，但每个人都能学到一些东西

与纯言语的访谈有一个鲜明的对比，用雕塑工作的另一个优点是雕塑的参与者可以通过主观体验过程学到东西。通常情况下，甚至咨询师都会对这些发现感到惊讶，而且这些发现在当下的情景中是完全无法预料甚至是无法理解的。但是隐喻的形式允许这样的个人领悟。这就像在看一幅画：认真聚焦会让每个观察者都发展出独特的故事——对他而言，这很清楚和真实，并可以作为新知识记录下来。这也是在雕塑时所发生的。优点显而易见：每个人对系统中的关系结构有了新体验。而且新的信息始终意味着新行为的机会。

哪种关系模式应该用雕塑描绘？

我们不需要一直描绘整个关系结构。根据手头的目标和情况，我们可以与部分情景、子系统、特殊的问题与系统的变化等进行工作。

子系统中的关系：雕塑经常应用于塑造整个系统的关系结构。但是我们也可以聚焦于某种关系，比方说，系统中两个人之间的关系。

案例 在一次家庭咨询访谈中,父母在处理他们的孩子(两个男孩,分别是5岁和7岁)的方式上存在问题。大儿子的主要问题是他的社会行为,可能甚至必须要离开常规的学校。在访谈中事情逐渐变得明朗,丈夫不断给妻子提供新建议该如何成功养育孩子和做好父母。然而,妻子一再反对他的所有建议。这个模式多次重复。咨询师决定通过由外入内的雕塑来描绘该模式,给他们一个反馈。他要求丈夫面对他的妻子站着,看着她,一只脚向前,向她伸出手。妻子背对着他,看着另外的方向,她双臂在胸前交叉,她的肩膀轻轻耸起。然后咨询师要求两人自己检测这个姿势是否符合他们的个人体验……或者换一种方式,他可以要求两个主人公中的一人构建最近一次互动的由内向外的雕塑,或让他们寻找他们认为能体现出他们在上次咨询中的位置(同步雕塑)。

雕塑时的量化问题:雕塑可以很容易地与量化问题结合起来。在5.3.1章节中我们更详细地讨论雕塑与量化问题的结合。

系统中的典型关系模式:雕塑的一个目标也可以是从系统中找到一种典型的关系模式。

案例 团队咨询时对雕塑者的提示语可以是:"请根据你的感觉来排列你的同事。当然,你对小组互动的体验会时不时地变化。但是现在,让我们看看典型的情况。根据你的观点,请把每个人放在屋中相应的位置上,他们的距离和视线也要合适。"

被事件改变的关系:我们将介绍一些实施这种技巧的可能方法,并展示如何研究雕塑的效果。

(a) 特殊事件的之前与之后。这一形式由两个雕塑组成:一个描绘事件之前的关系,另一个描述事件之后的关系。

案例 一个成瘾中心的酒精成瘾门诊病人组成一个康复小组,每周会面。小组的中心主题现在变成了小组里的关系。有几次会谈时,组内存在的紧张气氛阻碍了部分成员提出他们的困难与问题。在一次会谈中,事情变得清晰,由于前小组长怀孕离开,小组带头人的变化引起了组内关系相当大的变化。新组长建议用雕塑描绘这些变化。她要求一个忠诚并被大家广泛接受的成员塑造她对小组的看法,特别是她所感受到的每个小组成员对小组、对互相之间以及对领导人改变的态度是如何的。然后要求雕塑者准备第二个雕塑来表现组长改变之后的时期。经过一些的微小调整后,每个人基本同意她的两个景象。组长现在要求所有组员站在第一个雕塑的各自位置上;他们在这个位置上待一会儿。接着组长要求他们慢慢移动到第二个雕塑中各自的位置。这个顺序像某种哑剧一样被重复了几次,就此组长要求每个人试着确切地感受他们各自的角色发生了什么变化,然后他们讨论自己的体验。

(b)正确评价事件的情感特质。一个事件的情感结果可以通过雕塑来研究。雕塑使情感变得有形,甚至是那些人们身在其中也意识不到的情感,这些情感只能体会,不可有意识地传达给系统。咨询情景的目标首先(追溯地)是体验先前没能体验到的内容。这种方法试图塑造和组织现在和未来,而没有过多的负担。这里引用施韦泽尔和韦伯的一段话(1982,p. 119):"对于家庭和咨询师来说这是一个令人印象深刻和感动的时刻,当他们去体验一个年轻妇女(在五个子女中排行老三,3岁时因为家里"缺乏空间"被迫送去与阿姨同住)是如何描绘她离开整个家庭时的情形,她如何指导她们与带她到阿姨家的姐姐慢慢手牵手、向着代表阿姨公寓方向的治疗室的另一角前进。显而易见,该过程的犹豫不决表明这次分离对治疗室里的每个人来说有多么痛苦。"

(c)预见未来事件:建立雕塑可以用来预见一个即将出现的事。这可以让参与者在思想上提前进行适应。特别是那些让人恐惧或不安的事件,通过雕塑的准备工作可以帮助减少惊吓或回避行为。

案例 夫妻治疗时,咨询师猜测丈夫对退休后一年的预期引起了丈夫和妻子两人的一些焦虑。丈夫非常热衷于他的事业,在办公室度过了大量的时间。但两人很少谈论这个情况,只是不时地对此开玩笑。咨询师要求他们每个人建立一个雕塑,一个接一个,描绘丈夫退休一年以后他们的关系看上去会怎么样。接着要求他们描述对另一个人雕塑的印象和感受。

最喜欢的雕塑:这里我们寻找解决方案。主要问题是:关系必须看上去是什么样的,雕塑者以及雕塑里的每个人才会满意? 不同人之间的理想距离是多少? 目光必须看着谁? 怎样的姿势是恰当的? 如果需要,还可以进行扩展:每个人可以对其他人互相说什么样的话?

这类雕塑与我们在5.3.2章节(问题和资源情境:使用循环提问)介绍的问题技术以及奇迹问题有着共同的目标。

系统中咨询师的位置:雕塑甚至可以用来强调咨询师在系统中的位置,如果系统将这件事提到了系统的最前沿,或者是咨询师感到系统成员与自己的关系存在某种问题。

案例 在一个家庭治疗中,主要的争吵发生在15岁的儿子与父母之间,这是他们来咨询的原因。他们也带来了12岁的女儿。儿子从语言和非语言两方面都表达了不管是在家里还是在咨询情景中他都感觉到被孤立——所有人都反对他。咨询师要求他用雕塑来描绘他的感觉,将咨询师也包含在内。男孩继续将咨询师与家人排成一排,离得不太远,但仍然很清楚的是咨询师也是指向着他的。在第二个雕塑中,咨询师试图澄清男孩认为咨询师应该在什么位置,从而使咨询能够成功。雕塑显露了男孩想要咨询师更靠近他而不是父母。然后他描述了咨询师在那个期待的位置上应该说的话:儿子想要更多的距离以及来自他父母的支持。接着,咨询师和儿子讨论对咨询师的期待哪些是现实的,哪些是不可能或不现实的。结果是他期望父母至少在"倾听"他的这部分上做更多的努力。他希望咨询师为此创造空间。同一屋檐下很多现实生活的问题,特别是家务事、宵禁、每月的零花钱,这个男孩在这些现代日常生活的判断方面都需要帮助(父母也同样)。咨询师愿意为他这样做,但不想成为儿子的"律师"。最后,儿子愿意接受这样(虽然他更期望不同的方式)的系统关系方式。

5.1.2　言语隐喻的雕塑

到现在为止我们用雕塑给情感和关系层次提供了一种空间的形式。另一种表示系统关系的方式是用言语的隐喻,然后将它们变成雕塑。这个过程的起点可以是:

咨询师要求来访者提出一个描述他们情况的隐喻。

口头隐喻在会谈过程中自发产生。

咨询师建议来访者找一个特殊场景。

咨询师要求来访者提出一个言语隐喻

佩吉·帕普有时要求系统成员提出一个言语的意象来描述他们体验到的关系。然后她要求来访者将图像转化成动作。结果就是一种舞蹈;她相应地把这个过程称为"舞蹈编排"。这里有一个她的案例(1967, p. 353f.),可以很好地演示她的方法。

案例　一个妇女把她丈夫描述为金刚,而她自己则受困于他的力量。她努力打破这种束缚,攻击他,对他丢盘子,与他吵架和让他发誓——这些都导致他掌控得更紧。丈夫也描述自己是只猴子——无助的猴子。如果猴子想帮助她离开地面,她指责他。如果他试图救她,她就逃。他越是试图帮助她,她越是试图逃离。她越是逃离他,他越是试图抓紧她。治疗师要求两个人尝试通过设置一个场景来描绘这些模式——但用慢动作做任何事。这种荒谬的变形给了他们一些空间,并清楚地演示了他们行为的循环属性。这时治疗师要求他们尝试编排可能的解决方案。一些非常有趣的想法突然产生了,虽然很大一部分保留了通常的模式,但这可能真的有帮助,这也说明了夫妻的应对策略。丈夫直接坐在妻子旁边,试图建立与妻子眼眼相望和平等的想法。虽然他因此放弃了金刚的位置,但仍然试图拯救妻子,建议妻子该怎样可以更好地组织生活。妻子完全拒绝并因此很愤怒。从这些互动序列的编排描绘中,治疗师发现了新的任务或仪式(见5.10章节),他们早前

的问题行为被扭曲到荒谬和夸大的程度（Papp，1976，p. 352）。或者治疗师可以直接建议与之前行为互补的行为，比如，建议他们做与平时完全相反的事，就是说，丈夫应该暂时放弃想要拯救妻子的目标。每当他有想给妻子建议的冲动时，相反他应该问问她的意见。虽然这看上去对他好像是荒谬的，但他同意了。然后治疗师要求妻子做她的那部分，写下任何可能发生的对她来说可以驯服金刚的事。这些行为转换了夫妻互动方式，偏离了他们原来相互承担的角色。现在妻子给丈夫建议，同时也显露出她相信他会做出正确的决定。相应地，随着时间的推移这影响了丈夫去改变他的拯救和咨询行动。

在这个案例中，我们可以看到佩吉·帕普如何通过不断变换"强壮的男人拯救无助的妻子"这个主题，深入地用夫妻治疗过程中形成的图像与夫妻具体地展开工作。重要的是要使用来访者自身世界的语言、隐喻和景象，熟悉的东西容易让人理解和接受。通过生动地想象这些图像并将他们的问题行为编排成舞蹈，夫妻可以学会识别自己在这场为他们带来治疗的公开戏剧中的角色。经过了这样一个过程，不考虑他们创造的景象就简单重复以往的模式会变得更困难；夸张可以增加练习的效果。来访者可以从自己生成的图像和隐喻发展出对任务的新想法。产生的进步和成功可以在下次会谈中用舞蹈编排出来，这样会产生新的模式。

言语隐喻是自发适应的

来访者经常在日常语言中使用隐喻。这样的意象表达，事实上有时相当精确，他们体验事情的方式也很值得一试。

案例 一个家庭来咨询，因为母亲（45岁）经常被完全枯竭的身心状态折磨着。她的两个孩子，苏珊娜（12岁）和保罗（14岁），也对整个情形感到负担过重。他们争吵什么时候他们该上床睡觉，谁做家务等。最重要的一部分是，他们的父亲退出了家庭生活。丈夫和妻子关系相当紧张，做家务、带孩子和谋生计都会导致争吵、相互指责和退出。下面的片段，来自于第三次家庭访谈，家庭谈到家里因为不断有访客和持续的电话铃声引起的混乱和压力。

父亲表达了他的不满，并说有时他感觉住在一个"围城"里。咨询师捕捉到这个图像并要求他在屋里描绘这个围城，经过说服后他同意了。他把自己放在中间，用椅子形成一个闭环：一位在塔中避难的城堡主人。他必须防御来自外部的妻子和孩子。只有他的儿子可以通过屏障。而他并不真的感到他是城堡的主人：其他居民围攻他的城堡，他被困在了塔中——他最后的避难所，他必须抵抗外来的入侵者和其他居民。但是城堡的墙太薄弱了，他分派给孩子们看门人的任务。然而，他们差不多让任何人通过，甚至那些围攻城堡的人，而不是看着城堡把他们拒之门外。妻子被任命为城堡的管理者，在城堡的院子里困惑地来回跑，大声地哀号。家庭成员同意这个景象反映了他们家庭生活的很多方面。问到每个人,每个人都有要在父亲的剧情中那样做的原因。父亲说他需要和平和安静。如果他从塔里出来并试图建立次序,孩子会反击,妻子会干预。他感到被城堡的其他居民孤立了,白天乐于待在外面的森林里。孩子们说他们很高兴与外界有联系,因为城堡的生活很难忍受:不满的城主、一个专横和神经质的管理者。另外,虽然这样,城堡里还是不错的。他们大体上是自由的。管理者感到无助、被她的主人抛弃并一直对他很生气。不可否认,她是管理者,但没有人听她的:居民只做他们想做的。她不喜欢进入塔中。她害怕与主人不可避免地发生争吵。她感到被两个世界和生活撕扯而没有任何目标,充满着悲伤和顺从。

咨询师要求城堡主人和他的管理者"重新组织"城堡生活。像一种游戏,他们开始重新重组椅子——首先——建立一道牢固的外墙。他们决定设置大门应该完全关闭的时间,晚上 7 点到 8 点和晚上 9 点半到早上 7 点城堡关闭:不接待游客和电话。看门人反对新规则,接下来的对话致力于管理者和城堡主人如何对孩子们坚持自己的意愿。

隐喻和场景的描绘给每个人提供了一些看待旧模式的新视角。情景转换(从家庭生活到城堡生活)以类似游戏、创造性的方式对已存在的模式进行了足够的变形,使之变得可见而且可以进行工作并寻找解决方案。当然实施方案还需要修正;然而,重要的是这些模式可以被识别出来,并能带来解决方案。

咨询师建议来访者选个特别场景并让他们以心理剧形式表演出来

这里,咨询师对场景提供一个整体的框架并要求来访者用它来展示他们的关系。

案例 下面的场景来自首次的家庭访谈,家庭由父亲、母亲和两个女儿:克拉拉(8 岁)和丽莎(4 岁)组成。原因是克拉拉不断地弄脏她的裤子(大便失禁),对此医生没有办法用医学解释。父母也想谈谈他们自己的关系,因为最近在抚养孩子方面的事情关系紧张。在与家庭达成协议后,咨询师建议大家一起玩个游戏,克拉拉把家人都想象成一种动物,然后大家表演出来,她认为他们是什么动物他们就是什么动物(这个方法来自于投射测验"家庭动物",Brem-Gräser, 2011)。

根据她对他们的想象,她把不同的动物放在它们的位置上。场景结果如图 26 所示,箭头表示你视线。

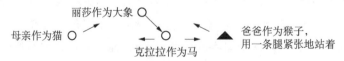

图 26 克拉拉用动物做家庭雕塑

然后咨询师与每个家庭成员访谈，并问他们对自己位置的感觉。因为不能动她的头，克拉拉发现她的位置非常累人。她必须一直看着"大象"，只能用眼角的余光看一下"猴子"和"猫"。她一点都不喜欢这样。母亲也认为她的位置相当不舒服，因为她必须一直往上看着"大象"，而且她也完全看不见"猴子"，她想看见"猴子"，但她喜欢成为一只"猫"。父亲感到离每个人都太远，看不见"猫"让他很困扰，并且他觉得一直用一条腿站着不安全。然而，丽莎作为"大象"很快乐：每个人都看着她，她也要建立一幅动物场景。对家庭应该是怎么样的，父母有他们自己的想法和描绘。然后轮到了丽莎，她设计了雕塑如图 27 所示。

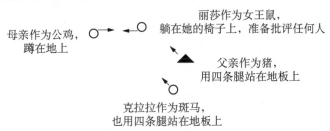

图 27　丽莎的动物家庭雕塑

克拉拉最先开口，说她一点不喜欢这个场景，老鼠应该从椅子上下来。咨询师建议他们一起玩一个游戏，家庭同意了。"斑马"试图告诉"老鼠"从椅子上下来，但"老鼠"拒绝那样做。她是"女王鼠"并且那是她的宝座！"公鸡"和"猪"也试图说服和引诱老鼠下来。一段时间后，"斑马"好像相当无助。咨询师对"斑马"说：看来"老鼠"是不会自己从椅子上下来了。那时"斑马"走到"老鼠"身边并试图推她的鼻子。"斑马"和"老鼠"推挤了一会，但接着"斑马"也挨着"老鼠"坐在椅子上，并且说她喜欢那儿并想在那里待着。"公鸡"和"猪"觉得这个方案不错。然而，"老鼠"不高兴了。

时间只够做一个简短的讨论。克拉拉说他们做的事很有趣，特别是与作为"老鼠"的丽莎斗争，并且可以和她挨着坐。丽莎也认为有趣，虽然她不喜欢结局。当孩子在地上玩的时候，父母开始了讨论。看到大女儿那么无助与虚弱，而小女儿那么强势且有强控制欲，这种体验让父母受到非常大的触动。克拉拉在家里的位置有多困难，对他们来说已变得很清楚。对他们来说看见克拉拉公开与妹妹斗争是新鲜和不寻常的。第一幕中，克拉拉站在他们中间并试图留意所有事情，这使他们想起过去家庭生活中许多相似的情景。克拉拉一直对家里发生的事情承担了很多责任，特别是家人在某些事情上不一致的状况下。丽莎受到更多的关注也是事实。父母都得出结论，他们应该在姐妹间保有更多的平衡，而且不被小女儿的魅力所拉拢。他们打算致力于塑造更好的父母角色。

如果访谈中有年幼的孩子,这方法是特别好的。用这样的方法,父母可以看到孩子是怎么看待情况的,而且孩子也有机会参与——不必用语言解释自己。以自然的方式表达他们的体验以及自己是如何解决问题的,非常契合这种方法的象征性和游戏氛围。在上述案例的过程中,克拉拉提出了一个解决方案:她想挨着妹妹坐并准备为这个位置而斗争。来访者在游戏中体验到的强度可以让他们在随后的对话中去处理最重要的模式。

5.1.3 作为时间隐喻的雕塑:记忆的轨迹①

一系列的特别事件(里程碑、绊脚石、转折点等)可以展示出系统是如何发展的。比如,在家庭里,这些可能是结婚、第一个孩子出生、搬家、第二个孩子出生、母亲恢复工作、母亲的职业发展、爷爷奶奶的过世和父亲的抑郁发作。在组织里,这可能是公司的建立、第一代员工入职、员工的加入与离职、财务环境的改变、市场的改变、新的经理、被其他公司收购、重组等。

要表示系统内的这些发展,可以在地板上画一条线(绳子、粉笔、胶带)来表示时间,将参与者记忆中系统发展的重要时刻沿着线加上去。从创立之始到现在形成一个记忆的轨迹。

用雕塑描绘系统中重要事件对关系的影响。现在系统的成员站在他们的位置上,以前的成员用符号代表。

事件沿着时间线用符号或年份呈现出来。这对上面讨论的方法做了补充。

用一些大多数孩子房间里有的那种小雕像沿着时间线描绘各种类型的事件。

这种类型的"雕塑"可以用来描绘整个系统(一个家庭、一对夫妻、一个督导小组、一个完整的组织),不管情景是咨询、督导或是个人教练都适用。

然后参与者沿着时间线走并做些设定。他们最后从现在的点上回看整个历史,聚集印象和提出新建议。讨论系统内现在与过去之间的相互连接,并阐明其结果。每个人也可以猜测未来的景象:

未来将发生什么? 什么是可以预见的而且在什么时间段内?

我们的目标是什么? 未来可能发生的事件我们会如何塑造?

时间线也可以扩展到未来。安东尼·威廉姆斯(Antony Williams)②建议在规定时间的最后与雕塑者回溯步骤,并根据讨论时获得的知识修订相应的阶段。这巩固了个人与发展和时间的关系。解释过去决定的可能方式变得更加清晰。

案例 一个大机构中的某个团队的工作是组织高级培训研讨会,给经理们提

---

① Antony Williams 创造了这个名称,在夫妻治疗中他运用自己《热情的技术》(1989)一书中的技术。后来他与整个机构工作时也使用这种形式。2002 年夏天,在德国黑彭海姆的研讨会上,他演示了这种方法。

② 作者(A. F.)参加了几次 Antony Williams 在 1998 到 2005 间的研讨会,获得了很多领悟并受到这种工作方法的冲击。

建议,陪伴结构的发展以及培训新实习生。问题是随着时间的推移,大家失去了对集体身份的认同:现在每个人只是做他的工作。工作本身的运行是不一致的,外界已经开始注意到了。这对团队的存在构成了危险。因为缺乏共同的身份、统一的风格和政治立场,没有什么效果。通过深入地了解团队的过去和现在,咨询师建议进行一次"培养身份"的干预。为避免长时间的讨论和智力辩论,咨询师让他们在咨询室里画条时间线来完成这个过程。咨询师要求团队指定屋中的一点作为团队建立时的状态,另一点作为团队现在的状态。咨询师站在建立点——只有一个成员经历过初创阶段,他描述了那时发生了什么事。早期的团队成员,当时的总经理和人事部的主管用符号代表,并用一个小雕塑放在线的右手边。来自过去的每个人都被分配了一句话,这句话的开头是:"团队是重要的,因为……"后面要补充他们认为适合那个人物的工作。团队创始者的热情可以从他们的话语中感受到:"团队是重要的,因为每个人依靠它才能使公司面向未来。"在管理层,人们听到不同的声明:"团队是重要的,因为部门主管、团队领导和一些员工最终能如愿以偿,并不再抱怨他们承受的由质量管理、重组、个人问题等造成的巨大压力。""团队是重要的,因为我可以派那些发牢骚和抱怨冲突的人去参与。"

渐渐地,新的员工沿着时间线加入到团队中。他们加入到咨询师的工作中,并站在已经在时间线左边的团队成员一边。当团队的创始成员离开团队,他们及时在时间线右边的相应点上用符号替代。当他们离开时,那些仍然站在时间线左边的团队成员给他们分配了一个典型的短语。因为不能实现他们的想法,很多团队创始人离开了团队。他们留下的说法是:"以前这里有很多动力。现在,只有路障。""我需要新的可能性。这里不再发生任何事了。"沿着时间线相应的点建立雕塑。创始团队很团结,并且很自信。"新人"没有融入到"老人"团队中,导致了两个团体。团队工作的任务变得越来越平常:组织个人训练、团队发展研讨会、为个人问题辅导。过去的任务主要涉及质量控制的组织和限制或观察重组的对照组。不过,团队保留了其原有作为一个创新先锋的精神。新成员采用更个性化的方式来处理这个问题——雕塑中清楚地呈现了这点。当到达标注"现在"的点时,每个人面对的都是一个几乎全新的团队。虽然以前队员进出团队时的影响仍然存在,但现在的团队不再认同他们。

咨询师要求团队以标注"现在"的点作为起点,向未来走几步,并就以下问题进行头脑风暴:

未来会是什么样子以及我们期待什么?

为了适应这样的未来,我们必须要做什么?

把写满未来事件和要求的卡铺在标有"未来"的部分。现在咨询师和团队沿着时间线回溯时间。在每个点都指出相应的变化。现在的团队成员在他们加入景象的那个时间点徘徊,从左到右,离开团队的成员从右到左。最后,咨询师要求团队用他们在屋里发现的任何东西创建雕塑,描绘一年时间内团队如果还存在的话它看上去必须是什么样的。

这个案例展示了如何发展个人自己的创作风格。可以用很多不同的方法来做记忆回溯。这里有些实用的提示:

由来访者决定时间线从哪里开始和结束,他们更适合制定发展历史的时间表。

应该让当下的张力出现在时间线的不同点上,这可以增强重温事件的感觉。

每个人都可以拿一张纸,在上面标注出来相应的年份和关键词。这可以让记忆的追溯更容易些。

5.2 扩展:不同设置里的雕塑

前面的章节清楚地展示了在系统咨询中可以使用许多不同方式的雕塑。为了能在不同的设置应用这个内在有创造潜力的方法,就需要有所发展。我们将在后续部分具体介绍。

5.2.1 个体治疗:社会原子和空椅子雕塑

和个体来访者工作时,雕塑可以用来指明来访者系统以及问题的背景。

"社会原子"可以用来描绘来访者的整个关系网络。这个术语由莫雷诺(J. L. Moreno,2008)创造,他觉得不考虑来访者各自的背景是很难理解他们的。在"社会原子"里,他把来访者放在中间,作为事物的核心或中心。社会关系的紧密强度不同。最紧密的关系是离原子核最近循环轨道上的电子,而稍远的关系是中间轨道上的电子,较远的关系相当于较远轨道上的电子(见后面5.7章节)。来访者能对社会原子做不同方式的想象和象征:

虚构的人物(动物、牛仔和印第安人、骑士、农民、迪士尼人物、蓝精灵、恐龙、怪兽、外星人);

天然材料(岩石、水晶、贝壳、大理石、树枝、板栗、橡子);

没有特点的、程式化的、抽象的木头人。

基于个人偏好,咨询师可以用不同的设置与来访者的偏好匹配。比如,年轻的女孩子经常对放在漂亮盒子里的丝绸衣服这种天然精美的物品反应积极。与单个的孩子和青少年工作时,这种方法特别有用,他们不需要也不适合语言的方式;也可以在与成年人直接一对一的工作环境中感到舒服些。为了缓解紧张,可以在咨询师和来访者之间放一些实物,象征着互动好玩的特点——两人都能看到而且喜欢这个物件(因此避免了互相直视)。这对十多岁的青少年特别有用,对他们来说儿童游戏不再有吸引力,同时成年人似的会谈还不合适。

"社会原子"提供了来访者所有资源和社会关系网络的概貌。它也可以概括作为社会环境一员的个体在最重要的问题上持有怎样的立场:来访者该怎么生活? 来访者该如何在至关重要的事情上做决定? 社会领域的其他人是如何考虑通过咨询应该改变什么的? 其他人考虑的核心问题是什么? 解决方案可能是怎样的? 谁可以改变事情?

案例　凯瑟琳(16 岁)生活在一个全天候由社工照顾的寄宿群体里。在过去 3个月里她有个男朋友约翰,17 岁。几天前,她发现怀上了他的孩子,现在必须决定是否要这个孩子。看护者、寄宿群体的其他女孩、她最好的女朋友、整个小团体以及她男朋友的小团体、她的一些家人都知道了这个情况。然而,她的老师、她的父亲(和她母亲离婚)和另外一些成人对此困境一无所知。她和一些知道的人交谈。会谈经常会以某种模式进行:"你认为我该怎么办?"其他人回答了之后她就会说:"是的,是这样的,但对我来说另一方面……"最后,她重重地叹息并感叹:"现在更不知道该怎么办了!"凯瑟琳与她的主要看护者想来就这件事进行工作,而且凯瑟琳对她的看护者会说什么很感兴趣。她的看护者建议她建立一个社会原子,用人物玩偶来代表她现在生活的重要人物,然后她会告诉她是怎么想的。凯瑟琳同意了这个方案。

卡瑟琳看着玩偶并决定用哪一个象征谁。她选择了一个漂亮的白石头来代表自己。看护者从白板上取了一张纸放在桌上,并要求凯瑟琳把她的白石头放在中间。现在要求她把其他玩偶基于与她关系的远近放在她的白石头周围。在一起的人可以形成一个团体,这样可以识别哪个群体对凯瑟琳是重要的。看护者在玩偶边写下人的名字。当凯瑟琳放好了雕塑中的所有玩偶,看护者问她是否还有其他人比网络中这些人对她影响更大,可以是偶像、她遇见的人、她已故的祖母、以前的老师、玛丽修女等任何人。当雕塑完成后,看护者问凯瑟琳她是否对这个景象满意或要做些改变。经过一些微调后,景象完成了(图 28)。

现在看护者问凯瑟琳她会听雕塑中的哪些人的想法。她选择了去世的祖母,因此看护者问祖母:"汤普森夫人,你至今已经去世一些年了。你肯定从天上俯视你的家庭正在发生的事,所以你也知道凯瑟琳处在一个做决定的艰难时刻。你认为凯瑟琳应该怎么做?"凯瑟琳作为祖母以第一人称回答:"是的,是的,我对此很抱歉。孩子还太年轻,现在要一个孩子真是太年轻了。如果她生下了孩子,这将毁了她的整个人生! 同时这也不可能对孩子好!""为何你会那样想? 在生活中你经历过这样的事吗?"再次,凯瑟琳作为祖母汤普森回答:"是的,我已经告诉过凯瑟琳很

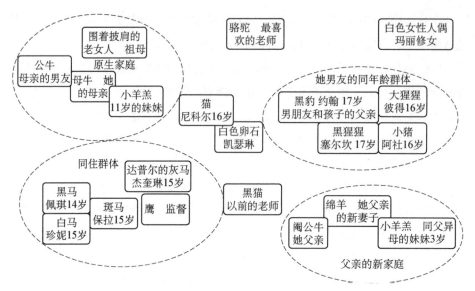

图 28　凯瑟琳的社会原子象征雕塑

多次她应该小心。我告诉她这对我有多糟糕，我 19 岁时有了第一个儿子，他的父亲在孩子出生前就离开了我们，而这孩子最终 6 个月的时候在孤儿院结束了生命。我无法照顾他，后来每当我看到他的时候，我觉得很对不起他。这是我人生中最大的错误！"

下一个凯瑟琳感兴趣的人是约翰，她男朋友。看护者就像与祖母一样和他交谈，凯瑟琳触碰约翰的人偶并以第一人称作为他回答。就这样一个接着一个玩偶下去。在访谈的结尾，看护者要求凯瑟琳将玩偶放在一个标尺上，标尺的两端分别代表"确定要孩子"和"绝对不要孩子"。凯瑟琳沿着这个标尺来排列她所有的社会网络。她也把看护者包含其中，或者至少她假设看护者的观点是怎样的。

凯瑟琳也把她自己的白色石头放在标尺里某点上，表明了她现在的倾向。

在这个案例中，来访者过去的重要人物对她的"社会原子"做了补充。在 5.5 章节我们会对"见证者"进行更详细的讨论。最后，"社会原子"帮助来访者整理了生活中存在的意见。这个案例说明了如何处理社会网络中的不同位置，来为来访者的决定提供基础。我生命中的这些重要人物是怎么考虑我的问题的，他们为何这样看？这些意见中哪条对来访者是最重要的？为什么整个意见谱图看起来像一个连续体？来访者把自己放在哪个尺度上？对看护者/咨询师来说，这个方法的优点是避免了他或她自己的个人意见和承担过多的重担，因为许多其他人的意见已经通过"对宇宙的各种视角和观点"不断冒出来了，也通过"社会原子"的工作进行了归纳。考虑视角的多元化为来访者提供了一种特殊形式的自由去面对帮助者的意见。

这里是看护者对凯瑟琳采用的一些有效方法。

把挂图板的纸放下来并写下用玩偶所描绘的人物名字是很有用的。

触碰某人的玩偶代表相应的角色进行讨论,回答时使用第一人称来说话。这给予一个强烈真实的视角变化。

助人者提供了一个清晰的结构并进行角色扮演式的访谈,给来访者一种安全感,帮助来访者待在给定的结构中。

5.2.2 家庭格盘①

家庭格盘最初设计用于诊断和描绘家庭关系(例如监护权的问题),但很快调整为用来象征支持性家庭关系和内在对话以及他们的发展情况。它也可以用来描绘家族系统希望的未来景象(见 Ludewig & Wilken, 2000)。家庭格盘是一块 50×50 cm 的板,包括不同形状的人偶,有方有圆,分别代表男性和女性,尺寸也有所不同,大的代表父母,小的代表孩子,三个额外的木偶(白色、棕色、黑色)并不代表人,而是表示特征和目的等。一旦大家就访谈目标达成了一致,就可以开始用家庭格盘来解决问题了。与雕塑工作的方式相似,人偶用来代表真实生活网络中的真实人物,根据亲密/不亲密、喜欢/不喜欢的标准。形成的景象可以用来发展假设,可以与来访者直接讨论印象,也可以在三维空间里试验解决方案。

使用家庭格盘可以减缓进度和削弱侵略性,为访谈引入好玩的音符,并引导来访者注意另一个水平的沟通和象征。这有点像木偶剧场演出。它适合学龄或更大些的孩子,因为更小的孩子倾向于将人偶从板上击倒。咨询师可以用关键词来记录与人偶相关的问题或方案。还可以用手指布偶和其他配件做进一步的象征。

家庭格盘,像其他形式的雕塑一样,在与家庭、个人、夫妻和团体工作时可以变化出很多不同的方式,也可以用于咨询、治疗、教练和督导等场合:

个体来访者可以描绘他们的原生家庭,他们现在的格局或在治疗中不时冒出的情境。

夫妻治疗中的配偶能展示他们是如何看待和评论另一个人的叙述——或他们可以假设另外一个人会试图说什么。

可以预期变化和未来的景象。

孩子可以按照他们看待事物的方式描述和发展变化情景。

咨询师可以把来访者环境中的资源分类,并做试验。

可以用不同的名字命名建造物,也可以从诸如电影、小说、报纸文章或歌曲等中借用,只要是能制造距离,能在象征层面上做游戏都可以。

---

① 这些关于家庭格盘的评论主要来自我们的同事汉斯·沃纳·艾格曼-丹(Hans-Werner Eggemann-Dann,见 Egemann-Dann, 2004, 2005,等),他们为我们的课程写了这部分的材料,我们为这本书的材料做了修正和扩展。

可以让一个家庭成员用格板工作,其他成员讨论结果,就像一个反馈小组。

咨询师可以同时使用两块格板来比较两个情景。

案例　在介绍这种方法后,一个年轻的女来访者用人偶描绘了她的家庭。在此基础上,我们问了她的资源:

关于她的母亲和父亲:"关系的积极方面是什么?他们是怎么传给你的?它是如何帮到你的?什么是你可以依靠的?"

关于她的兄弟姐妹:"你们喜欢一起做什么?你有哪些生存法则?你们的不同点和相似点是什么,你如何处理它们?"

然后我们询问来访者改变的愿望,用格盘赋予它一个物理的形式:"你想哪个领域的事情发生改变?如何可以做到那样?当你最后到达那里时,你会在哪儿,景象看起来是怎么样的?这个改变有多少已经实现了?你如何注意到正在取得的进展?你对别人有什么期望?他们知道你的愿望吗?让这　切成真,你的角色是什么?"

咨询师也可以聚焦于耐心和毅力的主题,处理失败以及获得支持的其他方式。咨询师可以用照相机给景象拍张照以便后面再看。咨询师也可以用不同颜色的卡片标注资源,用记事贴写下格盘中家庭成员的特质。

显然,使用家庭格盘的很多方式与"社会原子"类似,最重要的差异在于材料的不同。

如果咨询师想要在个体治疗中引入家庭重构的元素,那么家庭格板也可以作为一个方法论的工具来寻找线索和记忆(Neumann,2004);来访者在格盘上展现过去的事件,然后使用象征来修通接踵而至的问题。

5.2.3　象征性雕塑

家庭格盘自诞生之始,它的材料和形式就已经描述得很清楚,它的用途也已经标准化了(Ludewig & Wilken,2000)。就像使用"社会原子"一样,咨询师可以用其他物件,比如硬币、石头、茶杯、积木、动物玩偶、回形针、记事本或任何恰好在手边的其他物件代替人偶。咨询师也可以自发性地摆出一个象征性的雕塑,以勾勒一些特殊情况。

案例　在一次与管理者的访谈中,咨询师用桌上的茶杯和玻璃杯来展示在一个员工和两个管理者之间的困难关系。她让参与者用物件给她展示他们期望结构如何改进。最后,团队学以致用,就未来如何构建更好的沟通达成了一致意见。

相比那些中性的木偶,象征物可能更能引发投射和神奇有趣的解释(Schmitt,2004),如果咨询师能够提供精心准备的材料,效果可以得到提升。这里有两个案例:

动物玩偶:特别是与孩子工作时,咨询师可以用塑料的或木头的小动物

玩偶代替木偶。这个方法源自于投射测验"家庭动物"或"神奇家庭"(Brem-Gräser，2011；Kos & Biermann，2002)。雕塑引入了三维，这带来的优势是人们可以试行一系列不同的排列。前面 5.1.2 章节描述的家庭访谈中，就包含了基于"家庭动物"的家庭雕塑，这是同一过程的另一种物理形式。

手指布偶[①]：可以把手指布偶放在软木塞上，贴上小磁铁，放在金属板上。布偶可以代表很多——王子、女王、女巫、骑士、幽灵、恶棍、动物等。这不仅唤醒了我们所有人内心深处孩童般的想象力，也给我们带来了创造性、好奇心和幽默感，以及非常好的解决方案。

这种方法与雕塑有如下相似的模式：

决定诉求、设置主题、得到使用象征性材料的许可。

建立系统，从单个成员的角度描述它。

让参与者根据自己的印象和感觉对景象进行了解和质询，如有必要进行修正。

像飞越检查一样，从不同的位置观察，说出相关人员的观点(类似于围着雕塑走和穿过雕塑)。

试探任何改变并提问："可以做什么改变？""新的景象看上去怎样？""哪种反应和评价是所期望的？"

转移到现实：这些意味着怎样的未来？要实现这些领悟我们可以如何走出第一步？

梅尔(Merl)和柯若莎(Korosa)(1981)描述了一种所谓的空椅子雕塑，同样也可以用来帮助描绘系统中的关系。这种形式的雕塑在与个体工作时特别有用。椅子可以代表咨询时不在场的社会系统。椅子间的距离对应系统中成员间情感上的远近，而椅子的朝向位置(前/后)则表示了视线。一旦完成了雕塑，咨询师和来访者可以尝试坐在不同的椅子上。这让他们感受这些位置和视角的影响(Merl & Korosa，1981，pp. 147f.)。

5.2.4　在案例回顾中使用雕塑工作

为了仔细观察关系模式，可以在小组、工作团队、督导或训练组中回顾案例。小组成员扮演系统中的角色，介绍案例的咨询师从他或她的观点来进行描述。那时所有人都体验和感受到系统中不同的视角。在此过程中，系统模式既可以"看见"又可以通过扮演者的观察和反馈得到重温。这有助于理解系统每个成员的需求和立足点。对负责个案的咨询师提供的说法是否合理，每个人也有感觉：这组体现系统整体体验的雕塑群具有一致性和连续性吗？

---

① 我们感谢英奇李贝尔-弗瑞泽的这个主意。这些材料对孩子和经理人都很适合。

案例 在一个有住院和门诊部门的青少年福利机构中,经常出现的一个问题是探索工作是由门诊部的同事来执行的,他们之后会负责儿童和儿童的家庭。这个人拥有很多的信息而且可以轻易地建立关于咨询应该如何继续的假设。然而,团队中的其他同事信息不足,或信息偏离,很难提出他们自己的假设。当一个案例从一个部门转交给另一个部门时,也会发生同样的关于协调和假设的问题,例如,当青少年从急诊病房①移到外部的住院团体,或社会机构接管了一个来自外部住院团体的案例。这种情况会带来很多问题:人们如何最好地传递客户系统的信息?传递和接受的过程中如何交流对案例的工作假设?

解决的办法就在创造一种仪式化的会谈协调会,目前的同事建立一个雕塑,扮演包括家庭成员、助人者和机构等角色。进行了案例探索或转介案例的咨询师先建立雕塑。他依次站在每个角色后面,描述他认为每个人是如何卷入问题的,提出什么是解决方案,机构可以提供什么帮助。现场的每个人都能走出分派的角色并加入相关角色的讨论。过后,咨询师应该安排时间去询问扮演者对自己在雕塑中的角色是否有任何问题。任何可以回答这些问题的人可以走出雕塑,站在那个人后面并做相应的回答。因此,每个参与者经常在讨论阶段有两个角色:帮助者和雕塑中的人物。一旦对系统的这些现场感觉已经足够清楚,就可以宣布结束雕塑。在下一阶段,可以讨论各种假设,团队决定什么地方要重点强调,什么主题要聚焦,当然还有谁将要做什么。

当然,以上描述的各种形式的象征雕塑和家庭格盘也可以用于案例回顾或转介案例给新团队。

5.2.5 家庭重构中的雕塑

在家庭重构中,雕塑经常可以作为一个起点,以便深入以下几项工作:

识别原生家庭的关系模式;

体验早期系统中存在的团结;

发现其他家庭成员被迫扮演什么样的角色。

除了主人公的原生家庭(有时是现在家庭),我们也可以描绘父母的原生家庭,来帮助理解父母从各自的原生家庭里"进口"了哪些模式。这相应地给予每个人去回看自己的三代甚至四代关系的机会——它可以带来深刻的洞见。这样的重建也可以让主人公改变现在情境中的关系,获得澄清或找到与原生家庭的和解方式。

我们的童年经历和解释形成了家庭结构的基础,这包括了我们的父母。以雕塑的形式可以重建来自原生家庭的重要场景,我们像过去一样复原了旧有的体验。

---

① 紧急小组接受有急性情况的儿童及青少年。通常由青少年服务中心或警察来执行,时间不限。

当我们与家庭中的其他人互换角色，当其他人提供有关雕塑的反馈，当重建给我们提供了理解我们父母原生家庭关系模式的视角，我们就有机会去大大扩展童年的观点。儿童时期看不见的内容现在可以再现，而且在家庭重建的扩展现实中的体验更加完整。重建我们父母和祖父母的家庭环境，可以让我们去面对和理解原生家庭中有效力的相互作用，以及父母的天然局限性。对原有观点的新解释、解构，以及对原生家庭的新认识，这些都成为可能。感受、理解和接受过去的失望、未完成的期望和根深蒂固的愤怒情绪，允许旧关系有待解决。这导致人对自己父母态度的改变，也为自己现在的伴侣关系、亲子关系和同事关系中注入了新的元素。

案例　在一个训练小组里宝拉想通过参与家庭重建来就她与 8 岁女儿的关系进行工作。她感到她们的关系大部分是积极的，但有些事比如从亲密向自主的平稳过渡就不行：她很难让女儿离开并允许她找到自己的出路。

宝拉用小组成员建立了一个她的原生家庭雕塑。她的父亲和姐姐站在 2 米远（6.5 英尺），父亲看着姐姐，她那时已经迈出了离开家庭的一步，她对宝拉说："看，有用！"宝拉的母亲和宝拉站在与此相距约 4 米（13 英尺）的地方。母亲抱着宝拉的胳膊并说："你和我一样！"母亲看着宝拉，宝拉看着父亲并为离开家庭走了一步，而且说："我要离开这里！"雕塑中扮演宝拉的人有种要走出雕塑的冲动。现在宝拉接任母亲的角色并且感到悲伤和孤独，她开始哭泣。她只是不能让女儿离开。在母亲的角色里，她不能把宝拉抱进怀里，但也不能让她走：生活中给予她的安慰太少了。宝拉，作为母亲，想要自己得到拥抱和支持。小组的一个成员站到宝拉后面，给予支持并抱着她。宝拉感到只有她的母亲得到了保护，她才能为女儿提供必要的支持并让女儿离开。询问她母亲是否在婚姻或原生家庭中获得支持，宝拉的回答是没有。母亲从她自己的母亲（宝拉的外婆）那里很少收到关注和安慰。

组长现在要求宝拉重现她妈妈还是孩子时与她自己父母（宝拉的外祖父母）的关系。宝拉让外祖父坐在椅子上。外祖母站在椅子前并怀着崇敬的心情仰望着他。宝拉担任了她祖母一会儿，并体验到祖母有多迷恋她的丈夫以致甚至不能转过来面对他们的女儿（宝拉的母亲）。外祖父提供了生活的基础、保护和安全，这些是外祖母作为孩子时没有享有的，她自己的母亲在弟弟出生的时候去世了。外祖母的父亲又娶了新妻子，她要求丈夫将孩子送到其他家庭，因此宝拉的外祖母在她母亲去世不久即 5 岁时离开了她父亲的家，直到 6 年后才返回。新家庭没有给她提供多少爱，照顾孩子也主要考虑的是经济因素。后来，与继母的关系也变得紧张。宝拉的外祖母仅仅通过与丈夫的关系获得了安全感。面对孩子她感到不安全而且不能为他们提供稳定性。

经过这次重建，宝拉说当她进入角色时，她强烈地体验到关怀不足的模式是多么完整地从一代传递到下一代，从母亲到女儿。同时，事实上，她感到事情可以有所不同，而且她希望避免将该模式传递给她自己的女儿。对她来说靠近女儿是不容易的，但她仍然想尝试。她的目标是给女儿以亲密感——包括身体亲密——以及自主性，而且她还看到作为母亲自己仍然继续生活。

背景资料：系统化与历史

从系统的视角来看，现存的关系模式常可用来解释行为。从系统内的互动来看，人们首先问现在家庭里发生的事情是否有意义：系统里的行为如何稳定了彼此，他们互相之间是如何互动的，他们是如何影响系统的问题的？在系统治疗中，问题需要放到具体的情境中去理解——而不是从一个或多个系统成员的内部人格角度来看。在系统中，人通常会关注现在与未来，过去不那么重要，但仍然是系统发展过程的一部分。

从前面对时间线和记忆回溯的讨论中——对一个家庭的历史、问题史和先前解决方案的历史了解——我们看到问题可以通过系统的历史情境化。系统何以成为今天这个样子可以从它发展的过程中窥见一斑。在家庭重建中，我们处理一种解释模式，它假定问题情境就出自于相关个人的过去经历。某些行为和经验过去在系统中是有意义的和重要的，并且在那种情境下它们被个人视为解决方案。在家庭重建中，我们经常认为父母是从自己的原生家庭中学到了某种形成关系和沟通的模式，而且这些内化的模式正影响着今天的事情。当试图解释孩子在家中或学校的行为时，我们也可以达成这个假设。这种解释是非常有吸引力的而且通常很有帮助。严格地说，这是一个人影响去情境化的方式和个体化的结果。然而这种假设认为，过去的某个时间点是让行为有意义的背景。同样的，我们也可以假设，这个行为现在已经作为一种模式植入到一个人的内在之中。

在家庭重建中，另一种解释事情的常见方式是，假定我们的原生家庭构建了我们孩提时候的感知图像——当然这也受制于孩子大脑非常有限的处理能力。观察者在家庭关系结构中有某种角色和位置，观察者的视角为这些图像添加了色彩。尝试在小组内做一个家庭重建，并因此使小组从成人视角改正孩童般的感知，允许人们调整旧的家庭"肖像"。这可以使他们更具功能和智慧——如他们所愿。在这方面，我们也相信解构和随后的重构将扩展我们此时此地的行为范围。

5.2.6 系统式结构系列

使用家庭格盘或雕塑时，雕像也可以用来代表抽象内容而不仅限于人：如目标、任务、疾病、感觉、决策的选择、内部团队（内在冲突的不同观点）、对特定事物的看法、内心的声音等等。可以为祖母的焦虑赋予一个物理形式，用一个瓶子描绘酗酒，可以借用木偶视觉化"发出恶臭的怪物"（来自大便失禁的问题，见后面 5.8 章节），内部的动力和信念（"奉献出一切"，"别示弱"，"先苦后甜"）也可以被象征化。玛蒂亚斯·瓦尔加·冯·卡本德和英莎·斯帕勒（Matthias Varga von Kibéd & Insa Sparrer，2011）最早扩展了这些雕塑的概念，他们把不同方法糅合成一个概念"系统式结构系列"，并在一个新的理论和方法论的背景下继续发展他们的想法。他们的工作有四个源头：维吉尼亚·萨提亚的重构和雕塑工作，艾瑞克·埃里克森的催眠治疗，先前不同的家庭治疗杰出人物（Thea Schönfelder，Ruth McClendon，Les Kadis，Ivan Boszormenyi-Nagy & Bert Hellinger）以及问题解决取向的史蒂夫·德·沙泽尔（Steve de Shazer）与茵素·金·伯格（Insoo Kim Berg）的方法和立场。这些结构系列被有意地设想为系统构建的过程：组长通常很克制，不提供解释，不挑衅或不预测。接下来是如何实施的一些实例。

做决定：根据来访者的想象力标准，在房间里设置不同的选项。如果必要的话，主人公可以为每个人提供一个短语。然后主人公在设置的选项内徘徊，给自己找一个适合的地点，有时甚至要在不同选项间辩论。

四格工作（根据 Varga von Kibéd & Sparrer，2011）：当来访者必须在两个选项间选择时，在房间里建立四个不同的位置（象征可能有的四种选择："这种选择"，"另一种选择"，"两者都要"，"两者都不要"）。主人公从一个位置移动到另一个位置，并尝试分辨自己的感情和情绪，以及如果选择的项目真的实现了会有什么意义。特别是"两者都要"和"两者都不"这两个位置会触发一些有趣的过程。

在众多需求中寻找一个管理角色：在房间里设置一个同时面临许多不同需求的困境（类似于 360 度的反馈：上级、合作者、同事、顾客、公众）。针对他们显性或隐性的需求，管理者给每个人提供说法。管理者与他们辩论并决定满足哪种需求，拒绝哪种以及调整哪种（也可见"任务的旋转木马"，4.1.7 章节）。

价值和模型（根据 Williams，2001，人际沟通）：识别一个组织的基本价值观、宗旨和原则，通过代表和主人公的帮助将它们拟人化，然后主人公和代表互相讨论它们，再与相关的外部实体（顾客、供应商、大众、赞助商、用户，等等）一起讨论。

问题系列（Varga von Kibéd & Sparrer，2011）：建立一个问题的各个不同方面：目标、障碍、资源、如果目标达成的潜在收益、如果一切保持原样的隐性收益。

力场分析：分析一个现有的或计划中的项目中的支持性和阻碍性力量。

5.3 循环提问

除了基于行动的干预，提问是我们系统治疗中的一种最基本工具。我们将在下面的部分就如何通过提问最好地阐明系统以及如何触发改变方面提供些建议。通过询问不同的视角、建构和可能的进程，允许我们开发自己的标准问题列表。

然而，当谈到"循环提问"时，我们如履薄冰，因为它是还没有被官方定义的一个术语。基于此原因，我们从一些背景信息的介绍开始，然后转而对分类提些建议，而提问实例主要来自文献和培训。接着，我们把关于分类的内容与我们根据自己经验总结的观点结合起来。我们无法一直标明分类或提问实例的确切来源——而且也不能声称所有实例都是我们自己的原创观点。我们的主要目标是提供关于这个工具的信息，而非详细叙述循环提问的历史。

5.3.1 如何构建循环提问

下面，我们列出用于构建循环提问的三个特征。我们邀请读者仔细看一下循环提问是如何形成的。

内容

循环提问针对的是系统内的互动，特别是问题/症状与发生问题的环境之间的互动，即：

系统成员的关系和他们的差异；

他们关于过去、现在和未来的观点和想法；

过去和现在的事件；

对事件的反应以及这些反应中的差异。

在系统治疗中我们情境化问题并因此有目的地扰动系统成员的观点，他们倾向于从个人层面看他们的问题或症状。循环提问是这方面工作的完美工具。这就是为什么可以正当地认为它们是系统工作的核心宗旨。

案例 让我们仔细看一下 3.1.2 章节中介绍的案例——保罗的家庭与他的"懒惰"之间的关系。那里我们解释了如何情境化问题并解构它。表 11 罗列了咨询师可能问的一些问题。

这不是说左栏的问题是不合适或无用的。当然，它们倾向于去情境化并强调保罗的个性与技能。然而，如果我们想情境化保罗的"懒惰"，那么这些问题所获得的内容与我们的努力正相反。为此，我们应该坚持表格右栏中的问题（见 5.3.2 章节根据内容的循环提问列表）。

表 11　情境化和解构化提问

问题示例:"懒惰的保罗"	
去情境化的问题	情境化的问题
问父母:"保罗可以专注事物较长的时间吗? 他可以这样做多久?"	问保罗:"保罗,当你得到一个记录说你不做作业,在家里谁是最沮丧的? 谁最不沮丧?"
问父母:"保罗有坐立不安吗? 他可以较长时间安静地坐着吗? 大约多久?"	问母亲:"你是怎么看的? 对于你丈夫如何看待保罗的学校作业这个问题?"
问保罗:"为何学校作业你做得这么少?"	问保罗:"如果你回家带了张有 F 的报告单,你的父母间会发生什么?"
问父亲:"如果你要求保罗从厨房带四样东西过来,实际上他会带几样?"	问保罗:"当你因为作业和功课在家深陷困境的时候,你必须做什么?"
问家庭:"保罗曾经做过智商测试吗?"	问保罗:"让我们假设你突然在学校里得到好成绩。谁是家里对此最高兴的?"
问父母:"幼儿园的老师是怎么说保罗的能力和他的发展的?"	问保罗:"为了让你的母亲高兴,你会如何度过你的空闲时间?"

背景资料: 循环提问的循环之处

　　循环是一种看待事物的态度或方法,即事物反复互相影响。A 对 B 有影响,然后 B 影响 A——事情可以从任何一点开始。过程从哪里开始不再确定。形象地说,我们正处理的循环过程既没有起点也没有终点。发生的事情是那些相关人或事件之间相互作用(互动)的结果。某个行为是先前过程的结果并自发成为后续行为的原因。系统的观察者或参与者试图要去定义一个起点是一种武断之举(Watzlawick et al. ,2011a, pp. 57ff.)。在许多不同情况下,我们与系统工作时都可以体会到这点:校园里的争吵以及无法避免的问题"谁先开始争吵的?"就是例子。或者夫妻关系已经疏远并询问:"这是如何开始的? 先发生了什么,丈夫的退出或妻子的唠叨?"

　　循环与我们称之为线性的内容相反,在线性内容中事情很清晰:A 是原因 B 是结果。首先,妻子唠叨,然后丈夫退出(或周围的其他途径)。形象地说,这可以描绘成一条两极清晰标注原因和结果的直线,事件像项链上的珍珠一样排成一列。

　　在循环方法里,我们研究相互作用——互动:妻子的不满和丈夫的退出影响和强化了彼此。循环的方法允许我们从情境中看事件而不是去除相关情境。循环的方法情境化事件:丈夫的退出实际上并不是性格使然,而是因为不得不处理他的生活(他的婚姻、他的工作、他的原生家庭)。同样,他妻子的不满不是建立在她的个性上,而是在她的生活情境之中。

在最初的工作中(Selvini Palazzoli et al,1981, pp. 132f.),米兰小组注意到,通过问循环问题,咨询师可以直接潜入系统的相互作用中去。咨询师的问题是他或她先前对系统的看法以及从这种看法中得出的假设。同时,提问既影响了系统内的新进程,又影响了咨询师和来访者的互动,从而给大家带来新的领悟。那么在继续开发新问题前,咨询师要么放弃假设、要么改变它、要么感到它被证实了。发生在咨询师与系统之间的过程本身就是循环。什么先开始——是关于系统的信息还是咨询师的干预/问题? 可能是咨询师方面的有些行为导致来访者以某种方式做出反应——这引发咨询师形成假设。

但是这些问题被称之为循环还有其他的原因。循环问题感兴趣的方面在于:

系统成员的关系以及他们的互动;

成员相互关系中的差异以及由此产生的结果;

成员相互反应中的差异;

成员对问题的反应差异;

成员观点的差异;

系统中以前事件和问题之间的可能关系;

而且最重要的是,要反复强调:要综合考虑所有这些因素相互间的作用。

问题不可避免地与背景相关。它发生在系统背景之内,也助长了系统现有的形式。背景也是系统循环的一部分。根据汤姆(Tomm)(1988,后被Palmowski和Thöne引用,1995)的观点,一个问题不能成为循环问题,不是"因为它的语义内容或句法结构",而是"因为使用它的治疗目的"。这意味着问问题是为了探索包括系统与问题之间以及系统内部间的互动,并且让它为咨询师和来访者服务。同一思想的另一个方面是,这些问题隐蔽地指向事件与问题的联系以及它们各自的背景。

关于如何界定循环性的建议不能帮助我们决定一个特定的问题是不是循环问题,也不能决定是否可以脱离语境来看待问题。一个单独的问题不能揭示提问者是否:

在提问时与系统处于一种交互关系(米兰小组),或者他有意向阐明目前的相互作用(Tomm)。

这两个立场要放在一起考虑,它为循环提问提供了实用的描述。

"对现在公司的闲言碎语"

进一步构建循环问题的方式是，询问家庭成员在特别情况下其他成员会说或做什么。对这种问题的回答描绘了在某一时刻两个家庭成员间的互动，或他们对其他成员的想法和情感的推测。因为这样的问题经常涉及三个人，它们可以被称为三位一体的问题。有时它们被称为"对现在公司的闲言碎语"（von Schlippe & Schweitzer，2007，p. 142）。表 12 罗列了一些循环问题和与它们对应的直接问题。如果我们回顾前面循环提问的定义，那么表 12 中两栏的问题就会变得清楚：他们都情境化了问题"懒惰的保罗"。为何问题必须要像表格右边那么复杂？如果像表格左边的建议，事情可能简单和直接得多吗？

表 12　对现在公司的闲言碎语与直接提问

直接提问	对现在公司的闲言碎语
对所有人："这里我们有一条线经过整个房间。这代表一个量表：一端代表 10 = '我对保罗不做作业真的很沮丧，我要疯了。'另一端代表 1 = '如果他不做作业并不会真的影响到我。实际上，我完全泰然自若。'请在量表上标注你的位置在哪儿。"	问保罗："保罗，当你带回一个学校记录说你不做作业，家里谁是最沮丧的那个人？谁最不沮丧？请把你的父母放在这条线上，这是一个量表从 10 = '我对保罗不做作业真的很沮丧，我要疯了。'到 1 = '如果他不做作业并不会真的影响到我。实际上，我完全泰然自若。'"
问父亲："你是如何看待保罗的功课的？"	问母亲："你认为你丈夫是如何看待保罗的功课的？"
问父亲："当保罗带了个 F 回家，你是如何对妻子反应的？" 问母亲："当保罗带了个 F 回家，你是如何对丈夫反应的？"	问保罗："当你带了个 F 回家，你父母之间会发生什么？"
问保罗："你必须做什么能引起你父母之间相互争吵？"	问父亲："保罗必须做什么引起你和妻子相互争吵？" 问母亲："保罗必须做什么引起你和先生相互争吵？"
对所有人："如果保罗在学校变好了，你们觉得谁是最高兴的那个人？"	问保罗："让我们假设你突然在学校里获得好成绩。家里谁是对此最高兴的？"
问母亲："保罗如何做可以使你高兴？"	问保罗："为使母亲高兴你必须做什么？"

在 2.3.2 章节的背景资料中，在标题"差异提供信息——而信息使改变成为可能"中，我们处理了系统的宗旨即系统只能通过信息改变。引入"对现在公司的闲言碎语"和直接提问相比，可以产生更多的信息。

例如：如果我们问父亲他对保罗学业的观点，我们可能得到一个"官方"版本，所有的家庭成员从过去的讨论中对此都很清楚。没有人——除了咨询师——可以从父亲的回答中获得任何新内容。但是仅仅一个新信息就可以触动改变。另一方面,如果我们问母亲她是怎么看待丈夫对问题的态度时,那么:

她必须处理是否应该简单地重复"官方"的版本;

她必须问自己是否应该报告她所观察到的丈夫行为的其他方面,以及她是如何解释他针对这个问题的全部行为;

她必须问自己对问题的态度和丈夫的态度,是否相同以及哪里存在差异;

她的丈夫觉得她会如何回答,比如,他关心她怎么看他;

她的丈夫必须处理她的心声以及她如何处理这样关键的事情,咨询期间她对他有多忠诚;

保罗也会想在咨询期间知道他的母亲会对他有多忠诚;

在母亲回答的基础上,父亲会检查他对她忠诚的评价有多正确;

父亲会特别关注母亲对他的想法与他先前的假设是否一致;[①]

保罗会对他父母亲的关系有所领悟,并判断这些信息是否与他之前知道的一致;

每个人会开始考虑问题与父母的关系是如何相关的。

"对现在公司的闲言碎语"给系统释放出大量的信息。要牢记一点:如果没有这些新信息,咨询中的系统应该如何改变? 这是为何系统咨询师经常会问来访者和其他参与者这么复杂和刺激的问题的原因。

但还有另一方面会刺激来访者:来访者不习惯说起房间里的人、他们的想法和对关系的假定,有时甚至会回避。[②]

这类问题最初会使回答问题的人陷入困境。有时他们不理解问题,有时他们认为问题很奇怪,有时他们不确定对他们的要求是什么。咨询师应该给他们时间去处理问题,如果有需要可以更详细地解释这个问题。但作为咨询师的我们不应认为问题奇怪或认为来访者太"无能"而不能回答我们奇妙的循环问题。通常,这只是需要些时间和耐心,来允许来访者习惯说出这样的"闲言碎语"。

这方法有很多不同的形式。这里有些实例供参考。

读出别人的心声

问一个系统成员这类问题是为了发现该成员对其他成员的想法:

"如果我问你太太这个问题,你认为她会怎么回答?""告诉我,凯伦,为什

---

① R. 莱恩(R. Laing)描述了人们认为其他人对他们的看法是怎么样的,或者他们想象其他人认为他们对自己是怎么认为的……他在《结》(1972)一书中诗意地描述了这一过程,而且之后莱恩等人发表了完整的科学论文(1966)。

② 塞尔维尼·帕拉佐莉(Selvini Palazzoli 等人,1981)认为,只有(至少是一种普遍现象)在有问题的家庭里,才有这种禁忌。我们的观察是,对谈论屋里的人保持沉默的现象也可以扩展到各种社会系统中。

么你母亲会哭?"

"如果我问你同事自从我们上次访谈后你和她的关系怎么样,你认为她会怎么告诉我?"

"如果你的丈夫现在在这儿,你认为他会怎么说?"

"罗伯特,你认为老师对问题行为的解释是什么?"问老师:"你认为罗伯特为何上课迟到?""你认为罗伯特对这个回答会怎么说?"

如果当着那个人的面直接问那些人这些问题,我们可以确定每个人都在关注。同时,我们可以评估和进一步发展成员的共情能力。我们用这些问题把会谈的动力慢下来。来访者重新体验他们的"敌人",倾听他们而且至少试图去理解他们。误会解除了,好奇心就出来了:其他人是怎么想的以及他们是如何看这个世界的。

把性格转化为行为差异

这些问题关注行为,而非特质:

"你小组里的同事如何成功地把一切变成混乱?"

"祖父母做了什么使他们那么暴躁?"

"为什么他做这么少?"代替"什么时候他这么懒?"

"什么情况下,苏西会用她奇怪的故事让家人心烦意乱?"代替"什么时候苏西撒谎?"

特质或个性是你有或没有的东西。它们嵌入你的人格,是否可以改变它们还是个问题——如果是这样的话,唯一的方法就是经过长期努力的咨询工作!因此进步不在于处理特质,而是行为,因为行为能够改变。行为是人们之间发生的事;在场的每个人都有参与。而且我们可以研究这个行为是如何发生的,或必须要发生什么情况才会引起不同的行为。

如果我们把行为作为一种特质,我们就是在进行众多的解释以及很多未经证实的假设。推翻这个过程很有价值。这样做时,我们允许已被归于某种特性的人去理解其他人的意思,当他们说"他是……"时,问题会变得更具体,解释和内在的假设会有更大的自由空间。

比较性问题

这意味着要去询问系统内发生的任何与关系或行为模式相关的改变,或者是询问问题与最近处境或事件间的任何关系:

"什么时候小组内合作的问题变得更糟了？什么时候变好了？我听到了几种不同的观点。"

"什么时候父亲那么抑郁？什么时候他会好些?"

"什么情况下你会愉快些?"

"现在,你丈夫与过去相比是支持的更多还是更少?"

这些问题可以帮助来访者意识到差异,而他们自己未必能注意到。它们和例外问题类似,通过关联问题与事件刺激想法,它们可以把问题情境化。

分类和量化问题

这些问题关注系统成员间的差异以及家庭成员中的典型变化:

"谁与母亲相处最好？谁第二好?""然后呢?"

"当父亲沮丧的时候,谁最能让他振作起来?"

"前面的治疗中谁是最高兴的？谁是第二高兴的？然后呢?"

我们可以用这种方法问系统中某一位成员感知到的内容。也可以用这个方法在房间里画条线作为量表使用。

案例 这个案例的家庭中父亲抑郁了。咨询师在房间里用两个物体标注两点,划分了十级。"其中的一端代表'最能让父亲振作',他真的高兴而且可以忘记他的抑郁一会儿,满分用 10 分表示。另一端代表'父亲的抑郁更重了,转变成真的精神疾病',最低分用 1 分表示。贝蒂娜,请你把你的家庭成员放在这量表上。让他们直接站在量表上,请其他人也加入。"贝蒂娜设置完这个舞台或排成一个雕塑后,咨询师对其他家庭成员说:"对贝蒂娜的观点你是怎么看的？你做的话会有什么不同?"

也可以使用分类问题处理一些决策或位置问题,根据它们在量表上的不同位置达成分类观点的目标:

案例 "米勒先生,让我们尝试以三维的形式来设想一下你在一个可能的工作变化议题上的位置。地上的这条线代表一个量表,一端代表:'我会退出。好的方面是我早走比晚走好。'分数是 10 分。另一端代表:'不,我不会退出。风险太大了,我不可以那样做。必须咬紧牙关忍受它。'分数是 1 分。当你今天早上醒来你会选哪个分数？你如何注意到你有这样的分数？与这个分数相关的想法是什么？你最近一次有 1 的想法是什么时候？你如何注意到的？情境是怎样的？你有什么想法？你最近一次有 10 的想法是什么时候？你如何注意到的？情境是怎样的?

当你在 5 的时候会发生什么?"

这些问题将内在状态分类并把它们和各种情境连接起来。把内在的过程具体化和情境化,这对某些人来说是很大的解脱。另一个变式是用百分比进行判断和分类。

案例 "米勒先生,我知道你现在无法做决定。它只是还不成熟,这是你在这做夫妻咨询的原因。但是,今天早上,有多少比例你想离婚,有多少比例你想继续在一起? 昨天的情况怎样? 前天怎样? 让我们对过去一周做个平均值量表。米勒先生,你怎么看过去一周每天的比例?"

一致和不一致的问题

这些问题用于阐明系统内的情况,让所有人都看见:关于单个的主题目前的利益、派别、结盟和联盟是怎样的?

"当米勒先生说他的观点时,谁支持他,谁反对他?""谁同意他的方式,谁的看法不同?"

"家里谁认为你母亲和兄弟的关系更亲近?"

"谁认为帕蒂的边缘性人格障碍是先天性的,谁认为更多要处理的是她的发展和教养问题? 卡尔,你怎么看? 你的想法与谁更一致?"

在团队咨询时:"我注意到你们大多数人都同意。许多人显然和老板的观点一致! 有没有异议?"

在家庭咨询中:"这里表达的某些看法好像和父亲说的不完全一致。其他人怎么看这点? 彼得你呢?"

当然,咨询师可以简单地通过建立雕塑和向系统成员提问来把每个人带进来,这样就建立了一个非常清晰的子系统和派别的图像。下一步会有该群体内各个派别间的日常互动、指责、批评和观点交流。

这些问题可以打开隐藏但其实大家都隐约知道的权力游戏。每个人可以看到系统隐藏了哪些仪式性的互动,以及改变系统的政治性平衡对系统有多大的帮助。

比较子系统

这里,聚焦点在于不同系统成员功能上的差异:

来自职场冲突的咨询:"当史密斯女士与她的上司有冲突时,同事中她会去找谁?""这个团体的意义是什么?""这个团体如何支持史密斯女士?""上司如何处理这个情况和这个小团体?""如果事情失控了,谁会来干预?"

来自家庭的咨询:"如果你弟弟想要更多的零花钱,会向谁要,你母亲还是父亲?""如果你父亲(母亲)同意给更多零花钱,你母亲(父亲)会怎么做?""同时你会怎么做?"

来自夫妻的咨询:"如果你们有冲突,孩子们这时候会做什么?""他们是如何反应的?"

来自家庭的咨询:"谁更担心祖父母,父母还是孩子?""你如何注意到这点的?""当他们担心时通常会做什么?""其他人对担心者是如何反应的?"

这也把子系统带到了表面,类似于一个一致和不一致的问题。政治立场不是要点,子团体的功能、他们的结合是如何引起变化和系统中的典型互动模式才是重点。

"假设"问题

另一组问题是关于什么会是有可能的:机会、草案和假设。这类问题的实例可以参见后面的5.3.2章节。基本上,他们会问,如果出现了以下这些情况,生活会是怎么样的?

一个解决方案有效了;

一个进步出现了;

问题变更糟了;

另外有事发生了。

为了使来访者自己关心自己,这些景象应该在一个具体的水平上制定出来。这里,我们首先要处理问题情境和有了某种变化及刺激之后的暂时性的未来情境。这种变化可以是现实的或者不现实的——为了对系统、背景和可能的解决方案有更多的了解,这里需要想象力。

来访者可能会被这些问题激惹,觉得它们是浪费时间。有些人认为解决问题就意味着一个长期受苦的处理过程。任何没被这种方法检验的方式都会被认为是可疑的——这太轻松了,太娱乐化了。当咨询师建议做白日梦和对一个勇敢新世界做推测时,有些人觉得他们和他们的问题没被严肃对待。他们的解释表明他们认为这简直是一派胡言:假如我是森林的国王……

当然,也有咨询师并不特别适合这样的方法。我们学到的不就是良药苦口吗?治疗不都是通过受苦,通过牺牲来救赎的吗?

再一次强调:最重要的事是一个人的内在信念,走哪条路径会更有效果。而且对治愈、解救和救赎如何发生的个人预见保持批判的态度很有必要。咨询师必须很坚定并且不会被来访者的恼怒所刺激。邀请来访者一起向前走并激励他们走向新的路径。可能会有帮助的方法是去解释为何和如何走一条特定的路径。然而,有些情境下,问题仅仅就是问题,我们也必须承认这一点(见第5章开始的背景资料"解决方案重要——问题也同样重要")。

背景资料:循环提问是如何工作的

系统咨询师认为循环提问实际上起到什么作用呢?

首先,我们可以指出在前面章节已经提到的两个效果:

循环提问会给来访者的关系产生一连串的新信息。这些信息会相应地改变所有相关人员的观念:一些旧观念被解构,新的可以被建构起来。改变观念可以改变行为。

循环提问情景化了问题。问题的起因不再被认为是系统内某个人的事。这激励每个人考虑处于关系中的自己,而且如果可能的话可以为此做些什么。

当然,还有其他影响变化的方式也涉及到循环提问。

循环提问也是重构!

当一个问题间接地引发每个人思考时,视角就会更进一步地得到深化。每个问题都包含了会谈中的假设。问题甚至可以用来有针对性地介绍新观点。它们改变了系统的参考框架——它们"重构"了系统(见5.4.3章节)。接下来,我们介绍些循环提问里间接包含重构的案例。

问题的情境化框架:循环提问的基础是这样的假设,即每个问题与情境相关而不是个人特质的问题。如果我们问循环问题,系统成员将会自动采纳这些隐性假设,同时发现指向那个方向的线索。咨询师不必公开介绍新论点,相反,经过较长的循环提问对话,大多数来访者将发现自己与之相关并开始信服之前讨论的论点。

坏中有好:通常我们看问题都是只看它带来了哪些麻烦,而忽视了它可能给一些或所有人带来的价值和益处。

案例 旧架构:母亲的心理营养疲劳综合征反复发作。在这段时间里,她和她全家都饱受折磨。她很烦躁、脾气暴躁、精神崩溃、不断地哭喊。很显然,事情必须改变。重构:"谁首先注意到因为母亲非常细心照顾自己的家人而越来越烦躁?""当母亲太多照顾她的家人时,谁会大大松口气?""当母亲非常细心照顾自己的家人时,她帮助谁最多——即使我们都知道她不应该为家人做那么多,因为这使她越来越烦躁并筋疲力尽?"

案例 旧结构：保罗在学校偷懒，这是件坏事并且必须改变。重构："如果像保罗这样为了让自己成绩不优秀和不过度疲劳而如此叛逆的话，家里谁会获益？""让我们假设你的父母不再有理由为保罗的懒惰吵架。那他们会为什么吵架？"

将受害者转变为肇事者

案例 旧结构：父亲患有抑郁症。重构："什么时候父亲决定开始抑郁？""他必须要做什么明天会抑郁？"

案例 旧结构：家里的每个人一直对彼得心烦意乱。他犯各种错误，无法集中注意力，乱丢东西。重构："彼得还可以做什么来获得这么多的关注？""让我们假设这是一场竞赛，看看家里谁对谁最操心。彼得用他的行为为自己赢得了怎样的位置？"

将个性或事物转变为举止或行为

案例 旧结构：保罗懒惰。重构："保罗是怎么个懒惰法？""当他懒惰时，他会做什么？"重构："让我们假设他想表演得好像他很懒惰。为了让母亲注意他而且对他失望，就像她经常做的那样，他会做什么？对他来说获得这些的最快捷的方式是什么？"

案例 旧结构：米勒先生是这样一个不敏感的同事。他的行为使工作组的全面合作变得紧张。重构："请根据你的观察，列出米勒先生在过去3天内做的不敏感的事。""在这些情况下，他做什么会让你认为：他不像我们想象的那样不敏感？""他有做什么事让你注意到他也有敏感的一面吗？"

所有的这些问题都意味着新的想法，至少部分与系统之前的结构相矛盾。每个问题都传了一些隐含的假设。表11中去情境化的问题带有这样的假设：问题在于人的内在属性而非背景。通过向系统提这些问题，我们把注意力指向这样的方向并自动稳定了这种看待事物的方式。因为我们专家的身份，当我们作为专家用隐性的假设向系统提时，这个位置就获得了系统内权力和"真理"的位置。当然，当我们以这种方式操控系统时，一些事也是在所难免的。这就是为什么我们应该自觉和负责地使用这种方法。

循环提问礼貌地验证咨询师的假设

从系统的反应，咨询师可以判断他或她的假设和猜想是否适合系统。问题的结果经常可以用来检测假设。这种生成假设的问题有助于引发系统成员思考咨询师的假设。他们会沿着同样的线路思考而且变得很感兴趣，这个隐性的假设是否确实如此呢？来访者可以自己决定得出什么结论，而不必对事情采取公开立场。这避免了咨询师带着假设直接面对系统,也避免了来访者必须公开采取立场。通过提问,每个人在结束时都可以带着信息回家。

"假设"问题的使用

这类问题使咨询变得更容易和更具创造性,并且它允许我们去辨别问题与背景间的互动。它可以追溯到解决取向的短期治疗,由史蒂夫·德·沙泽尔与茵素·金·伯格以及其他人在 20 世纪 70 年代和 20 世纪 80 年代开始传播。它的基本信念是:

关于问题的会谈会引起更多的问题,反之有关解决方案的会谈可以带来更多的解决方案。

解决方案不必与手头的问题有任何关系,而且不需要对问题进行长程和细致分析也可以为可能的解决方案提供许多建议。

在没有找到出口的时候你很容易迷失在问题的复杂迷宫里,然而解决方案常常是很容易找到的。

在系统咨询中,一个人是该推开问题还是该对问题投入大量的时间和精力呢?使用"假如"问题十分有效,因为它们帮助构建一个积极的解决问题的景象。解决方案的想法——至少在来访者的心中——变得更有可能和更清晰。当然集中处理一个问题会导致对麻烦的固着。在还没有接近解决方案的时候,问题已经把我们击沉。一个更轻松和更有创意的气氛对寻找解决方案是有帮助的。最重要的是:三思而后行。

5.3.2　问题和资源情境:使用循环提问

当对问题和系统资源工作时,咨询师如何最好地使用上述形式的提问呢?下面对讨论主题的分类也包含了一些组织会话的建议。无论如何,咨询师不需要根据特定顺序的个人主题讨论来工作。相反,咨询师可以根据实际情况来使用它们和相关的假设。下面列出的某些问题种类可能适合用于进行探索工作。我们对如何更好地构建循环提问也提供了一些注释。

问题和参与者的描述

在开始时,准确调查问题是什么以及谁与之相关,这是值得花费时间的。我们询问参与者问题是从谁的行为或如何产生的。我们也要问其他人,他们是怎么看待这个问题的。

什么时候,多久和什么地方问题会发生?

什么时候和什么地方不发生?

谁较多和谁较少受它影响？

谁的出现会导致问题的发生？

谁的出现不会导致问题的发生？

谁会受影响或受波及？

谁甚至会否认存在的问题？

我们在这里还可以用上面"将性格转化为行为差异"部分中讨论的那些问题。我们可以进一步地提出一致/不一致的问题、比较子系统的问题和"对现在公司的闲言碎语"。

案例 "克劳蒂亚，能否请你将你的家庭成员排成一行？在一端，放一位你哥哥彼得伤害最大、感到最愤怒的家庭成员。在另外一端，放一位彼得对其表现这种行为最少的一位。""谢谢。克劳蒂亚，你现在可以告诉我为何你会选择他们？更确切地说，给我些彼得回应你父亲的例子，而且为何你认为那是特别伤人的、愤怒或暴躁的。"

案例 在小组冲突咨询中："为了让我更好地理解情况，梅森先生，请你再次透露一下小组中谁会说下面的话：'凯伦觉得她并不劳累，这对任何人都是个问题。'同时谁会说：'她做事的方式不错，对其他人也很公平，我可以接受。'"

案例 或关于另一个主题："你说信息流没有发挥正常功能，这是个问题。让我们看得更仔细些。克利尔先生，请你对组里的同事组合排个等级秩序来代表完善的数据传送。选出一组同事，在他们之间——甚至是一些重要的资料——也会很快遗失。对量表的另一端，选出一组他们之间很少有信息丢失的情况。当然，有些同事可能不止存在于一端。"

我们将在下面详细讨论的奇迹问题也可以使问题具体化：

如果在接下来的几周一个奇迹发生了，你注意到问题会有怎样的变化？

"围绕金色症状的舞蹈"

系统中的症状和有症状的人倾向于建立典型的、重复性的互动仪式，以赋予症状特殊的意义。这就是我们所说的"围绕金色症状的舞蹈"。在真实的舞蹈中，舞者要保持正确的节奏必须对舞步十分熟悉。症状也同样如此。有时一个戏剧性的表演场景也会有所帮助：咨询师与参与者讨论第一幕是什么，第二幕是什么，以此类推，如何构建开始、高潮和演出的过程。要仔细调查这些舞蹈或演出，请参见以下问题：

谁对问题的反应最大？谁的反应最轻？（比较、分类和量化问题）

其他人对问题如何反应？（一致/不一致问题）

受影响的人对其他人的反应又有何反应？（我们识别一个循环，一个互动模式?)

当问题发生时,其他人是如何对待彼此的?(我们能找到哪种类型的舞蹈?)

案例 来自家庭治疗:"迈尔女士,我们现在对你儿子彼得如此伤人、愤怒和暴躁有个想法。你的女儿克劳蒂亚会分别把人摆放在他表现出这种行为最强和最弱的两个端点。每个人都同意彼得这样的行为最多指向父亲。你的丈夫通常会如何回应彼得的行为?""那彼得呢? 那时彼得会做什么?""克劳蒂亚,你觉得你母亲的方式和你描绘的情况有何不同吗?""彼得,当你忙于应付父亲时,你注意到克劳蒂亚和母亲的行为方式吗?""迈尔先生,你是否同意彼得的观点,或者当你和彼得之间是如此紧张时,你观察到妻子及克劳蒂亚有什么不同吗?"

案例 来自小组冲突咨询:"汤普森先生,如果小组中一部分人认为你的同事凯伦太轻松了而且成功避免了做更多工作,这些同事是如何反应的? 如何可以注意到他们会经常有这种不公平的观点?""那时凯伦会做什么?""而这部分的同事是如何反应的?""凯伦接下来怎么做?""其他同事,那些认为凯伦没有偷懒的同事,他们会做什么?""你观察到什么? 这对凯伦和其他同事有什么影响? 他们有反应还是没有? 并且他们如何反应?"

继续对"围绕金色症状的舞蹈"进行工作的一种方式是:审视事物常态之外所有的例外情况——包括"对现在公司的闲言碎语":

事情一直是那样发展的,有没有例外?

这些例外看起来像什么?

相比通常的过程,哪种例外更积极,哪种更消极?

相比日常,受到问题影响的人做了什么不同的事? 谁能预见什么时候和为何这个人会做不同的事情?

"舞蹈伴侣"做的会有什么不同? 他们对什么时候和为何他们会做的不同有任何预感吗?

案例 来自夫妻治疗:"B女士,现在我们知道你和丈夫的争吵是如何升级的,直到你提出离婚然后他离开公寓几个小时去冷静一下。但有时事情会有不同吗?""就像你说的,这少数过程更适合你。在那些情况里你丈夫做了什么不同的事?""你认为在那种情况下为何他可以或想要不同的做法?""B先生,在这些少数情况中,你太太做了什么不同的事?""在什么情况下她会那样做?""从你们俩日常舞蹈的例外情况讨论中,你们学到了什么? 我希望你们每个人能回应对方的需要。"

对"围绕金色症状的舞蹈"的正常部分(有时是糟糕的部分)工作时,我们可能会问,伴侣们怎么做会使他们停止通常的舞蹈并尝试些新的舞步。我们用一个熟悉的案例来说明一下。

案例 来自家庭治疗:"克劳蒂亚,我们现在了解到你父亲有时对彼得的挑衅反应不太强烈——因此这会导致更好的结果。你认为父亲需要从你的母亲这里,从彼得这里或从你这里得到一些什么才能够那样反应?""其他人是否同意或关于这个你有什么其他想法?""迈尔女士,克劳蒂亚所说的是否正确?""彼得,你也这样想?""迈尔女士,我们现在知道彼得不是一直触怒你丈夫并对你丈夫反应如此激烈。你丈夫和你以及克劳蒂亚可以做什么,帮助彼得决定他不那么强烈的反应?""彼得,你自己认为什么可以帮到你? 另一方面,什么会让你反应强烈?"

我们使用这种常规的变式来消除症状,虽然事情保持原样也是情有可原的。这就是为何如果先前的尝试失败了,咨询师不应该重复继续同样路径的原因。生活也是如此,这里我们应该考虑瓦兹拉维克(Watzlawick)的话:如果之前的尝试不成功的话,再多同样的尝试也通常是徒劳无功的。

过去:问题的历史

询问问题的历史可以告诉我们问题的起源和过程,并为我们提供大量的线索来了解最好与最糟的背景情况。因此,我们会询问系统各个成员以下的问题获取各种各样的描述:

怎样和什么时候该行为第一次出现?

谁第一个称之为一个问题? 谁是第二个? 然后呢?

那时候有什么特别的事发生(紧张的生活情况或关系)?

问题发生前不久或问题发展过程中,有什么事发生吗?

对问题的反应,那时候与现在有不同吗?

为达到这个目的,我们使用特殊的分类、量化和比较问题。

案例 "当你孩子第一次害怕以致不能在自己房间一个人睡时,你妻子是如何反应的?""你的丈夫,他对这点是如何反应的?""对你女儿拒绝单独待在自己屋里,你那时的反应与现今有不同吗?""什么时候和为什么你开始像现在这样反应?""你认为原因是你太太对情况的不同反应吗?""当你改变你对女儿拒绝的反应时,你丈夫做了什么?"

为了与来访者共同学习问题和如何更好地攻克问题,我们在这里,也在大多数系统工作中,对规则中的例外感兴趣。

在哪个阶段(多长和什么时候)问题会减弱或完全不复存在?

在那个阶段你和其他人做的有什么不同?

你如何设法让问题发生在某个特定时间?

在那个阶段当问题减弱或消失的时候,你生活中的其他事情是如何变化的?

这些提问的目标是将存在的症状与某些背景成功地连接起来。这允许我们仔细审视何种背景会对问题产生积极的影响。这里,咨询师也可以用"我们可以从过去学到什么"的问题来结束会谈。

探索先前解决问题的尝试

我们认为这个方法对一些长期的问题特别重要,因为许多不同专业的助人者必定会经常被带入画面(见3.3.3章节)。但在其他情况下,过去已经采用的措施以及因这些努力而产生的结果对于探索系统同样还是很有帮助的。

你自己为解决问题做过什么? 做过什么尝试,你从中学到什么(不管是消极的还是积极的)?

你周围的其他人为解决问题做过什么? 描述一下这些尝试,回忆一下你从他们的尝试中学到了什么?

专业助人者是怎样参与进来的?

谁邀请了助人者? 什么时候? 为什么?

结果是什么?

其他的助人者对问题说了什么? 你从先前的助人者那里学到了什么?

这些先前的联系是如何和被谁结束的?

当问题已经变成慢性问题,根据我们的经验,参与的人员已经无法看清谁尝试过干预,谁最先干预,谁打断干预,为什么,以及那些助人者对问题是怎么考虑的。出于这个原因,我们推荐读者参见第2章和第3章的内容,去搞清楚事情的原委并把它放进时间线里。"对现在在公司的闲言碎语"、读出想法和量化问题都是非常适合这类问题的方法。

案例 再次看一下迈尔一家的案例,彼得是家中的问题儿童。"那么一年前你在一家咨询中心与社工有讨论过这些问题。父亲、母亲和彼得都在。克劳蒂亚,你记得谁认为去咨询是重要的吗?""为何是这样? 为何对你父亲来说咨询不那么重要?""整件事是如何结束的,克劳蒂亚?""当你父亲说他想结束咨询时,你母亲和彼得说了什么?""迈尔夫人,为何你丈夫那时不想继续咨询了?""迈尔夫人,我应该做点什么让你丈夫也不想来见我?""你认为我应该做什么,让彼得不想来这里?""迈尔先生,我做什么会使你妻子想停止来这里?""我想从彼得、母亲、父亲这里知道,我的同事那时对问题的来源说了什么,或任何其他的话。""你们包括克劳蒂亚从我同事的尝试干预中学到了什么,不管是积极的还是消极的?""作为你们的新治疗师,我可以从我同事的反映中学习什么,以便现在可以做得更好些?"

研究其他专业助人者解决问题的尝试,可以帮助我们了解更多系统和助人者之间的互动模式,以避免类似的错误。做一个彻底的调查,避免来访者把专业帮助当成一种可以不断替换的简单的"消费"行为。

解释问题和解决问题的差异

一个人看待问题的方式也决定了一个人如何解决问题的方案。解释引导我们去尝试在某一特定方向上进行帮助。任何一个认为抑郁症是传染病的人不会对关系层面涉及太多。而这正是系统式治疗可以介入和决定的地方，与来访者一起讨论为何这人对其他解释不开放一些：

为何那个人有时候易受影响而有时不会？为此，最好的办法是找出这些看法实际上意味着什么。

你相信周围的人对问题的背景和原因有什么看法吗？你自己是怎么想的？家里有人和你立场一致吗？

你周围的人相信有好的解决方案，对此你怎么想？谁会做些什么让问题消失或至少激发一些积极的变化吗？

这正是读心类问题的用武之地。一旦你获得一些方向，你可以用一致/不一致的问题继续工作。用不同的方法来询问引起问题的原因和解决问题的方式对咨询情境非常重要。咨询师会支持谁，谁会在咨询过程中被证明是正确的？为此，要有利于工作，需要清理系统中的"政治"问题。

在探索了一致和不一致的问题以及建立了对原因和解决方案的不同立场之后，我们可以通过观察不同子团体的功能和互动来继续咨询。这些不同的团体和它们的互动是如何影响系统的？它们对咨询师的期待会有什么样的影响？根据手头案例的情况，下一步可以用"围绕金色症状的舞蹈"继续。

询问系统资源

这一思路的问题极为重要，然而咨询师经常被诱导去缩短这一步骤的工作，因为每个人特别是来访者很渴望就让人受苦的问题本身工作。当然，这是一个重要的任务，因为承担问题的系统不能自己解决问题，这可能会像过去一样继续损害他们的"自尊"，并在某种程度上导致自我贬低。

案例　两个伴侣都认为他们的婚姻相当无用，更多的是一种阻碍而不是祝福。很长一段时间以来，性在婚姻中只起到了很小的作用，整个关系看似无法运转了。但是，他们能够很好地组织日常生活并且可以在很多重要事情上达成一致，例如金钱、财产、孩子养育和家务。然而，对于他们可以继续平静地生活在一起的这一事实，他们没有觉察或者完全不予理会。

案例　问题是领导不支持团队，不承认它的成就，最重要的是在提出新要求的同时还要削减他们的工资。一个同事觉得她的工作很无趣，很有压力，尤其是在她卷入与上司的争论之后。她可能会被解雇。她看不见的是这份工作给她提供了广阔的自由和自主性。事实上，恶化的工作环境不仅仅局限于这家公司，而是涉及整

个行业。事实上,在她的公司,同事们相对温和,而且她和同事间的气氛也相当融洽。

积极的事情被简单地忽略了。系统被贬低了,而且叙述没有说出整个故事。这会轻易地导致错误的决定,让人很快后悔。归属于一个贬值的系统(即使是我自己在贬低系统)会损害自己的价值观(见5.4.2章节)。与自尊感仍然完整的来访者工作相对更轻松和更富有成效。这就是咨询师应该致力于强调系统资源的原因。

然而,当咨询师热衷于这些方向时,有些来访者是不高兴的:

他们处于极度压力下,希望事情快点好转。如何让事情好转呢?至少根据大多数人的意见,方法是要通过密集和长时间的讨论问题,而不是一开始就强调系统中好的方面。这些之前都已讲过!

在他们的内在对话和与别人的会谈中,他们已经习惯了不断抱怨他们的婚姻、工作、老板和同事。现在它变得如此容易了。关于他们资源的问题给他们来了个措手不及。真讨厌!

一般的观点认为谦虚是一种美德,一个人不应该强调自己的长处和成就,有时要禁止这种努力。对于一些人而言它是陌生的,对另一些人而言这是一种禁忌。

但在这里,咨询师能够忍受来访者系统的阻抗也是重要的。一般情况下,一旦来访者经历过了最初的几点,心情就会改变:谈论长处实际上可以让人兴奋。当然,咨询师也必须学会包容这个过程。

下面的问题,与"对现在公司的闲言碎语"和读心声的风格相似,可以给读者提供一些帮助:

有关的长处和能力是什么?

在你的家庭生活中什么是成功的?

什么应该是要保持和不可改变的?

什么是家庭生活中、团队或组织中的快乐和成功的时刻?过去两年中最突出的事情是什么?

出了问题,是什么帮助你前行?

从家人和朋友那里得到的支持是什么?

赋予家庭/团队的想法和信念是什么?

假如问题突然消失了

这种类型的问题,来自解决取向的短期治疗,被经典地称为"奇迹问题"。自那以后,巫师、仙女和其他神奇的生物经常流行于系统式咨询中。每当处于这种情况,愉快和有创造力的会话就会随之而来,或者它会引起刺激。这个主意让来访者远离他们的问题并走向一个想象的解决方案。根据来访者的情况,问一定数量的问题,或多或少地说些奇迹发生的可能。通过这种问题,我们邀请来访者去想象问题已经消失了和不再存在。咨询师追加的问题可以帮助来访者去发展非常具体和细致的想法,那时的生活看上去会是怎样的。下面的问题证实是有用的:

假如今晚有个奇迹发生了而且问题消失了(因为你被个仙女吻了,有了种能力,或者因为上帝的干预,诸如此类)。

醒来时,你是如何注意到问题已经消失了?确切地说你注意到了什么变化?你的想法是否不同,你的身体感觉是什么?这样的早晨你会先做什么?其次做什么?

谁会最先注意到问题消失了?谁是第二个?(分类/量化问题)

如果问题没有了,"新"生活中你最想念什么?

如果咨询成功了而且你已解决了大多数问题,你的生活看起来会怎么样?与今天相比你会做什么不同的事?

假设你成功地减少了一件事或增加了另一件,你的生活有什么不同?

在这个过程中,有时候一个不错的主意是去询问来访者的身体感觉从而揭示问题已经消失了。最重要的是来访者要具体和形象地想象这个情景。

案例 来自夫妻治疗:"在我们的治疗会谈中,我们发现你每天会花一个小时待在你自己的内在小屋,带着极度怀疑的眼光看着你丈夫,对他充满了愤怒,同时感到自己很受伤,内心充满了妒忌。这间屋子的墙上有些图片,显示他和其他女性在一起,这可能是真事也可能是绯闻。当你进入小屋,他立即注意到了,自此以后你开始拒绝他,对他咄咄逼人,你们的关系里再没有任何乐趣。让我们假设这间屋子今晚消失了,也就是说,通过一个奇迹没有了,消失得无影无踪。不管你想进入还是想强迫闯入,这都不可能了,因为屋子不存在了。当你早上醒来,什么会让你注意到屋子不存在了?什么时候你会先注意到它?在什么时刻?你如何注意到它的?"没有了屋子,来访者可以继续这个想法和发展她生活的想象。然而,在会谈的最后,她认为没有这个屋子生活将无法继续下去,因为它给她提供了某种生活的安全感——就是她想要的。然而,她和屋子的关系已经改变了:她在屋子里不再感到压力也不再因为屋子而受伤害。她也不再对她丈夫愤怒,因为他为屋子的存在付出了努力。相反,屋子对她持有一种保护功能。因此,她发现自己去屋子的次数越来越少而且体验也没那么强烈了。与丈夫的互动变得不那么具有破坏性了,对他的容忍也更多了。他也学会了更好地处理。

通过显示问题消失后的下一步利益,咨询师可以把事物带到更高层次:

其他人如何注意到事情变好了或问题解决了?

谁是最惊讶的?(量化问题)

如果问题消失了谁会有什么反应,为何这样反应?

在这事件中谁是既得利益者? 谁不是? 如果问题解决了,谁将面对更多的损失而非优势?(一致,不一致,子系统的比较)

谁获利,谁损失,谁对问题的消失不会有反应?(分类和量化)

有时在治疗开始的时候用这些问题去澄清事情是很有价值的。奇迹问题不能作为主要的干预方式一直使用。

案例 来自一个案例回顾会的初始阶段:"想象一下,如果你愿意,我们的会谈结束了,而且特别成功。它教会了你很多,但现在结束了。此时会有什么不同? 什么时候你会注意到会谈的影响? 立刻? 在下次会面期间? 你如何注意到这次会谈非常成功?""所以你感到压力轻些,是在下次会谈中? 你如何注意到压力的缓解? 身体上的? 感觉有何不同?""什么想法消失了,取而代之的是什么新想法?""为了让愉快的感觉尽快回来,我们现在可以做什么? 为了缓解压力,从我们这里你想要什么?"

关于变化背景的推测

"假设"问题可以允许我们逐渐展开一系列的场景,咨询师与来访者可以在其中来共同关注某些变化。人们也可以试运行可能的未来草案。或者人们可以假设过去情景的变化会在未来产生相应的结果。这种方法给来访者提供了很多的体验和领悟,让他们明白问题与背景是如何相互关联的,一个具体的问题究竟有多"适合"当下的背景,任何变化会对背景产生什么样的影响。甚至还可以发现和强调某个问题的积极方面!

案例 来自团体管理:"你抱怨团队的领导和你的部门。太少的承诺,会议没有结构,没有议程,没有时间,没有结果评价。一些事情今天大家觉得很有意义,第二天就完全抛之脑后了。让我们假设,你拒绝这样,你反复要求会议要有一个议程,问清楚为何这件事今天重要明天就不重要了的原因。每个人都会按你想的那样行事,不只是一个人。你不会简单地随波逐流,你会扰乱事情,引起完全的混乱。之后会发生什么? 你如何做可以得到最大的反应,你破坏了旧秩序以致它不再起作用?"随后的结果证明员工也总是有办法或者替代方法来改变游戏规则。然而,代价可能是建立起一种冲突性的氛围,管理层不再提供特权和福利了。而且,我们发现团队在碰到具体问题时缺乏内部的团结。如果一个同事要求来自管理层的承诺,别人不支持他:有些人保持沉默,有些人说他们不理解发生了什么或对情况了解太少,其他人声称反而同情管理层的立场。所以发出不满声音的人被抛弃了——虽然会后他会得到来自同事的支持：他说的是对的而且他说出来是多么的勇敢。因为这些不同的视角，很多新想法和方法汇成了共同的意见，新的立场变得更有可能。

案例 来自于家庭咨询："你确信你丈夫没有表现出对家庭、孩子和家务足够的责任感，而是把所有的责任都留给了你。让我们都想象这样一个时刻，你去澳大利亚住 9 个月——你必须要收拾离开。你丈夫留在家里并要照顾自己，没有出路。我想听听你和孩子们说说这段时间家里会发生什么？生活看上去会怎样？什么会变好，什么会变糟？就是说，你不在的 9 个月里，看看他们的生活会怎样？""这些是非常有趣的想法，但让我们再深入一步。现在我要求孩子们也加入父亲的谈话，一起来想象母亲在澳大利亚的这段时间家里会怎样。非常具体地想象一下你们每天的生活。你们可以为我这样做吗？你母亲和我坐在这里只听你们说。"

案例 来自家庭咨询："B 夫人，你说这些在家对比尔不起作用，而且显然青少年服务中心也同意这种观点。如果你儿子比尔在家里会发生什么？对家庭其他成员来说事情会如何改变？"

关于未来变化的问题也可以推算问题的未来：

案例 "如果我告诉你问题是无法解决的，你会如何反应？"或者："如果任何都不会改变而且问题会继续存在，家庭生活在今后的 5 年时间里会是怎样的？"

我们也可以提出，假设来访者生活中存在的基本元素发生了变化，哪怕它们是完全不现实的。

案例 一个家庭带着他们 22 岁的女儿来咨询。从 16 岁开始，她的家庭（父亲、母亲和 20 岁的妹妹）就开始接受过青少年服务中心的多次干预，她还在精神病院住过（母亲也接受了长时间的治疗）。下面的问题是向 20 岁的妹妹提出的："让我们假定你姐姐没有出生。你认为家里会发生什么？与今天的家庭生活会有什么不同？"问姐姐："让我们假设你只是个孩子。你认为这对家庭历史和你自己的历史会如何产生特别的影响？"

案例 来自夫妻治疗，问妻子："你的话语中透露好像你还有很多事要做。让我们假定你没有遇见你丈夫，也没有遇见任何男人或者发誓不进入任何类型的伴侣关系，今天你会在哪儿？你的生活会如何发展？在过去 15 年中你会怎么做？"

这样的干预要求咨询师必须有一个明确的目标。咨询师必须建议什么会带来不同，并且给系统一个时间限制去充实新的场景。如果成功了，来访者可以对自己的系统、对他们在解决问题中扮演的积极角色、对他们自己的责任、对自己为适应某种行为所做的无意识的决定，以及对替代方案等发展出许多新观点。这种干预刺激了人们对于解决自己问题的想象力和创造力水平。

情况恶化问题

当然,咨询师可以一直寻找使事情恶化的事情! 提出这样的问题可能显得不合时宜,在某些情况下它可能确实不合适或显得无礼。然而,如果咨询师对提出挑衅和大胆的问题感到合适,那么这样的问题可以加深我们对手头问题的认识:

为了使问题存在,使问题永固,使事情变得更糟,你必须怎么做? 为了使事情更糟其他人必须怎么做?

你做什么会引发别人的反应从而使事情更糟糕?

如果这就是你想要的,你如何让自己完全不高兴?

如何让其他人帮助你实现你的计划?

你如何请其他人帮助你使生活更悲惨?

经过初始时刻的刺激,来访者通常会体验到轻松和创造力的气氛,这本身就是一个有价值的工具。必须改变,必须使自己更好,必须努力寻找解决方案——所有这些自我的强迫都变成合理的状态——都变成了次要的事情。相反,对话变得明显清晰了(有时带着一丝恐怖的味道)——这就是一个可以产生新领域的变化。

实际上这些问题中内含的最重要的一层重构就在于,其假设来访者事实上能够影响他或她的问题/症状,而并不只是个它的受害者。这些问题可以锚定这种隐含的观点。而且往一个地方流动的能量同样也可以流往其他地方。在这样的问题讨论中,来访者体验到他们自己是主动的,而不是被动的。

这个问题有什么好处?

上面介绍的一些提问方法可以引导对话走向这一点,即问题/症状的功能变得可见。咨询师可以在那个时机直接捕捉到这点并使它深入下去。然而,要讨论这种问题不能直接"冷启动"。它需要用前面使用过的方法来做一定程度的准备工作。情境化已经进行一部分了,所有人对"围绕金色症状的舞蹈"都清楚了,这些前提都很重要。如果没有与来访者的内在状态紧密相连,整件事可能会变得矫揉造作且毫无用处。咨询师可以用下面的问题引出症状的功能:

如果问题停留一段时间或者时不时爆发一次,谁会受益?

如果它完全消失了什么会更糟?

这里有些先前提到的咨询情景的实例,它们可以说明如何深入探究问题的功能议题。

案例 来自夫妻治疗(如上):通过奇迹问题,妻子发现她想逃离不愉快的情况——但事实上她也不愿意完全免除情境的所有方面。问题是为何她不觉得这是去除她"内在小屋"的合适时间。她看到的根据是"它给她提供了面对她丈夫的安全感。它帮助她感到更少受他的怜悯和更少对他的依赖。在这个屋子里,与他离婚并与孩子单独生活的想法是可以接受的。它激励她寻求和发展自己的社交生活。它帮助她为自己做更多并在经济上自己独立起来。在过去的几年里,它已经越来越多地为她提供她自己的生活方式。在婚姻的早年,她协调自己的生活并完全围绕丈夫组织家庭生活。现在她想了解和参与所有的决策。如果完全放弃内在小屋,她害怕失去所有的这些。

案例 继续5.3.2章节的案例:这里我们正处理一个被领导折磨的小组。对小组而言,"假设"问题清楚地显示了问题带来的收益:同僚文化发展了。大家不再批评目前管理层缺乏承诺以及糟糕的计划。另一方面,管理层给员工提供了相当大的空间,不要求承诺并给员工大量的福利。如果最终的结果是停滞在抱怨上,这些都会失去(伴随它的是小组的不满)。

与来访者系统共同确定症状的意义与功能是系统式咨询非常重要的元素。症状是系统的组成部分。不激发其他领域的改变,也不可能改变系统的某一部分。通过使用这些问题,咨询师开启了这一过程。询问症状的效用或如何更好地加剧症状,对避免咨询过程漂流在改变或消除症状这一唯一方向上特别适用。这只会增强系统的内在阻抗并维持系统早先的平衡状态。那时这些力量会非常严重地破坏咨询带来的任何变化。

这个提问方法还可以有很多种变化,换句话说,我们也可以问来访者认为问题还需要存在或保持多长的有效期:

你估计你可以为问题的存在提供多久的空间?

什么时候你会给它搬离的通知?

如果你什么都不做,问题会自行消失吗?

对问题和今后生活的计划

这些问题涉及对自己生活的预测,让我们去思考有可能发展出的意义,并且预期某些事件的影响。与咨询师提出假设的变化相反,这些问题处理的是真实和可预见的事件,例如孩子离开家庭、搬到其他城市、退休、祖父母的去世或经济情况的改变。

案例 "关于仍住在家里的孩子,你们好像有很多的争论。你们认为哪个孩子什么时候会先离开?接着是谁?什么时候家里只有你们两个,你认为没有孩子的生活会是怎么样的?

案例 "随着重建过程的进行,你的生意现在相当不安全。这我已经理解。让我们假设这个阶段已经过了——根据你计算的明年的某个时候。当事情完成了,一切回复常态,你认为事情将会怎样?谁会做什么?谁将会和谁交换?工作情况看上去会怎样?让我们用你的生活和工作经验来预测未来。

问题中的人不同,咨询师看到的时间表也非常不同。在危机中人往往会回避甚至不思考未来的任何事情:与现在发生的事创造一定的距离。

询问一次"有意识的或假装的复发"

这里有些符合这种特点的实例问题:

如果很久以前你已经和你的问题说了再见,但随后又想"召回"它,你会如何去做?

如果你想其他人认为你的问题回来了,虽然这不是事实,你会如何去做?

别人会怎么识别你的问题回来了还是你在虚张声势?

如果你想一劳永逸地摆脱你的问题,在什么情况下它会重复出现?

"假设"这类提问构建了人与问题的积极性关系,来访者可以有意地控制问题。但这样的问题也传达了另一个隐含的信息:症状有其自己的作用。你只会邀请那些属于你的人,或者能起到补偿作用的人回家。症状是系统的一部分。

来访者很难处理这样的提问。他们的某些信念会反对这些建构:假装痛苦和有问题是不对的!不能接受的!你不会邀请痛苦和问题进入生活!恰恰相反,当它们消失了你会高兴!也有种迷信的说法:如果你大声说出某些事,那么它就会发生并会时常萦绕在你心头。因此我们的任务之一就是要花时间向来访者解释并邀请他们参与。

5.3.3　处理循环提问的两个建议

仔细准备问题

想正确使用循环提问就需要更多的练习和精心的准备。第一次使用这种方式时尤其如此。根据我们培训师的经验,在一开始,咨询师应该清楚准备一次会谈可能甚至比一次真实的会谈所花的时间还要长。为何会这样?之前我们解释了这种类型的治疗,咨询师将他/她自己的观察(和由此产生的假设)转化成问题用于检测假设。因此,准备会谈意味着:

回顾咨询师之前与系统接触时收集到的所有相关信息,例如表达的事实、观察或者某个人的个体感受;

回顾咨询师自己对系统的假设(不管它们有多模糊);

决定要在即将到来的会谈中检验哪种假设;

检查选择的假设是否包括在协议中;

考虑检验所选的假设时(系统的政治问题)谁会表现出最强的阻抗,因此要开发一个计划去处理这样的发展或者让所有的系统成员都能接受;

决定问哪个问题以及问谁。

我们如此强调全面的准备,原因在于新手会特别低估真实的会谈会花费多少时间,以及处理这些问题和随之产生的结果有多困难。在这里,我们再次提及米兰小组写的文章(Selvini Palazzoli et al,1981),文章描述了小组如何通过电话密集地讨论和评价一个个案。虽然信息不足而且时间很短,他们还是会生成假设,计划会谈的最后一个细节,讨论用哪种类型的问题以及问谁。他们同意他们中的两个人进入访谈,其他人站在单向玻璃后面。在会谈中,咨询师甚至可以离开访谈室,加入到观察者中,和他们讨论如何更好地推进会谈。

这些标准与今天的系统治疗方法有很大的不同。我们的目的不是传播米兰的方法,而是为广泛和适当的会谈准备辩护,特别是与其他同事一起计划和进行会谈的时候。虽然它不是在所有情况下都适应,但我们推荐可以通过使用这一方法来提升自己的能力。

推荐:自我实验

我们可以在自己生活的某个重要领域使用以下这些问题,借此亲自检验效果。例如,咨询师可以在自己的家里或工作团队中举行一个会谈。我们的经验是,这些问题的受众会产生一定水平的压力,既不是特别高兴,也不是完全不高兴。一般来说,人们是清醒的、注意力集中的,也很感兴趣。当被提问时,人们必须考虑一会儿,因为这些问题确实不是日常的问题。这些问题也没有标准答案。如果问到家里/团队里的其他人,人们通常会听得很仔细,并且对听到的描述很惊讶,大家对同一事情的直接体验与描述是如此不同。人们在好奇和兴趣之间徘徊。

当自己和他人的小算盘被无情地揭露时,对此感到某种程度的尴尬和恐惧。我们注意到,听人们去描述以下内容,是可以让人非常恼火的:

倾听其他人如何描述每个人在某些事件里的表现;

注意到人的互动和行为机制是如何地可预见以及根深蒂固;

意识到我们如何陷入那些我们体验到的事件之中。

这样的会谈意味着一场在快乐和痛苦之间的游走。即使有时相当尴尬,但发现新事物的渴望,又会让人坚持下去。

5.4 评论

每种体验都有自己的语言表达。这是我们选择话语来描述来访者情况和问题的原因,它是任何系统性干预的重要方面。我们的评论可以从几个层次进行,以便为来访者提供意义及评估。它们也可以邀请来访者假设新的观点,或提供改变的冲动。我们判断评论的基础不是真伪,而在于它们影响变化的效用。

曼弗雷德·普赖尔(Manfred Prior,2012)收集了言语表达的一些重要方面:

"在过去"或"直到今天":来访者经常把他们的问题描述成自己人格或生活延伸的、持久的特性,"我不能忍受……"或"我一直很害羞……"这样的描述意味着牢固、不灵活的特性,它不能(轻易地)改变。作为咨询师,我们可以"软化"它们——甚至可能完全溶解它们——通过言语把它们贴在过去:"到现在为止,你不能忍受……"或"在过去,你体验到自己害羞。"这种解释意味着改变是可能的:它们可以帮助来访者建立改变的信心。

类似的,短语"还没有"也可以嵌入到我们的问题描述中。陈述:"我不能集中精力"被转变为:"你还没有发现如何可以更好地集中精力。"

用"如何……什么……哪个……"取代"是否":连词"是否"暗示非此即彼的决定。"我不知道明天是否可以来。"在问题的描述中,"是否"经常反映了非黑即白的二元性:"我不知道我到底是否可以完成我的训练,这个咨询是否会结束。"我们可以用其他疑问句来代替这个连接语态。这将陈述移至完全不同的方向:"所以你想知道,如何可以得到学位,而且完成它要做什么。""你怀疑这种治疗可以为你做什么。"

"宁愿"和"代替":来访者经常用负面术语描述存在的现象,从而否定之前的一切。在发展的初始阶段,对此的反应是特别重要的,因为它允许我们引导来访者去关注和发展不同的行为:"上周我们没有像以往那样经常争吵。""你做了什么替代的行为?""我希望我不会那么害羞。""你宁愿是什么样的?"

"很好!好极了!太神了!"或"有一点儿,有时,有点":人们经常以夸张的戏剧化或低调的最小化方式表达自己的体验。有时区分这两种描述很有作用,从连接的角度考虑,要先处理来访者的意向,然后再用戏谑的方式与之工作。这意味着,和那些倾向轻描淡写的人工作时,要混入更多戏剧化的言语,和倾向于夸大的人一起工作时,要淡化评论。这样做,我们可以松动来访者的描述,并指出另一种认知。

5.4.1 正常化

即使最简单的评论也可以化解情境。例如,咨询师可以通过陈述开始家庭治疗:"我经常和相似问题的家庭工作。"带有独特问题的人经常感到很孤独。由于羞愧、内疚和恐惧,他们把自己的问题留给自己。他们内心深处有一个神话:自己是地球上唯一一个有这问题的人,只有他们反复犯同样的错误,没有任何手段能作用,只会让事情更糟。对于大胆和建设性的改变,这样的自责当然不是一个容易的出发点。如果这样的一个内心独白是牢固锚定的,它可以导致负性贬低的恶性循环,完全阻碍改变的发生。在这些情况下,可以使用正常化的解释,比如,使用语言把手上的问题描绘为可以解决的和正常的生活沧桑。通过使用正常化的解释,我们介绍了评论的标准,为来访者创建了一种看待"正常"描述的新方法。

家庭背景:"你家里好像看不惯快乐和幸福。这也难怪,你根本不懂得快乐,而代以一个抑郁的姿态去面对世界。现在你的任务是要学习你的家庭没有教给你的——并且记住,没有一个家庭可以教会孩子生活里每件重要的事。"

家庭生命周期:"最小孩子的长大和离巢,对任何家庭都是一个挑战,而对有些家庭而言,它变成了一个沉重的负担。"

任务或挑战的类型:"被拒了 20 次或 20 多次,还继续申请是很艰难的。许多人情愿放弃,大多数人都需要帮助。"

这样的解释或多或少也属于一种重构。它们把问题描述得好像是合理的、可以理解的和正常的。然而,最好不要用形容词"正常",因为它意味着某种程度上的评判,当需要根据周围情况使用标签分类诊断时,我们也应该谨慎使用。另一方面,来访者对术语"正常"的使用是相当自由的,即使在描述自我或他们的思想和恐惧时,他们也经常会说"我正常吗",这对许多人来说是个很重要的问题,而且确实需要一个答案。因此,在这些情况下,治疗师是可以使用词语"正常"去回应问题的。

正常化解释表明我们有能力回答手上的问题(见 Grawe 的疗效因子,1999,特别是建立信任和体验胜任感时)。另外,这种解释有助于去除自我封闭(内部的和外部的)的隔离,同时指出许多其他人也面临同样的问题。这种效果类似于找到兴趣或自助团体:遇见有类似问题、错误的人,减轻我们自己的负荷,给我们注入新能量继续生活。在组织咨询中也会出现这种现象:有时候所要做的工作就是提供一个开放式的讨论,让员工讨论自己面临的问题和处理的方式,解决堵塞,提供新能量。

但有些例外情况下,这种解释不适用。例如,各种类型的攻击和暴力显然不应得到"正常"的标签。

对于以下的来访者,正常化的标签也不宜使用:他们之前没意识到自己的问题,或别人没正确地认可他们的问题,或他们的环境无视这些问题,或来访者非常极端地渴望有人肯定他们的问题。如果在这里使用正常化,可能会让来访者觉得,他们并没有被真正地了解和重视。

5.4.2 赞美和激活资源

赞美表达了人的欣赏,可以创建积极的气氛,因为我们恭维的这个人能意识到这一点并能欣赏它。对于不习惯收到积极反馈的来访者,恭维可以是一种重新解释和重构,因为它邀请接受者从不同的角度看待他们的经验。通过聚焦"变好了会什么样",我们把注意力引向现有的优势和资源,并且给它们命名。弹性研究(例如Werner & Smith, 2001; Lösel & Bender, 2008; Laucht et al. ,2000)为我们打开眼界:儿童即使是生活在恶劣的环境中(长期贫困,贫民窟,在一个困难的家庭里长大)也可以建立一个比较积极的、健康的世界观——他们能做到这一点需要些特殊的优势。结合健康本源学研究的结果（Antonovsky，1987：见本章开始部分的背景资料"解决方案重要——问题也同样重要"），这些都为我们提供了清楚的证据，在与来访者的工作中，我们必须专注地强调他们的优势并增强他们生存的能力。

案例 对"淹没在混沌中"（这是推荐她来咨询的那位老师的原话）的一个单身母亲，咨询师可以说："虽然困难重重，你有三个孩子，但你做得很好，你为他们提供了生活的基础——食物，让他们准时上床和早上准时起床。你担心他们每一个人，试图给他们需要的东西。我可以想象要对三个小孩子承担这么多的责任是多么的不容易。"

案例 一个青少年的家庭，儿子有学业问题，在家里也会引发很大的冲突。我们询问他的父母，在家里有什么是他们儿子可以做得好的。他们耸耸肩并说："目前，不多。"我们要求他们努力去捕捉他的长处。过了一会儿，他们咕哝几句，"那就是计算机和足球吧"。进一步的提问揭示了他在这些领域真的很努力，事实上他已经表现出了相当的毅力。同时他们的儿子有一些朋友，当他们有需要时，他也会帮助他们。在这关键时刻，和往常不一样的是，这个相当害羞和沉默寡言的男孩一直在听着他们说：他已经很长一段时间没有从父母那里听到这些事了。这样的资源取向问题可以化解紧张的情况，为建设性的对话打开大门，并建立父母和孩子的自尊。传递的信息是：如果还有一些方面是积极的，那么事情也不是完全糟糕！

当与困难的改变过程工作时，我们需要聚集所有的勇气和自信，带着稳固的自尊去面对合作伙伴。不然我们如何承担变化的风险？我们的部分工作就是要让来访者能够察觉到他们生活中每一点微小的成功，尤其是当他们已经被问题折磨到枯竭或者无法摆脱这个像怪兽的困境时。我们重新引导他们注视他们已经克服的事、他们可能沉睡着的能力和生活中小小的胜利。我们必须发明一个雷达来搜寻现有的资源，帮助我们的来访者收回失地。

当然赞美不应该是出于友好或者策略的需要而说些动听的话语。相反，赞美必须能够指向来访者描述或展示的内容以及具体的行为。这里没有必要老生常谈。设想咨询师可以看见一个硬币的两面，适当地过滤出问题描述中值得保留的那部分，即可爱的、新颖的、与众不同的方面。这个视角不应该只用在总结发言中，而应该成为整个咨询过程中的一部分。现代的西方文化与以往任何时候相比都更倾向于挑剔和检验，一个积极的视角可以起到重要的作用。

当我们控制来访者或用不愉快的信息面质他们时，赞美就会变得尤其重要（或特别不恰当，取决于你问谁）。许多从业者认为在这样的情况下自己必须特别坚定，他们担心用过多的称赞来装饰，会把来访者搞得云里雾里。我们想建议一个不同的路线：正是在这样的紧要关头，当我们提供残酷的事实时，赞美和支持性解释可以特别成功地帮助沟通建立一个好的平衡。每次来访者有崩溃的风险要进入敌意状态时，它们可以帮助来访者保留颜面和建立沟通的桥梁。

案例 "我能看见你们是如何努力让自己的生活恢复秩序和做个好父母的。你们花了很多心思想给孩子提供好的生活。这点我真的很欣赏。另一方面，你们冬天送他们上学却没有给他们穿合适的衣服御寒，没有定时给他们提供热的食物。如果你们不当心的话，你们的孩子健康状况会出现问题，而且可能真的会生病。我知道你们不想这样，而且我想支持你们做些改变。无论如何，我不能也不愿就这么坐着看着事情保持原样。"

在许多情况下，咨询师是在家或者开放式的住院病房见到来访者的，赞美应该指向具体的行为。如果咨询师善于观察他人，并能快速利用来访者的主动性去改变或建设性地尝试，这样就能根据实际的需要使用赞美了。

案例 我注意到你正在专心地听你妻子的讲话，而不是像过去那样，一定要为自己辩护或者说出你的想法，我想这是个非常重要的改变。

案例 这很好——你站起来，走向伊冯并告诉她，在我们试图说话时她应该无条件地安静一会儿，而不是把木块丢得房间里到处都是。然后你注意到这起作用了！我想伊冯这样能更好地理解，这种做法比你离开沙发冲她大叫安静一会儿的效果更好。现在，你觉得如果你一直这样做会发生什么？

赞美帮助咨询师更多地停留在来访者更富有成效的那一面，活化这些部分，然后引入改变的新进程（即使他们暂时会拒绝）。

5.4.3 重构：通过改变你的描述改变你的现实

案例 很久以前，有一个东方的国王，做了一个令人不安的梦：他梦到自己的牙齿一个接一个地掉光了。充满忧虑的他召唤了他的释梦师，释梦师带着巨大的焦虑告诉国王："我必须传递一个悲伤的消息，你会一个接一个地失去所有的亲人，就像梦里的牙齿都掉光那样。"国王非常愤怒，他把释梦师丢进了地牢。然后他召唤了第二个释梦师，他听了梦以后说："我很高兴地告诉你一个好消息，你会是所有亲戚中最长寿的一个。"国王对这个解释非常高兴，并重奖了他（资源：Nossrat Peseschkian 说的东方故事，个人沟通）。

这里我们看到，对同一个信息用不同角度进行描述，可以带来非常不同的反应。重构在文学、神学和神秘主义中有悠久的传统。今天我们只需要关注政治性声明，理解现代的重构是如何工作的（"自旋"）。重构意味着对以往说过或体验过的事情赋予新的意义，把它放入新的框架，因此提供了看待事物的新方法。"积极重释"或"阳性赋义"或多或少意味着同样的事。在很多笑话中，娱乐的效果就是对同一事件或行为有不同的解释。

案例 一个来自德克萨斯州的男人,当然那里什么东西都是更大、更快和更好的,他来欧洲旅行参观他家人的祖国。当进入德国南部的黑森林,他遇见一个自傲于拥有小部分黑森林、牲口和牧场的农场主。这个德州人也是个农场主,他开始讲自己的故事:"在我家里的农场,我早上坐进我的路虎,带上我的猎枪和我的家人一起外出野餐,我们一路笔直往西,晚上停下来休息。第二天早上我们很早出发继续往西旅行,在下午的某个时候我们终于到达了牧场的边缘。明白我的意思吗? 这是德克萨斯,老弟!"黑森林的农场主明白地点点头说道:"哦,我明白你的意思,先生,我以前也有过这么一文不值的拖拉机。"

重构经常伴有幽默,这不足为奇,它可以帮助你和手上的事情之间保持一定的距离——而且给事情带来一点好玩的感觉,哪怕是很难的问题。除了共感,重构还要求从业者有能力跳出不可改变的框架来看待和改变事情。经过一些练习,从业者可以学会用这种方式,从那些已经说出来或看到的内容里,看到其他的、新的框架,并把它作为一种选择呈现给来访者。

案例 一个母亲说:"我一直给我的孩子太多,而且很容易对他们屈服。"咨询师也持有同样的观点,但让人高兴的是来访者自己可以认识到这点。她在不同的层面上回答:"我敢肯定,你想用其他方式让你的孩子明白,你有多爱他们。"(Stindl-Nemec,2001,p. 93)

这样的解释可以让来访者大吃一惊,因为他们顺着来访者自己的话(这里:"我不知道为什么不能为孩子设置边界——我是个坏母亲!")为情境引入一个新的"旋转"(解读视角)(你爱孩子,这是为何你让他们得到很多东西的原因。但你也可以学习用其他的方式展现你对他们的爱,这也包括了设置限制)。重要的不是新解释的合理性,而是它的效用:来访者有没有正确理解解释,带着新视角去看待事物,而且最终走出了改变的第一步呢?

这是我们作为治疗师、咨询师和教育者的价值所在。如果真相不是一个评估问题的客观标准,我们必须使用价值的标准,这是我们行动和定义效果的基础。许多以系统式治疗为主旨的专著作者(例如 Stindl-Nemec,2001,p. 93;von Schlippe & Schweitzer 引用,2007,pp. 180f.)把重构看作"对事情以往看法"的一种扰动。但是我们认为,没有不蕴含价值和目标的扰动存在。重构一直隐含了对采用路线的建议,而且来访者对此或多或少有所察觉。将厌食症患者重构为一个吸收全家烦恼的青少年受害者的角色(这样免罪于他们)传达了这样的信息:家庭应该找到更好和更健康的方式去处理家庭的问题和冲突。来访者接受到的是怎样的建议一定取决于咨询师展现它时的方式、语调和非言语信号。每个沟通都是同时有控制者和接收者的(Schulz von Thun，2010a，2010b，2010c)。在上面关于母亲过于宽大的例子中，咨询师的重构就是引导母亲的注意力去发现表达爱孩子的其他方式。

但是让我们现在转向事实真相：我们可以在什么背景和情况下使用重构？

重构可以表达好的意图

我们觉得，行为通常是要表达某种良好的意图。为此，咨询师必须辨别来访者的需求、愿望和动机，以及与它们联系在一起的破坏性或不恰当的行为。上面提出的宽大的母亲就是一个好例子。下面提供三个更进一步的案例。

案例 在班里扮小丑并叨扰其他人的青少年，你对他说："你花了很多力气扮小丑并使你的朋友大笑。你看上去很擅长这个。然而，在这个期间……"

案例 对经常对孩子大喊的父亲："你觉得孩子有清楚的边界、尊重你的权威、不逃脱惩罚非常重要。你想成为一个好父亲。同时对你来说，享受孩子的爱也很重要，当他们从你这里离开时，这也伤害到你。有时你不知道做什么，除了对他们大声喊叫。如果我们为你寻找到一种方法，你就能既为孩子设置清晰的边界，又能保持他们对你的爱了。"

案例 对一位对自己要求很高、有时患应激性头痛的雄心勃勃的女经理和母亲："看来你的头痛指出了一些你没有说的事：头痛释放的信号是你压力过大，需要休息。每当你头痛时，这是你唯一允许自己放慢速度、会向丈夫和孩子寻求帮助的时候。你对员工宽容一些并放手一段时间。或许我们可以把你的头痛看成是别的什么信号，像一个路标。"

用于家庭背景的重构

在家庭背景下，行为可以是有意义和有功能性的，用来保持一个微妙的平衡或保护其他人。

案例 对单身母亲的大女儿："我想你理解你母亲的真正压力有多大，因此你一直不去学校，是为了在家帮帮忙。你那么体贴你母亲真是太好了。"

案例 一个30岁的男人被诊断为精神分裂症复发，他和父母住在一起，但害怕家附近的小溪会吞噬他。他的行为是那么奇怪，以致于他会反复地被送进精神病院。他父母之间的冲突不断升级，并总是要把他拉进争吵之中，要求他偏袒一方。"你知道你父母的关系有多糟糕，你不想让他们单独在一起，你甚至在某种程度上牺牲了你自己的未来：工作培训、你自己的公寓，等等。然而你太累了，而且这对你而言也太多了，这是可以理解的。你的身体知道该做什么，它告诉你，你接受了太多的信息和太多无法解决的任务，这会让你不惜一切代价，必须把自己送进医院，在那里你可以离开家庭享受一下休息，那里没有人会要求你，你在那里充电，再次为面对家里的困难做准备。"

用于家庭历史的重构

案例 一位妇女因为压力大、对孩子忽视而将她的两个孩子送到别人家里寄养。她自己的母亲、孩子的外祖母承担了两个孩子的寄养，目前也在抚养他们。这个母亲自己与她的外祖母一起长大。现在她怀上了第三个孩子，她害怕"自己做不到"，但又想留下这个孩子。"在你的家里有一种模式：孩子一直是跟外祖母长大的。现在你忠于这个模式而且不断重复。你提过，你母亲有时会因为让你在外婆身边长大而不是她自己照顾你而感到内疚。有时我怀疑你是否在试图告诉自己的母亲：她感觉内疚，你也不会比她好到哪里去。想象一下她会如何感觉，如果她已经恰当地抚养了她的三个孩子。你是一个非常忠诚的孩子：'妈妈，我也做不到，现在你可以照顾我的孩子。'"来访者相当不安地点着头。"你是否认为，通过抚养两个孩子，她已经完成了责任，或她还应该抚养第三个？如果你已经足够忠诚了，这样你可以通过自己抚养第三个孩子让你的母亲骄傲。我们为什么不邀请你母亲来加入我们，那样我们可以谈谈她可以如何更好地帮你。"

用于人们生活的重构

在生命的某些阶段，某些神秘的或奇怪的昙花一现的行为，可以履行重要的功能，但在其他时候，它似乎不合时宜，让人不安，或者唤起人的恐惧感和羞耻感。

案例 被虐待的妇女反复发作，进入一种"呆滞无言、不能清晰思考"的状态，而且认为自己很失败。"在我的印象里，每当有东西碰到你，你就退回到你的茧里面。你称这个为'无言的状态'，它困扰着你，你感到很羞耻。同时，这是唯一允许你生存下来的一件事：每当它抓住你，唯一的出路就是关掉你所有的感觉和想法，退回到自己的内心世界里，一个很远很远的地方。不然你如何能度过那些发生在你身上的事呢？所以现在困扰你的这些，是你身体非常重要和聪明的反应——为了保护自己的生命。你的身体很痛、很小心地说：'谨慎驶得万年船。我情愿多次无理由地退让也比再次受伤害强。'问题是，你如何可以慢慢地学会告诉你的身体，当事情都已解决了的时候，它可以不必在所有的时间都这样反应，现在你可以照顾好自己了。"

案例 一个诊断为精神病的妇女，经过多年住院治疗后，现在住在一家社会精神病学机构的辅助生活之家：她已经尝试了许多心理治疗，有些持续时间较长，有些她很快就停止。在第一阶段，她坚决武断地拒绝了社工提供的帮助，后来又会对自己排斥的那些想帮她的人不断地道歉。她的解释是这些反应是由她的病引起的。社工重构了她的行为："你知道的，我不确定这是否跟你的病有那么大的关系。我给你提供的，跟每个人都一样：一双开放的耳朵。但是你可能已经做过太多次的会谈，见过那么多的治疗师、医生、看护者，可能你只是受够了。它看上去也没有多大帮助,是吗?让我们暂时忘记治疗吧,让我们看看我如何能帮你调整日常生活规律。如果你想和我说说这方面的事,那么请来找我。"这样,来访者确保她在最初的 6 个月内接受的是纯粹的日常事务帮助。然而,随着时间的推移,她的信任增长,于是关于其他事情的对话变得可能。

破坏性行为中的能力

一个行为在一种情况下可能是破坏性的,在另一种情况下则可能是一种有价值的资源。

案例 一个青少年不断挑衅他的老师,挑战他们,并忍受教师纪律的惩罚:"我太敬佩你一次一次战斗的勇气了,显然你不害怕危险。你有能力做一些我和其他人害怕做的事。你的话没错,你很机智。你很快就能知道如何快速地挑衅别人,让他们发毛。唯一可惜的是你不能更好地使用这种能力,它们总是给你带来麻烦。想象一下,你可以用你的智力、天资、勇气、对风险的开放性、机智、愿意奋力出击的意愿去做些什么!要是我像你的话,我至少可以让自己的名次提前 20 名。"

作为隐喻的症状

克劳·曼登尼斯(Cloe Madanes,2002)发展了这个理念,即症状和问题可以看作是象征层面的隐喻。症状可以代表其他家庭成员的需求和冲动。

案例 有一位母亲,她女儿通过逃跑来表达自己母亲隐性的需求:"当你女儿逃跑时,我认为她正在发出一个重要的信号,就是说,你的生活中有什么事太难了,以致她宁愿要逃离它。很多家庭发现解决问题是困难的。他们认为情况是如此的无助与困难,或者他们找到了其他理由去看别的事了。只有当事情变得糟糕透顶时,他们才决定做些什么。这就像去看牙医:大多数人只有当牙齿真的很痛时才会去。"

案例 一个青少年女孩攻击她无助的母亲,而父亲站在一边没有反应。"你想给女儿她要求的所有自由,还有许多其他东西,因为你爱她。但是孩子都有一种倾向去考验底线,只要有可能就去挑战极限。当然,这是他们的特权。但是如果失去了理性的话,实际上,你的女儿正在告诉你,她对找到某种基础、某种限度感到绝望。她在寻找,到底什么事你会反击。我相信她在寻找某种性格的力量,因为她真的想尊重你。她一直在极大地挑战你。我认为是时候你站起来迎接这一挑战了。"

案例 一个特别重视成功的家庭,有四个儿子,有的是青春期,有的是青年人了。其中最年轻的一个(12 岁)尿床。家庭历史显示,尿床是从父亲事业上的一次挫折开始的。父亲无法跟家人去讨论自己的情绪(羞愧、内疚和失败感)。症状成了父亲隐藏的问题和家里无法讨论的很多退行性欲望的隐喻。"现在,既然问题的生理根源已经排除了,因为时间的联系是如此的显而易见,请允许我从这个方向推测:你们都是非常聪明和机智的,我有时跟不上。斯文是个非常敏感的孩子,因此可能他比家里其他人注意到的更多,除了爱学习、机智、为特长而骄傲等,家里还有一个方面被忽视了。他通过尿床来展示这一点。有时这是说膀胱也在'哭泣'。(这里,母亲眼睛湿润了,父亲惊愕地转移视线,哥哥们看上去很怀疑,甚至充满了敌意)你好像做得还可以,所以现在你们有什么想法冒出来吗?"接下来会谈的主题是,要一直保持"顶级",保持高水准是多么的困难。家庭一起玩了个隐喻的游戏:有时候放手也不错,也可以臣服于需要照顾、温暖和帮助的渴望。

和早期的家庭治疗不同,重构并不意味着治疗师团队在单向镜后面重新解释每件事和给家庭提供一个希望的"魔法":重要的自我创新和再组织会自己发生的。早期的很多文献对重新解释的描述唤起了一种魔法的感觉,让治疗师在没有看到改变发生时会有极大的压力,甚至产生自我怀疑,感觉自己像个失败者。在社会和心理工作的不同治疗设置中,最重要的事是慢慢地和逐步地介绍看待问题的不同方式。要做到这一点有很多方法,有时可以用单纯的暗示、幽默和激情的吸引力,有时可以用圆滑的方式,有时用夸张的方式。所有这一切都需要时间,我们需要时间与来访者接触,减少或增加、适应或拒绝先前的方法。呈现给来访者的方式取决于情境、来访者和接触的类型:我们把这些称为"加入"。这里有一些变式:

> "可能我们可以试试,只是为了好玩,从不同的角度看整件事情。"
>
> "不久之前我参与了一个有类似问题的家庭。和他们在一起,结果发现……虽然我不确定是否这适合你们的情况。"
>
> "我刚想到一个疯狂的想法,你有可能认为我疯了,想起身离开;但是,嘿,我可以在你身上试试吗?""你知道我们心理学家(社工……),我们是一群疯子。"

重构意味着去除来访者和从业者僵化的行为模式和解释行为的方式,邀请他们为事情增加一个更好玩、更有创意的"旋转"。这就是为什么一丝幽默、一个眨眼、一个戏剧性的尖叫都是重构的好方法。最后且重要的是:最好的重构经常是那些来访者自己想象出来的,某种程度上是他们先抛出来,然后由咨询师强化。

当练习这种方法时,下面的五个步骤已经证实非常有用,调整一下自己的心态,学习和掌握它吧。用这五个步骤与其他同事一起工作也是一种明智的选择。如果你很坚定,也很勇敢,你可以在自己的实践中使用它们。

重构的五个步骤:

1. 如此有破坏性的是什么?

   尽可能具体地描述这个行为但不做评价。

2. 在什么情况下会发生这个行为?

在什么地方和什么情况下,它曾经有意义或仍然可能会有意义?

3. 这种行为显示了什么技能?

来访者必须做什么来显示这些技能?

来访者如何可以把这些技能应用于不同或更有意义的方式?

4. 来访者用这种行为想在意识和无意识层面获得什么?

这些行为固有的积极目标是什么?

5. 来访者哪种替代行为可以导致同样的目标?

通过那样做来访者可以学到什么?

5.4.4 矛盾的评论(悖论意向)

业内人士对悖论处方或评价的描述是(正式的出版物中较少,而更多在非正式的场合):"如果什么办法都失败了,那么就用悖论意向吧。"——好似这方法是去治愈所有勉强的或阻抗的来访者系统(这至少在系统思想的理论上是不可预见的)的某种魔法子弹。它在大多数情况下很少显示出对来访者和咨询师的尊重。根据我们的经验,从这种情绪下产生的悖论评价往往没有效果,实际上它可能会带来危害而不是进一步的合作。为此,我们更喜欢"带着矛盾工作"这个术语。

当面临一个既想改变又不想改变的矛盾的群体时,咨询师如只看到改变的部分,没看到维持的意愿,那将是十分危险的。这可能会破坏帮助系统:咨询师接受了改变的工作,而且追求这一目标,而来访者落在了不变的那一面——表现出阻抗。或者咨询师认为系统没有真实的动机,事实上也不能超越其目前的停滞。治疗蹒跚不前,咨询师受挫失意,没有进步也没有获益。

背景资料: 对于悖论诉求和悖论干预

我们经常观察到来访者系统内存在两个非常矛盾的倾向:改变的愿望和希望一切保持原样的愿望。这就可以称为"悖论诉求"。"帮我们改变"同时"我们要保持原样"!

当咨询开始的时候,不改变事情的诉求通常只是内在的,不会被明确表达出来。然而,有时候咨询师和来访者工作时可以"感觉到"它。对助人者来说,这个情况确实是矛盾的:他或她应该努力去改变,但同时又保证任何事都不要变。在他们的那卷《悖论与反悖论》中(2013),塞尔维尼·帕拉佐莉(Selvini Palazzoli)和她的同事在米兰处理这种现象,并开发出一些方法来帮助助人者处理这样的悖论。他们的解决方案是助人者不应该站在改变的一面,而是要尊重系统不改变的愿望。这样,咨询师给来访者传递了信息:即不改变同样是合理的,可以接受的。可以说,助人者使系统面对一个新悖论,一个反悖论。他也传递了冲突的信息。

案例 "我现在和你坐在这里是为了事情有所改变。这是我的工作,也是你来找我的原因。"而同时:"我会建议你不要改变任何事,暂时让你所有的问题、症状和困难保持原样。现在改变事情将是危险的。"

这是对来访者系统呈现给助人者的悖论的有效镜映。米兰小组发明了这种所谓的"悖论干预",根据这种理论,要规定或至少建议不改变——保留所有的症状和问题,以逃离当咨询师站在了改变的立场,而来访者千方百计地使他们自己和咨询师确信:改变是不可能的。"悖论陷阱",即:

开发这样一个反悖论似乎是一件容易的事:只是建议来访者应该保持他们的问题和症状。但那不是它的工作方式。米兰小组认为咨询师应该先理解控制来访者系统的规则,然后根据这些规则调整悖论干预。比如说,系统的规则是基本倾向于不变、坚持不动的,保持一个人的内在平衡,就是维护现在生活模式的一种方式。无论什么错误、什么问题和症状存在,它们都是平衡现状的一部分,因为系统内的所有状态和过程,包括所有症状和问题,一起构成了一个统一体和彼此相互决定。如果你改变了一个元素,那么这势必会对系统的许多其他方面和过程有所影响。

例如,在处理早期情况时一个症状可能是有某种意义的形式,它使来访者生存了下来,系统功能可以继续运作。作为助人者和改变的推动者,我们仍然必须尊重这一事实,不管症状看起来是如何的不协调,不能不考虑后果就简单地将之根除。

至于症状被快速去除后,症状和效用的顽固性以及对平衡造成的内在危险,系统理论里没有这些基本理念。在早期的精神分析中,这些被描述为所谓的"继发获益",指病人通过症状的方式可以带来任何的益处(例如:他人的特别照顾和关注,没有要求)。在行为治疗中,诊断和治疗时要考虑保留问题的有利因素。

我们决定用术语"矛盾评论"来取代悖论干预,因为我们认为这个术语更好地强调了系统震荡和徘徊于改变和不改变之间的事实,它提醒我们跷跷板需要保持平衡。当助人者占据阻抗和不变的部分,这将有利于系统摆动到变化的一面。冈塞尔·斯密特(Gunther Schmidt, 2010, p. 129)用术语"矛盾教练"来描述这种情境。

悖论和反悖论的术语好像暗示：只使用矛盾和对立的认知游戏和技术是很重要的。但却忽略了一个事实，即这种情况已深深陷入了一种无意识的矛盾：变化是否是"值得"的，是否应该真的去尝试——或在变化的角落是否潜藏着更大的危险和损失。然而，这些想法在系统思想史上扮演着重要的角色，因为它们帮助我们更好地理解发生于来访者系统和助人者之间的过程。

通过正确地认识系统中存在的矛盾以及识别不改变的意义，我们可以绕过这个危险。首先，这假设我们意识到了不改变对系统的意义，并且我们已经真正地接受了它。重要的是，我们要能把矛盾的两个方面看成是同等"有道理的"。否则，运用矛盾无非只是个把戏，它可能更多地是让人生气而非给人带来帮助。真正地欣赏改变和不变，也意味着可以接受系统不改变的决定并与之沟通，相应地，这也意味着可以与来访者以开放和真诚的方式讨论这一决定会带来的任何和所有的负面后果（例如，当局带来的制裁甚至法律后果），同时让他们根据自己的喜好选择愿意承担的一些责任。

案例 在一家成瘾咨询中心，一位咨询师花了很多时间试图说服一位酒精成瘾的男性参加一个住院项目。一开始他很冷静，后来随着来访者不断地说这家医院没用，那家医院也没用，他开始恼火起来。但是咨询师还是施加压力，恳求来访者参与。在一次督导之后，他改变了策略，并承认来访者之前的咨询过程显示，现在显然不是解决问题的合适时间。他认为原因在于男人忠于饮酒的决定，即使这意味着失去家庭和工作。他们详细讨论了这个风险以及他继续饮酒的益处。然而，这个男人一再保证他真的想戒酒。咨询师表达了怀疑，退出积极的角色，限制自己只去询问这个男人到底想要什么——反复抛出他对来访者目前可以达成目标的怀疑。策略的背景是咨询师和来访者之间的竞争——这是督导时讨论的对象——咨询师现在做了调整，让来访者以许多小的步骤来证明咨询师是错误的。后来，他真的开始采取具体的措施，一边得到咨询师的支持，一边不断地受到质疑。这可能听起来自相矛盾，但只有当咨询师经历了自己痛苦而漫长的过程，放下他的首选策略，必须同意来访者决定通过继续喝酒来反对咨询师的认识，改变才有可能发生。并且他还得令人相信，他会尊重来访者可能做出的决定。

案例 这里，来访者是个极度抑郁的职业母亲，有三个即将成年的孩子。在会谈时，她叙述了几个与症状有关的不同事件和个人成长事件，她只有通过偶尔来咨询以保持忠诚，对以往的忠诚。在治疗过程中，她揭示了她对自己不管是职业上还是作母亲上都有非常高的期望。她已经很久没有获得她丈夫和孩子的帮助了，她自己逐渐进入了这种负担很重的情景,对此她用抑郁作出反应。只有那时其他家庭成员才会来帮她。经过几次徒劳的使她降低对家人期待和要求的努力,咨询师为对她有这么多的要求让她压力更大而感到抱歉。他告诉来访者他很欣赏她抵御他的建议。他说,这或许可以成为她拒绝服从每一个需求的一个开始。至于她的家人,他们可能只是还没有完全准备好。可能暂时保持抑郁来吸引他们的帮助是个更好的方法。可能这是她和她的家人最能理解的语言。这个妇女对这个建议表示很愤怒,并认为咨询师想终止咨询的帮助,咨询师想拒绝会谈。他说,相反这是一个发现问题的合适时间。尽管如此,她气愤和恼怒地离开,在接下去的四天陷入深深的抑郁,并因为孩子们在家的态度和他们发生了一次大的冲突。可是,后来她从愤怒和烦恼中找到了一种向家人直接提要求的方式,因此她的总体要求和抑郁反应都减少了。

根据博伊克霍斯特的观点(Boeckhorst,1988,p. 24),我们可以从四个角度把问题看成是一种权宜之计。除了本章节中提到的重构的益处,它们对看待矛盾评价也有很大的帮助:

问题可以是尝试解决其他问题的重要途径。

问题有时可以对一些困难的关系起到某种保护作用,让我们从这个主题上移开注意力或中断冲突的过程。

症状可以增加力量和影响("我的抑郁症和我可以一起做那些我从来没有独自完成过的事情")。

症状可以隐喻地指向系统中其他的重要问题。如果它们消失得太快,我们可能会错过评估它带来的信息的机会。

矛盾评论限制了改变的愿望。我们可以建议来访者最初只是考虑规划一下解决方案,将它纳入自己的梦想,而不要太快实施。我们建议他们暂时保留自己的困难、症状、问题或诸如此类。或者,他们只是花些时间去思考改变什么。可以仔细思考或重点关注一下现状的优缺点和改变的危险。当然,这么做的时候一定要尊重来访者。实践证明,普莱尔(Prior,2012)的建议也很有用。这些解释总是有一个时间轴,变化应该被描述为一个选项:"看起来,此刻,你仍然非常依赖于症状的帮助,现在做出改变还是太早了。"

矛盾干预承认系统内出现的矛盾(或有时多方的)力量,缓慢地进行运动和改变。它们承认,存在于症状背后的动机是有意义的、有尊严的,同时又强调了来访者的责任和做决定的需要。显然,我们不提倡创造一个奇迹或一些特殊的力量来解开咨询的结。如果这方法有效,它仅仅是因为咨询师学会把自己从变/不变主题的无效循环中提取出来,而且阻挠了哭喊着要变化的系统,同时避免提这类的建议。矛盾干预实际上增加了要做决定的压力,因而经常会引起真正的行动。

尽管如此,使用这种方法也要三思而后行。这样的解释在来访者改变动机不强的时候,或者相关系统改变欲望薄弱的时候,实际上会强化回避倾向。它甚至可以导致咨询中止,从而损失所有的改变机会。

案例 一位与孩子以及有控制欲的丈夫一起生活的女性,她对于丈夫只有在压力之下才来咨询十分不满。他非常反对咨询,这对任何咨询师来说都很难处理。与这样的来访者初次工作时,若使用矛盾评论可能会出现事与愿违的结果,对那个妇女不会有帮助:她的丈夫当然不会被说服来第二次。("看,我说的吧,咨询师也认为什么都应该保持原样。")

在这种情况下,多照顾点丈夫可能会更好,要更多推动他参与会话和改变,因为丈夫不会自己意识到他可以从变化中收益多少。这样的"争取"是有必要的,也经常是设置中的一个先决条件,某个或多个来访者多多少少是被迫来参与初始访谈的。其他形式的帮助也是如此,比如在家庭援助中心"激发动机"阶段可以持续好几个月。实践表明:尽管他们最初会阻抗,但这种情况下的坚持不懈可以取得最终良好的治疗效果。

这种方法还可以类似地用于非常焦虑的孩子,他们需要鼓励而且可能甚至需要被推动去尝试新事物和冒险。这仅仅是一些例子,还有很多其他的、更直接的和指导性的方法也可以带来成功。

5.5 现场见证

现场见证(由 Williams 创造,1997,人际沟通)的意思是要在过程中纳入额外的视角,尤其是对相关人员重要的视角。这包括从个人生活历史或语境中重要的人物,或代表部分人格的内在声音,或"内在权威"中精挑细选的信息、评估或者视角。这个概念和冈塞尔·斯密特(Gunther Schmitt)提倡的"内在小组"有些相似,这是他综合了催眠治疗、系统治疗(Schmitt, 2010, pp. 194, 279;也见于 Schulz von Thun, 2010a, 2010b, 2010c)、内在"刺激物"治疗和交互式分析的脚本(Steiner, 2009)等方法发明出来的。

这些不同的观点或声音可以依附在一个被称为"见证者"的人或雕像上。它们代表了所有可能的生活方式、想法和哲学。在工作中使用它们,可以增加个人的创造力和独创性,并允许来访者把相关的人物或价值观带入特定的专题讨论之中。这并不局限于活着的或真实的人;相反,见证者可以是来自过去的人、小说或童话的角色、电影明星、英雄、圣人——任何可以感动你的人。唯一的限制是相关个体的想象力。

我们首先描述一下大概的方法,然后介绍一些实例。

咨询师发展了一个假设,暗示用"局外人"的观点工作将会深化治疗框架。

要么来访者系统的故事中出现一个能传递局外人视角的人,要么咨询师直接问谁可以就此做出点贡献。咨询师也可以建议一个我们可以预见其重要冲动的人。那么这个人可以被选为"见证者"。

要求来访者系统的成员担任见证者的角色,接受咨询师的采访,谈一下系统内正在发生的事件。

认为要去证明(或是彻底的怀疑)这种描述或主张的重要性或意义的咨询师,可以询问见证者,他是如何发展出这种观点的,为什么根据这种原则判断事件对他那么重要。

当使用见证者这种工具时,最关键的问题是:一个新视角是否有助于来访者系统的发展,而各种各样的初始假设,可以促使对这种类型干预的选择。所述的案例都是根据咨询师的最初假设进行组织的。

5.5.1 扩展来访者系统的视角

为了获得描述与来访者现实不同的新视角,有时让来访者接受他们环境中其他人的观点也很有帮助。这给他们提供了机会,脱离个人内在看法,使用对他们有利的外部资源。

案例 之前我们有个 16 岁的怀孕女孩凯瑟琳(5.2.1 章节),她必须决定是否要这个孩子。凯瑟琳陷入了各种各样的观点之中,它们从不同的侧面影响她的决定。看上去主要的焦点是决定"我想要什么",但有时这个角度实际上也会阻碍决策的过程。首先很重要的是了解我们周围的人想要什么。在凯瑟琳的案例中,给她展示多种不同的方式,可以使她清楚自己的看法,位于观点海洋中的哪个位置。而且,这可以促进她的领悟:一个人通常是如何做决定的,而且确实有很多不同的方式,去看待同一个问题。当然,最后凯瑟琳将必须作出决定并继续生活。但各种不同视角的存在,可以为她提供良好和清醒的指导。如果凯瑟琳承担了不同的见证者角色,她可以体验到他人是如何看这个世界,如何看这个决定的——并且她可以被那个角色询问,为什么这个视角的见证者会根据自己的经历得出那样的观点。所有这些都可以佐证她自己的视角。这可能是一个明智的行为或反应,但不是每个人都必须如此。在背景资料中,我们把这个过程描述为"解构"。

来访者有时过度看重他们自己的视角。"穿别人的软帮鞋走 100 步"(一个印第安人的说法),这时一个人通常可以更好地行动。家庭如此,团体也是如此。

案例 S 家庭包括了父亲、母亲、乔安娜(14 岁)和马库斯(10 岁)。他们因为

乔安娜的行为被学校送米做家庭咨询：在学校她不听老师的话，并显示出不一般的挑衅和性行为，穿着和行为举止看起来像来自一个朋克家庭。她的老师对此很沮丧，父母显然好些。他们很清楚，他们自己不赞成良好的、资产阶级式的行为和态度。另一方面他们与自己的女儿又非常不同，她非常难以与人相处，并且完全失去控制。尽管如此，他们对是否真的要改变持矛盾态度。咨询师建议他们说出一些见证了近年来乔安娜积极特点的人，于是他们提到了两个以前的老师、一个祖母、一个祖父、乔安娜的一个老朋友、一些她现在的朋友和她母亲最要好的（女）朋友。接下来我们一个接一个地与他们访谈：在圆圈的中间放一个空椅子，咨询师问每一个见证者："我们应该担心乔安娜吗？""如果这样，在哪些方面？""什么时候你开始担心她？""她的家庭可以做些什么不同的？""关于她的发展什么是好的？""什么是她的长处？"任何一个家庭成员认为他或她知道答案的，就可以坐在椅子上回答，以"我认为……"开头。如果有几个家庭成员从不同角度回答同一个问题，也是可以接受的。从一些积极的不同角度来见证事件，可以帮助家庭用一种轻松没有防御或担心的方式去看待问题。最后，家庭设定了一个"见证者"排名顺序的量表，范围从"我一点不担心乔安娜"到"乔安娜是相当危险的——甚至可能太晚了"。用不同的物件象征见证者，家庭成员也根据自己的立场，站到上面提到的见证者量表中相应的位置。

案例 有一个教授彻底修订过概念的"灵活反应"小组[①]。一年以后，小组成员见面，互相讨论这一年的变化。小组成员争先恐后地想叙述他们在过去一年里的体验。咨询师觉得需要给小组加入一些相关的外部观点，来判断情况和评估去年课程之后所发生的变化。为此，咨询师让小组说说看，这段时期谁是他们最重要的伙伴、帮助者和有影响力的他人。大家纷纷谈到：来访者、学会管理成员、两个区的社会服务部门、青少年服务中心的主管、市社会服务机构的主管、当地提供相同服务的其他小组和同行。把这些人都写在标签上，分别用椅子替代。见证者会对过去的一年说些什么，小组里谁有答案就坐在那个椅子上，并用第一人称的视角说话。咨询师有时会澄清一些模糊的内容。通过这种方式，一幅非常清晰的图像浮现在小组和咨询师面前，伙伴们是怎么想的——他们喜欢什么，不喜欢什么，他们完全没有注意到什么。

5.5.2　内在权威，行为榜样和批评者

我们如何处理不同的生活情况，很大程度上依赖于我们的假设：什么是好的或坏的，一个人应该如何生活，成为一个好父亲、好母亲、好儿子、好老板或是一名

[①] 这个小组的主要工作对象是那些独自生活在监管环境中的青年。它提供以个人为基础的咨询服务，同时以家庭看护的方式来支持家庭。6个星期（探索阶段）后，小组会面，考虑各个相关机构提出的个案假设以及目标。有两个工作小组负责城市的两个主要区域。

好的系统咨询师。这牵涉到生活中的伦理问题,价值观决定了我们的决策和生活方式。使用见证者可以有效地探索系统内盛行的想法,即如何更好地处理问题,并将之展示出来给相关的人看。这些见解可以帮助我们识别自己的想法是否适当,但有时它们也会阻塞我们自己以及其他人的解决方案。有时在问题情况中,它们甚至可以是巨大的压力源,因为它们要求我们去做一些我们没有能力或不适合的事。这样的看法通常与特殊人物相关,他们是来自我们的过去或现在的真实人物,例如父母、老师、良师益友、培训师、朋友、行为榜样或领导者,一些令我们印象深刻的人;他们是我们所读过的一些想法、小说中的角色、电影明星或梦想家,他们被我们放在了基座之上。他们曾陪伴我们度过生活中的一段时光,不管是用消极的还是积极的方式。

案例 我们回顾前面提到的案例,作为她的内在权威,16 岁的凯瑟琳特别提到她去世的外祖母和一个老师,当她没有用如他们所想或感觉合适的方式行动或决定时,他们也是强大的内在批评者。这就是为什么要处理他们的看法如此重要的原因了——我们一定要用整个故事的背景和见证者不同的视角去验证见证者观点的合理性。但对于凯瑟琳来说,必须应对她的外祖母及其意见,以及外祖母对自己的孩子的内疚感,这才可以使自己的生命道路更清晰。

案例 一位在接受系统理论训练的女学员说,她觉得把所学内容应用到工作中是件很困难的事。当她与家庭和其他系统工作时,她有很多想法,但她无法恰当地使用它们:她就是感觉不够好。同事们给了很多鼓励也帮不了她,组长问:当她有了想法,却不能以清晰和自信的方式付诸行动时,她头脑中正在发生什么? 她报告了许多不同流派的想法。然后大家邀请她从房间的不同位置表达她不同的想法,并将它们与特定的人联系起来。于是一群人加入了会议:米纽秦建议她说服父母,最后展现出权威的一面,并承担起父母的角色。另一方面,史蒂夫·德·沙泽尔认为这完全是错误的,并建议在家庭群体内寻找解决方案。她的父亲也在提醒她,自己是来自一个谦虚的家庭,因此不应该如此冒昧地告诉别人应该如何生活。尤其是,她不应该觉得自己有能力帮助他人去处理如此困难和复杂的事情。她以前的一个教授也加入进来,认为她应该把整件事看作是一个社会政治问题,并拒绝让她从个体化和去政治化的角度考虑情景。教授之后还有她的伙伴和一些以前的学生,他们目前与她一起在一个政治小组里工作。小组成员根据她的描述和位置来扮演这些见证者。圈子里的成员很快投入了讨论,并进行激烈的辩论。现在她可以向后靠一点,以好玩的心态看待整个场景,并报告说这样的辩论似乎也是内在多元化的典型代表。从外部看事物对她很有收获。这相当大地缓解了她的情绪,并把她从负担下解放出来。最重要的是,她开始注意哪些观点与她自己的想法一致,哪些不一致。

　　案例　有一个小的宗教团体,由一批根据阿西西的圣·弗朗西斯教规生活在一起的教区团体组成,他们想要接受教练培训,因为他们关注教区的领导权、生活在一起的实际事件,以及如何在日常生活中实现他们理想的最佳方式。在指导会谈期间,我们发现了一种很有价值的工作方式,那就是他们的圣人可以直接通过手上的物件发出声音。小组的每个成员站在圣人的椅子后面,并以第一人称声明他将会怎么回复特定的问题。因为在场的每一个人(除了咨询师)都很清楚圣人的生活和业绩,大家可以很清晰地看到自己的实践和圣人传道之间有多大的差距,看清楚自己的沉思到底在什么水平,是多么的重要。讨论逐渐变得不再教条,而圣人的权威以非常实用的方式和回答得以显现。

　　然而,有些来访者会用其他的方式寻找答案。有可能他们以前有过咨询师,或者他们查阅了许多有用的心理自助书籍。如果它们在来访者生活中担任权威的角色,这些也是可以由见证者来担任的角色。

　　案例　"你现在读的那本书《漫长而快乐的一生》的作者会推荐你做什么?你可以试着从作者的角度来评论一下你自己的生活情况。""你最喜欢的冥想老师,印度古鲁会对这个问题说什么?在这个角色里停留一会,然后我会问古鲁一些问题。"让来访者的最高权威,谁都可以,说出自己的想法。这通常是一个更感性和更有效的经验。最好的方式就是让一批这样的证人进行作证,这是一个世界各地法庭常用的方法。

　　案例　在夫妻治疗中,咨询师可以对妻子说:"我想把你丈夫极为推崇的治疗师也纳入到我们的谈话之中。"对丈夫说:"可以请你扮演几分钟你的治疗师吗?"然后对妻子说:"然后我们也应该邀请你生活中非常重要的一个人,你非常尊重的人。他会是谁?请你自己担任这个角色,然后我可以和你们生活中最重要的两个人来谈一谈手头的问题。"

5.5.3　情投意合的伙伴

　　重要的见证者不一定非得是内在权威。有时邀请同伴也有帮助,他们是系统行为的真实见证者。特别是那些了解并且可以准确描述来访者系统行为的人,我们可以邀请他们做拉拉队队长(见下面5.11.2章节)。这里,我们也可以要求系统成员扮演这些见证者的角色,然后我们展开提问。

　　案例　在夫妻治疗案例中,"你说上周日你们俩能成功地去野餐。你们共同的朋友凯伦对此可能会说些什么?你们是如何处理的,为什么她会认为这个问题解决得很好呢?你们两个可以轮流在这椅子上担任她的角色。谁想出凯伦可能给出怎样的回答,谁就坐在这个椅子上回答。"

案例 在教练咨询中:"你上周工作一切都很顺利。哪个同事见证了它们,并且可以告诉一下我们发生了什么事?""为了更好地了解发生了什么以及你是如何做的,我会问你的同事一些事。请你扮演一下你的同事好吗?"

5.5.4 跨文化咨询中的文化视角

有时,通过与来自其他文化的人们工作,我们常常感到自己的局限。我们感觉到信仰体系和道德价值观——是非对错,如何行事,何为不应当等在咨询设置中扮演了重要的角色。可是,我们不知道来访者系统的文化确切地要求或拒绝什么。所以说,这样的咨询发生在两种文化之间。这可以是两种不同文化的对峙,例如西方文化和穆斯林文化,例如我们的主流文化和某种亚文化(例如,如果咨询师是中产的城市居民,他的对象或来自朋克家庭、或来自传统农村结构的家庭、或资产阶级的上层阶级)。这里我们也不能确定,对来访者来说什么样的文化原则是一直有效的。

案例 我该如何养育青春期的儿子/女儿? 我该允许孩子多少的自由和独立? 对生病的父母我的责任应该尽到什么程度? 我应该找个工作吗? 哪种类型的工作是合适的? 如今在这种情况下一个好丈夫的标准是什么? 现代妇女的标准是什么? 好父亲的标准是什么? 好母亲的标准是什么? 为保住工作你必须适应多少? 在我的生活中工作应该占据多大的角色? 什么时候太多了? 我应该对家庭投入多少?

回答这些问题不仅要看个人的情况,还要看文化。在跨文化互动中,咨询师可以用见证者的方式引入这些文化的成分——即使我们咨询师不认识这些见证者。然而,我们应该对他们充满兴趣和好奇。

案例 一个来自摩洛哥的家庭,正努力处理他们15岁的儿子。他曾多次晚上不回家,因各种典型的未成年人犯罪被抓,还被学校开除了。很明显,西方的儿童养育标准在这样的情况下是不合适的。同时,传统的摩洛哥文化标准也不能接受这种行为。那么究竟摩洛哥人是怎么想的,一个好的父亲或母亲在这种情况下会对这样的孩子做什么? 会谈期间,来自家庭环境中的许多非常有能力的人作为见证者出现了:

母亲的祖父,仍然生活在摩洛哥。

祖父,也住在摩洛哥,但已经离开农村的家住到城市了。

父亲的哥哥,年龄相差不大,现在生活在比利时。

一个侄子、父亲兄弟的儿子——一个"好"男孩,家中每个人的骄傲,他想成为一名工程师。

咨询师要求家庭成员扮演这些见证者的角色,来一起搞清楚他们会有什么建议。首先,询问见证者一些细节,例如他们的年龄,然后他们会对这样的儿子做什么,什么有用什么没用,在这种情况下,一个好父亲/母亲应该如何表现等等。然后父亲和母亲讨论哪个位置最符合他们自己的想法。

案例 一个意大利家庭,女儿要求青少年服务中心监护她,因为她感到家庭对她的严格要求不可理喻,显然这里有文化因素在起作用。父母无法理解为何德国的咨询师会对他们的做法有所反应,如此严肃地对待女儿的抱怨。他们确信他们做了正确的事情,在把她培养成为一个高尚的年轻女子。该怎么办呢?他们应该去法院让她回来,还是与青少年服务中心合作,它正要求他们签署一份文件,同意让女孩在一个有监督的住所里生活。意大利、法国和德国的其他家庭对此怎么思考,应该怎么做?第二代中年纪最大和最小的家庭成员是怎么想的?(这是移民家庭的孩子,出生在客乡或大部分在那儿社会化)父母最尊重谁的意见?

同时,来自女孩同龄团体的其他人是怎么想的——是开始接受职业培训或是离开学校就这么走了?也许暂时休息等一等?同龄团体中谁的意见最有分量,这个人会给出什么样的建议?

在上面提供的这些实例中,我们询问了许多见证者。这种做法十分明智,因为移居的人们对于他们原有的以及新家园的文化习俗可能非常不确定。咨询师也可以把这些意见收集起来作为一种量表,例如,在量表一端代表一些30年前摩洛哥农村的方式,而另一端代表现代的方式,西方社会里成功的第二代移民。我们也推荐几种与新文化互动的不同模型。当与移民的年轻一代工作时,这点特别重要,他们正试图在两种文化之间寻找一条属于自己的道路。通常情况下,一些家庭或朋友圈中已经有些青少年尝试过一些方法来渡过这种文化的暗流了,我们可以邀请这些人做"见证者"。量表的一端代表的是祖国的"纯"文化——通常是祖父母、村里的老人和氏族首领或宗教领袖——他们也可以充当"见证者"。它对于识别大家庭成员中谁拥有一定的道德权威是有特殊价值的。[①]

家庭成员中经常会有一个人会被视为可靠和有能力的。如果他或她认为你做的正确,你将是成功的,不管是在自己眼里还是在其他家人眼中。然而,如果你有不同的决定,那么要在家庭范围内保护你的行为就会比较困难。一旦移民有机会可以听见家中权威人物的观点和进行自我探索,这对他们解决问题会有所帮助,不管他们是否能够坚持到底。如果可能,而且如果来访者系统同意,可以邀请家庭权威人物来参与治疗会谈。

---

① 安德鲁斯·弗赖兹亚(Andreas Fryszer)是从唐乔瓦尼·德·弗洛里安(Don Giovanni de Florian)学来的,他是来自法兰克福的意大利传教士,他喜欢直接与大家庭讨论这样的问题。他观察到在这样的讨论中,最后绝大多数家庭成员会停止说话,而且最后继续对话的人通常是道德和文化方面的主要权威——是家庭的协调人。如果决定者之后做了那个人建议的事,他们就保持了家庭好的那一面。

背景资料：研究、创建和解构结构

在扮演见证者的角色时，来访者有时也在提供自我描述。他们从不同的角度把见证者和自己的情况联系起来。这创造了对同一情境的不同描述。这些同一现实的不同版本并列地呈现在治疗之中（关于建构，见第 2 章背景资料系统的观点）。确实，与见证者工作的背后有个核心思想。除了故事之前的官方版本，咨询师还可以获得各种不同版本的叙述。记住：是以前解释的阻塞导致了解决方案的缺乏。这样的干预方法约束了旧有叙事的动力和垄断性，代之以更多的多样性，这不仅能创造新的有利位置，还有新的行动机会。我们的建议是要多与几个见证者工作，鼓励来访者"邀请"那些更不寻常的、经验丰富的人，从新的角度来描述同一情况。

可以为改变提供动力的另一种方法是把"内部权威"的故事讲得形象具体一些。在我们自己的个人经历中，模仿和认同是发现和学习新事物的重要来源。我们内化重要人物，模仿和认同他们——这也包括了他们的观点和有时说过的原话。这些人的想法实际上已经变成我们自己的了。对来访者来说，体验自己的想法从何而来大有裨益。而我们的这个过程是颠倒过来的：要把内化的观点变得外化。

内化早期重要人物、偶像和模范观点的消极面就是他们可以转化成内在的批评者，每当我们没达到他们的标准时，他们就会对我们的行为和想法做出负面的评价。在一些特定的原则性方向上，他们是重要的指导者。事实上，这意味着他们不再是支持的来源，而是一个相当大的负担——或者至少是一个持续的刺激源。因此，我们认为最好去掉一点这些被内化人物想法的普遍效应。我们可以通过理解这些人生长的环境和这些想法原主人（"见证者"）的思维模式来达到这个目标。马图拉那和瓦雷拉的声明也可以适用于见证者的证词：一切都是观察者说的。这降低和限制这个解释的普遍效用：它被解构了。

"解构"，根据古力斯翰的定义，"就意味着分解意义系统，解释背后最初的假设，在某种程度上挑战解释系统，以便所有人更清楚原来的假设是基于哪个模型。它们的暴露为其他可供选择的解释创造了空间"（Anderson & Goolishan，de Shazer 后来也引用过，1994，p. 70）。

这正是我们在做的事情，我们让见证者从他们的背景、观点、假设以及个人经历来提供描述。以前只会导向死胡同的结构已经失去它们的力量。当然,并不是每一个内在权威都需要被立即处理。重要的部分是发现不同的内在权威,处理他们和评价他们的声明,以便带来新的路径和行动。

咨询期间的讨论要始终处于某种文化和社会背景之中。有时我们倾向于忽略这点,而且看事情太个体化或太心理化。与外国人工作时这就会成为一个真正的限制,而且它又变得最为明显。通过与见证者工作,我们学会欣赏文化对日常生活的影响力,而且能够在咨询中使用这些知识。

当然,相比与来自西方后现代社会的人们,与来自传统文化的人们工作时,文化维度占有更重要的分量。列维·斯特劳斯(Lévi-Strauss, 1966, 2012)指出了两种文化间的差异并谈到"热"文化和"冷"文化:根据他的观点,"热"文化是一种更传统的文化,它理所当然地认为孩子会像前几代的人一样生活,它把生活看作一个循环的文化,过去和传统可以提供正确的行为导向。生活在这种文化中的人不会怀疑规范,因为那就意味着打破禁忌,走出文化规范。例如有一种说法是,第二代移民的青少年因没有坚持故乡的传统成为自己家庭的弃儿,这并非为了哗众取宠,而是有实际意义的。这样的家庭成员可能被排斥,他们在一些极端的情况下会杀人或自杀。

另一方面,根据列维·斯特劳斯的说法,西方文化是种"冷"文化,因为我们认为我们孩子的生活将与我们的生活截然不同。生活更多的是一种引领未来的发展而非循环。在我们的文化中,与自己父母的行为不同通常不是一个禁忌。我们有权利把自己界定为与我们传统的设想不同。然而我们有某种取向也是很重要的——只是我们大多数人在处理事情时是多系统取向的,而不是单一取向的。当与西方人咨询时,我们面临的挑战是要发现各种取向的可能性,并与之工作。

不管来访者是否在意自己的文化遗产,探索来访者文化背景中所呈现的价值观是很有价值的一个步骤,哪怕这些差异有天壤之别。与见证者工作是这方面的一个重要工具。

当我们探索那些未参与咨询的人们的看法时,也可以在循环提问的技术里找到一丝与见证者工作的蛛丝马迹。然而,真正的与见证者的工作是用更直接的方式来处理这些外部描述,因为它不再成为咨询的焦点,它需要转换角色——不只是一个认知视角的转换。和个体的循环提问相比,它可以让不同的视角和叙事之间进行更激烈和更生动的对质。同样的,用与见证者工作的方法能进行更深入的工作,如解构等,这也是单靠使用循环提问无法实现的。

5.6　示范行为：行为导向的干预

本节的标题在许多系统式咨询师听来可能会有些奇怪。尤其是对于那些掌握了次级控制论和秉持着系统不可能被指导的同道来说，要在系统式工具箱中囊括这些要求咨询师指导来访者做或不做些什么的方法，甚至可能是异端邪说。

我们主张扩充系统式工具箱的内容，将直接的、行为导向的、刺激经验的方法也囊括其中。我们提倡修缮先前的方法，重新看待它们，用系统理论的现代范式修正它们，使其能够成为系统式治疗家族中宝贵的一员。

背景资料：语言帮助和行为帮助：这还是系统式的吗？

从那些已有的系统式教科书中你会发现，系统式方法主要包括一些巧妙的提问技巧、评论、隐喻性的文字游戏，以及形式各异的雕塑。这类干预的目标是摧毁以前的系统平衡，（最多）伴有一点改变的"建议"或"邀约"，而系统相应会做出自动的重组反应（或者不反应）。但这也不是一成不变的：米纽秦（2012，pp. 106ff.）说的"重构"就更加的自由，他的意思是"去挑战一个家庭试图带来治疗性的改变（……）做治疗不能没有连接，要取得成功便不能没有重构"。哈利和曼登尼斯教学生要布置家庭作业。例如，哈利（2007，pp. 54ff.）在本书的第2章"给予指导"中说，治疗主要的目的是"让来访者有不同的行为，并用这样的方式实现全新的主观体验"。

随着建构主义和叙事方法在系统式理论圈里的发展，这种想法开始退居二线。言语、会谈以及对话开始被视为人类现实的结果及催化剂，由此带来的一个合乎逻辑的结果就是，各种干预也越来越专注于语言性的描述。这更像是一个替代的过程，而不是对系统式方法的补充。之前，行为取向的干预没有看到驱力的本质，系统式专家不再认为在家庭治疗中向父母吹嘘如何为孩子设置边界是合适之举或者有任何的艺术美感。这是我们的印象，然而，受各种治疗方法发展的启发，这种顽固的立场已经开始软化。从另一方面来说，系统方法也渐渐被许多其他的社会学科所接受。起初，这来源于一种对治疗的吹捧，后来，它更多的是源于社会工作领域整体自信的提高——它们要来界定自己对系统方法的需要。在这些学科中，建议咨询师在初始阶段遵从治疗的节制原则，站在一边等待并观望接下来会发生什么。但这往往是徒劳的。相反，有时为了维护社会规范有必要采取直接的行动，助人者和来访者在日常生活中要定期共处一室(比如在封闭或开放的病房中),甚至有助人者去来访者家里,这也是一种可以考虑的与来访者日常生活的直接接触。经验表明,纯粹的语言治疗对于一些来访者是无济于事的。玛格丽·赫克(Margarete Hecker)和魏丽娜·科海努尔(Verena Krhenuhl)(来自达姆施塔特应用科学大学,Darmstadt University of Applied Sciences)在 20 世纪 80 年代早期做了一些开拓性的工作,建立并解释了许多针对社会工作的系统方法。最近,众多的出版社都在讨论这个主题(Conen, 2011;Herwig-Lempp, 2001, 2002; Hollstein-Brinkmann, 1993; Hollstein-Brinkmann & Staub-Bernasconi, 2005;Hosemann & Geiling, 2005;Ritscher, 2005,2012)。

在处理需要直接干预的棘手案例时,我们发现了一个更重要的影响因素。随后在这里取得的成功引起了系统式流派的注意。特别是两种值得一提的方法:荷兰的研究员玛瑞亚·阿尔茨(Maria Aarts)发明出一种叫做玛瑞亚·阿尔茨的方法,在支持一些严重受损的儿童发展上卓有成效,这已经被运用到了其他领域(Aarts, 2009;Hawellek & von Schlippe, 2011)。来自以色列的海姆·奥梅尔(Haim Omer)提出一种方法叫"父母在场"——这对于父母和孩子存在火爆冲突的家庭来说是一个非常有用的方法(Omer & von Schlippe, 2011,2012)。

撇开这些方法,格劳(1999)强调,持续地更新问题是成功治疗的一个有效因素,在许多不同的治疗传统中都体现了这个原则:精神分析疗法强调重新体验内心的冲突可以达到疗愈的效果;在心理剧中问题情境被再次呈现,新的解决方案在体验中获得;在行为取向的治疗里也有无数的方法,或是将来访者直接置身于激发恐惧的情境中,或是鼓励来访者直接尝试新的行为。以上所说足以显示:如果我们不仅仅是站在安全距离内谈论问题,而是直截了当地对抗问题——通过描述细节再现当时的情绪反应,直接地或模拟地针对困难情境工作,我们成功的概率会大大增加(见 2.5 章节的背景资料)。

5.6.1 人员:邀请哪些人

有时,我们通常会太尊重系统的自主性,以至于在初次访谈时,咨询师会让来访者系统决定谁参加谁不参加。在早期的家庭治疗中,有一种所谓的"召集策略"——一种尽可能使更多的家庭成员参加初始访谈的方法。当然,用循环提问和空椅技术也可以将缺席的人一起囊入系统中工作,但是真人在场可以提供更多的(通常会更好)可能性。因此,咨询师必须慎重考虑哪些人需要在场,并采取相应的措施。这个过程显然不是基于谁了解些什么（谁属于问题系统），而是基于猜想和假设（如果我同时和父母、孩子还有祖父母一起谈谈的话可能会对治疗有益）。

案例 一个妈妈因为孩子尿床打电话来求助（案例见 5.4.3 章节）。咨询师要求哥哥、姐姐和父亲也来参加初次访谈，这让她感到很奇怪。首先，他们和目前的问题并没有什么关系，其次，小儿子会觉得在他们面前谈论这个事情很尴尬。咨询师觉得她说的不无道理，但还是坚持自己的要求，因为她认为对这个家庭有个整体的印象很有用。根据她以往的经验，家庭成员，尤其是那些没有直接卷入问题的人往往会提出一些对解决问题最有意义的建议。一番思考后母亲同意了，于是在第一次访谈中整个家庭一起来到了咨询室。这是一个非常友好的、很有成果的、快速的、雄辩的沟通。这个初始印象和这个男孩进入中学后就出现尿床现象的事实，给我们带来了这样的假设，男孩的症状和对他的行为要求之间似乎有着一些联系。就好像是他在表达一种需要，想慢下来，想被呵护，想放松一些。他的两个姐姐可以跟这种框架联系起来，她们一直在为他辩护。如果不和整个家庭访谈就很难得到这样的假设，而这个假设在之后的治疗中也被证明是非常有用的。当然，对男孩来说，在所有的人面前谈及此事还是很尴尬的，尽管所有的人都知道他尿床的事情，并知道他为此感到羞愧。对他来说，可以在公开或不同的场合讲讲这件事也是一种释放。

在来访者系统中，决定邀请谁是一种明显的干预。这可能会让人恼火但也会让人好奇。在初次接触中我们应该礼貌地询问谁是这个家庭中的直系亲属，在这个家庭系统中哪些人比较重要，其他人怎么看待这个问题。"礼貌地"是说不以标准程序来强迫来访者，而是把他们当成合作伙伴。另外，在稍后的咨询过程中我们也可以了解到系统中的其他成员。

案例 "你和丈夫谈过治疗计划了吗？他怎么看？女儿呢？——她怎么看你来寻求帮助这件事情？"

一个有用的方法是，把问题、改变的欲望、照顾的需要和责任都放在显眼的位置，并围绕着它设计相应的对策，如果有必要，可以提供一个有限的合同。这样做的意图是说：每个人都是很重要的。

案例 "所以你已试着做了一些事情，现在你也确实想要做出些改变。好的，为了这个目的我需要其他的家庭成员一起参与。"——"只要家庭中的一个成员出现了问题，通常其他成员或多或少都会有些关系。"——"为了更好地帮助你，我想在第一次访谈中和每一个成员都谈一下。有时候其他成员虽然和问题没有直接关系，但他们也对问题做了很多思考，对于怎么解决问题也有很多很好的想法。"——"如果和父母一起工作的话就可以更好地帮助你们的孩子。你们俩都是很重要的，你们对情况最了解,特别是如果你们的角度不同,这对我的帮助将会很大。"

对于认为和整个大家庭或是系统工作要求太高,所以避免所有人都在场的咨询师而言,这里有两条非常重要的建议:

偏袒一方:偏袒一方会诱发每个人在面对自己弱点时的恐惧。"我丈夫应该在这,你不同意吗?——他总是在逃避事情。"——"是的,这对男人来说是很普遍的。但是当然你是对的——这次他无论如何也是该来的。毕竟,这也是他的儿子,请你告诉他这些。"

诱导"更深"的家庭问题甚至是婚姻问题:"孩子的问题通常都有一些其他的原因。"

5.6.2 初次会面:最初的几分钟

来访者怎样进行他们的第一次会谈,这会告诉我们很多他们安排生活的方式以及他们在系统中的关系模式(见 2.5 章节;Lorenzer,1983)。这为我们提供了许多干预的可能,以及在和家庭合作时一些重要的、有帮助的前提。这有两个通用的原则:营造一种稳定的情感氛围(建立安全和信任的情绪,去除那些结构和框架,支持自尊)和识别各自系统的模式(对系统模式和过程进行观察和描述;见 Haken & Schiepek,2010;Schiepek et al.,2001)。开放的、欣赏的方法可以促进咨询的成功和促成相应的行为:

耐心地对待每一个成员并使他们说出自己的想法。这里显示的信息是:每个人都是重要的。

咨询师应积极地倾听,放慢会谈的速度,重复他们说过的话。这里表达出的信息是:每个人都有权利被理解并且可以做出有价值的贡献。这样可以重新修通堵塞的沟通渠道,及时加强家庭的互动,这比任何其他直接的尝试都更有针对性。

注意谁坐在谁旁边,并由此发展出假设,要时不时地通过观察他们,以及随后的互动再检验自己的假设。

咨询师询问每个家庭成员,并邀请他们从另一个角度来看待问题。这印证了一个观点:即使那些有严重问题的人也有能力书写自己的人生。

我们在第 2 章中很详细地讨论了这个主题(见初次访谈)。在这里我们主要想说的是,初次会面已经是一次干预和影响的机会了,它为将来的解决方案铺平了道路。

5.6.3 使用"工具":直接在现场工作

当直接就来访者的行为工作时,我们建议用现有的问题去修正在问题情境中发现的行为。这涉及在来访者系统中观察到的自发情境、日常的行为或是在转变过程中摆在来访者和助人系统之间的具体任务。卡罗尔·加默尔(Carole Gammer,见 4.4.4 章节)创造了"交通工具"(vehicle)一词来形容这种干预:对一个隐喻性地代表了其他系统模式的——就像交通工具一样传播系统信息的特定主题进行工作。也就是说,我们在某个行为区域工作,因为我们假设它可以诱发重组和学习其他重要系统模式的过程。米尔顿·埃里克森的催眠治疗将这种方法称为"利用症状",这再次印证了我们的信念:每一个症状都承载着解决问题的钥匙。

案例 一个单身妈妈带着她5岁的女儿和10岁的儿子一起来咨询,女儿最近玩火并差点在公寓引起大火。这是一个棘手的问题,因为母亲每天出去工作时不得不把孩子单独放在公寓里几个小时。这时,哥哥就承担起了父母的角色。母亲通过禁止女儿使用火柴和让儿子监督她来解决这个问题。但这反过来又导致了兄妹间激烈的争执。咨询师对她的女儿大加赞赏,她充满好奇心并试着去尝试新鲜事物。在咨询期间她要求母亲和女孩一起在阳台上点火并向她展示如何对付它。儿子很没有耐心看着这一切,也时常准备跳出来救火。咨询师和妈妈还有儿子一起讨论他们能做什么,同时也给了男孩一个任务:用动物来画出整个家庭,然后过一会他们可以一起来讨论。治疗师构建这个任务是为了帮助她更好地理解这个家庭。男孩也认为母亲和妹妹在点火的过程中玩得很开心。最后,每一个人都认同了这个状况,女儿可以玩火柴(开始在母亲的监督下玩火)。儿子也从此不必监视妹妹,特别是关于火柴和火的问题。当女儿在阳台上玩火柴的时候,咨询师和妈妈一起谈论怎样给予女儿支持,给她提供必要的空间和温和的指导。这个方法背后的意义源于咨询师的一个假设:玩火是一个象征,它象征了哥哥承担了过多责任和对没时间陪孩子玩的母亲关注的呼唤。这个象征直接用来鼓励家庭中玩耍的行为,将哥哥从父母的角色中释放出来。咨询中继续讨论家庭如何能够腾出更多的时间用来玩和放松。在讨论儿子用动物画出的家庭图时,这个年轻的男孩可以整合,他的冲动可以用在其他的地方。

在咨询情境下,我们可以使用很多自发的情境给来访者提供直接的指导,给他们机会尝试一下不同的行为,去发现这些行为的哪些部分和现实生活是相吻合的。

案例 在咨询过程中我们可以要求父母指导他们的孩子安静地待在角落里玩,当他们持续干扰谈话的时候再给他们限制。尤其是当我们怀疑没有规则或者规则不一致就是问题的一部分时更是如此,在这种情况下设置界限可以占去整次会谈。我们也可以询问父母对设置这种界限的感受。我们一起讨论他们对挫败孩子的担心,父母之间随后可能发生的争执,以及他们对新规则的经验和体验。父母描述和体验到的合适的新行为模式可以通过布置新任务的方式来加以强化。

案例 在一个对一群青少年团体的冲突治疗中,我们分别听两个组站在各自立场上讲故事,认可他们的立场,总结它们,并询问一些精确的问题来澄清。我们让其他年轻人也这么做。特别是,我们要求那些"没有卷入"的年轻人讲述他们对这件事的看法来帮助我们。这使事情更加清楚,这里没有非此即彼的问题,但确实有一个对大家都有效的解决方案。在协商过程中,一旦冲突的雾霾散去,我们就能注意到哪些言论是有害的,哪些是火上浇油——并去建议使用一些替代方案。我们要求这些年轻人大声说出检验这些替代性的方案。与此同时,我们要求其他人来观察这种措辞改变的影响。我们也要询问说话的人,这种"非暴力"的方式是否可以充分代表自己的利益。

案例 我们要求一对夫妇决定他们讨论的话题。我们也可以单独把这个过程作为一个"交通工具"来改变沟通模式。一个母亲和她的孩子一上来就要讨论男孩晚上应该什么时间回家,咨询师可以塑造他们的行为:他建议他们首先仔细并认真地聆听其他人所说的话,认可它,然后再表达他们自己的立场、愿望、渴求和界限。他鼓励他们进行谈判而不是陷入那种互相指责的游戏。

在很多不同的助人情境类型中,如社会教育家庭援助(见 Buggenthin, 2005)、家庭团体治疗(Conen, 2011)或马尔特·梅奥治疗(Marte Meo therapy)(Aarts, 2009; Bünder, 1998; Bünder et al., 2005; Sirringhaus-Bünder, 2011),从业者会去见他们的来访者来切实体验这些问题。他们坐在来访者的客厅里,喝着他们的咖啡,看他们日常生活的现场直播。在问题正在上演,或马上就要上演的时机,讨论这个问题有莫大的好处。

案例 巴根森和吉罗尔斯坦(Buggenthin & Girolstein, 2005)描述了如何直接训练父母,给已表现出暴力行为(包括对父母的暴力)的青少年儿子设立界限。咨询师针对父母的不安全感工作,并给他们提供具体的建议和支持。咨询师采取父母以前的策略来解决问题,指出哪些策略是成功的、被实践证明是有用的。在合适的时候,咨询师也会从父母的原生家庭来讨论问题。这种有效的方法给父母提供了新的经验,并推动他们在以下几个方面工作:在其他的日常任务中积极合作;鼓励他们自我约束;体验到只有经过漫长和艰难的斗争方能取得成功。我们鼓励他们战胜挫折,绝不放弃:所有的事情都不是一蹴而就的。

案例 在一个精神病患者的辅助生活机构中,有些来访者有脏乱差的问题。和这些人工作意味着给他们一个理由来清理手头的问题,并邀请他们的社会关系来给予帮助。在这个过程中,我们可以来谈论这个行为可能的背景,如果来访者将东西整理得整洁有序的话,他会牺牲什么。我们也可以问问来访者自己的决定,他希望自己未来的生活空间看起来是什么样子的。例如,我们可以打扫一间房子,然后留下一间不打扫,然后问来访者对两间不同房间的感觉。这个可以成为一个准备,让来访者决定未来的生活看起来是什么样子,如何"布置"未来的存在。这种方法可以诱发许多不同水平的新想法:和咨询师一起打扫,为示范提供了情境,有利于助人者去理解,为什么来访者如此依恋"垃圾"。同时体验不同的房间有助于改变视角,并扩大人的活动半径。一起做这些也可以加强来访者和治疗师之间的信任,并提供了朝这个方向继续走下去的动力。

案例 在家庭社会教育帮助中,当我们感觉到有朋友、邻居、亲戚、狗、鸡或者其他什么东西不断干扰会谈时,我们可以开始讨论"设限"这个主题。我们承认这种氛围是生动、活泼和充满热情的,然后顺理成章地去询问为什么父母会选择这样的生活方式。接着我们就探讨,这种敞开大门的感觉会让哪些生活多姿多彩——同时询问父母是否有时也会觉得访客可能太多了,或者他们的孩子有没有发出一些信号来表示这些对他们有点过了。下一步就是和他们一起来控制这种情况。和家庭助人者的会谈可以成为一次初体验,让他们跟那些不速之客解释现在他们来的不是时候。家庭助人者可以亲历客人的反应和父母的反应,我们可以肯定他们的表现,询问他们困难是什么,哪些是比较容易的,这么做的时候他们感觉怎样,然后再仔细观察发生了什么(有时候人们担心他们的朋友以后会排斥他们或认为他们小气或傲慢)。这里也包括将他们的情绪反应和早年的经历连接起来,并鼓励他们从中学习:"那时候你需要受到喜欢而且无法设立界限。因此让我们重新来审视一下,今天是否依然如此——你的朋友是否会真的离你而去,或者他们会慢慢适应。我们怎样才能发现这些呢?"

案例 在马尔特·梅奥的方法里,他们会把简单的日常生活拍成一些小短片,用来给家长提供一些训练,目的在于记录孩子日常的行为,并采取建设性的步骤来处理这些行为。这种训练直接教授家长去读出、理解并确认非语言的信号——而且,重要的是提供了验证。支持家长给孩子提供指导、方向和安全感,一步一步的,扎扎实实的。在某种程度上,这种训练在鼓励新的亲子互动上是成功的,新的视角和感受在修正行为的过程中产生。尤其是和有发育障碍或严重行为问题的儿童一起工作时,这种效果是非常有价值的。每一个看了玛瑞亚·阿尔茨(柏林欧洲自由贸易联盟会议,EFTA Congress,2004)或是安内格雷特·西林豪斯-本德(Annegret Sirringhaus-Bünde)和皮特·本德(Peter Bünder)(奥尔登堡 EFTA Congress 2004,Oldenburg)的德国系统治疗、咨询和家庭治疗协会大会,2005)视频的人,都会深深地体会到,这些行为的输入是如何为之前紧张的关系带来彼此的愉悦和快乐的。这些干预加固了一些脆弱的关系,让爱再次在彼此之间流动。这种方法在其他的情况下也得到了成功的验证,例如,在为疗养院里的重度痴呆患者服务时。

案例 有一个与"交通工具"发展和连接相关的例子,是玛瑞亚·阿尔茨在一个会议中提供的咨询师和来访者系统的临时配对(2005,个人沟通)。她提到自己以前收到的一项合同,要她与一组有社交问题的男性青少年进行沟通。这些青少年的动机不明确,甚至有时有时无。玛瑞亚·阿尔茨花了一些时间用非正式的方式接触他们。当他们抽着香烟在茶水间聊着形形色色的话题时,玛瑞亚·阿尔茨了解到他们在生活中最感兴趣的话题是:怎样找到一个女朋友并维持关系。于是她就顺势建议去训练他们的这个能力:如何赢得一个女孩?如何和她维持恋爱关系?然后她开始通过这个"工具"来训练基本的沟通技巧:引起并寻找其他人感兴趣的话题;倾听、提问、表示出兴趣;表达自己的感觉,用一种其他人能感受到的方式表达不悦;和其他人分享喜悦,等等。这种方法还在其他方面也起到了进一步的作用:提高他们在其他情境下的沟通技巧,提升他们的自我价值感和自信心,在应对困境时找到替代性的方法。

马尔特·梅奥训练的这个方面——承认并认同孩子的动机——也可以应用到家中有年幼儿童的家庭咨询中,他们对整体家庭环境的改变反应很强烈。

案例 在家庭咨询中,讨论转向了父亲对压力和悲伤的丧失。他几乎没有什么情绪反应,这也是他和妻子、孩子之间关系的一个问题,而且他的妻儿之前都提出来过。在爸爸的原生家庭里,悲伤和其他的情感都是严格的禁忌。在咨询中呈现出一个很明显的模式:当情况变得情绪化时,爸爸就会表现出明显的被感动的迹象(泛红的脸颊、眼中含泪,还有身体姿势),他两岁的女儿抱着她的毛绒动物走向他,要求他抚摸它。我们使用这些信号向父亲指出,女儿多么清晰地表达出她的情感,她多想去安慰他。他能够接受她给予安慰的身体方面的尝试,但却拒绝了任何言语的安慰。最终,他陷入思考。他开始通过他的行为来分享更多的情感,同时也可以更多地把它们言语化,并与妻子分享。如果没有发生这些短暂的片段——如果我们没有邀请两岁的孩子加入咨询——一切都会变得更加复杂和繁琐,也许某些方面永远都不会被发现。

所有的系统咨询师都知道,干预只有在符合来访者的价值观、愿望和目标时,只有在与来访者的行为模式相关时,只有涉及他们生活中相关的主题时,才会有效果。除了以上的讨论,我们还可以进一步加上探索资源、询问例外问题和未来可能的解决方案(奇迹问题等)。如果我们知道来访者能做什么或过去怎么做,他们梦想做什么,我们也许可以对他们行为模式的建构提出更好的建议。通过这样的方式,我们将来访者自己想不出来的建议引入系统。当然,建构主义的谦卑已经教导我们,是来访者最终决定适合自己的是什么,咨询成功是什么。这同时就意味着要牺牲一个好主意,即使它在无数的情境下都很成功。

5.6.4 改变空间的序列,对界限进行工作

我们在之前的章节中描述了家庭雕塑,座位的安排——空间排列——都可以

用以象征关系。这不是咨询师诱发出来的象征,而是一种可以称为"自发性雕塑"的东西。

案例 3 岁的小女孩拼命地缠着母亲。父亲坐在靠近门的位置,看起来没有卷入但是很紧张的样子。15 岁的男孩已经把椅子反过来坐在上面像骑马一般。11 岁的女孩在研究房间中小柜子上的一盘石头。母亲冲着儿子吼道"坐直了"。父亲十分紧张地盯着他的表。母亲攻击着父亲,女儿抱怨肚子疼(这也是这个家庭来这里的原因)。

我们为什么不能把这些看成一个关系排列的雕塑,并与它工作呢?咨询中的第一个五分钟已经带出了这么多的印象,可以作为发展假设的素材。特别是米纽秦(Minuchin,2012,pp. 174ff.)和费希曼(Fishman,1981,pp. 189ff.)建议使用空间排列和座位的安排来打破习惯性的互动模式,并在系统中引入新的信息。

案例 (接上)治疗师强调,在家庭治疗之初每个人多多少少都有些紧张和担心。他(通过资源取向的结合)坚信,那位 15 岁的少年,其脾气是青春期的正常现象。此外,他还拥有很多优点,例如,他喜欢和 3 岁的妹妹一起玩。治疗师问他对妹妹正在做的事情有什么看法,怎么能帮助她放松下来。简短的讨论之后,治疗师对于他能够如此好地和小妹妹共情给予了很大的褒奖,并让他和她一起坐在小桌子前,让妹妹画一些画并放松下来,男孩欣然同意。治疗师这时切换了场景,开始和 11 岁的女儿和他的父母一起讨论她肚子疼的问题。他注意到她总是斜眼瞟着她的兄弟姐妹。他问她现在肚子有多疼,用数字 1 到 10 来评分,她回答说"6",然后他让她回到她的兄弟姐妹那里,和他们玩耍或是读一本书。他和她父母聊了五分钟之后,再次问她现在肚子有多疼,她说"3"。父母充满内疚地互看了一眼,然后询问这是不是和他们有关。咨询师的话把这种内疚的氛围变成了一种帮助的氛围:"我觉得你们想知道的是你们要不要为女儿的肚子疼负责任。然后,我观察到,家中的每个成员情感都非常协调,可以清晰地注意到他们周围发生的事情。但每个人的表达方式不同——有的是缠着母亲,有的是肚子疼,有的是隔离和古怪。想象一下,如果在这里有人能够翻译每个人所表达的信息——这到底代表了什么意思呢?"在角落的男孩喊道:"太多麻烦了!"母亲说:"我也觉得太多了。"剩下的时间我们一直在讨论家庭里的压力。两个大点的孩子现在回到了圈子里,3 岁的孩子继续在桌子上画画。在咨询的最后,治疗师强调说这个 3 岁的孩子能够多清晰地表达她自己啊:当家庭没有提高声音讨论这些问题的时候,她就能够心无旁骛地玩耍。

通过改变座位安排和空间序列,我们把某些主题直接抛到战场上来工作,从某种意义上来说就是"挑战习惯行为"(Minuchin & Fishman,1981,p. 190),或者换句话说,我们抓住了"未解决"的事项。这种修正后的改变能够带来经验和行为的变化。用游戏的方式含蓄地处理这些方面,就意味着邀请演员来就他们的问题和行为模式采取一个游戏实验。如果治疗师不那么死板、较真,而是用幽默或灵活的方式来介绍它,这种方法成功的概率会大大提高。

案例 "嘿,我有一个疯狂的想法。我警告过你们,我有时候会有一些疯狂的想法,所以现在是你们离开的最后的机会!没有人想走?好的,让我们一起尝试一下。"

循环问题会带来对观念和可能性的游戏相似的态度,这种方法会引导来访者用戏谑的方式对待各种序列,从而增加他们的机会。和家庭雕塑相似,这种方法呈现了体验的不同维度:认知、情感、知觉和行动。

限制玩耍(来自 Minuchin 的经典策略,2012)中咨询师让父母挨着坐,不让孩子插在中间。她可以让孩子坐在她旁边,一起观察父母怎么讨论这个话题。或者咨询师可以让孩子坐在她旁边,当一个不应该被讨论的话题出现时戳他一下。她可以让父母观察兄弟姐妹之间如何处理争议。她可以邀请父亲和儿子坐在旁边,观察母亲和姐妹如何安排一次旅途。当她和父母讨论一个特定的话题时,也能让孩子们到隔壁的房间呆 20 分钟。她能够离开房间,给来访者留个任务。所有这些干预都显示出咨询师如何改变设置和游戏界限:在父母和孩子之间,男性和女性之间,代际之间。这样能够产生新的经验,咨询师从参与者的反应中看到他们改变的能力和系统发展的方向。

近距离调节

从对一些非语言行为的研究,我们了解到人类是怎样限定自己的领地和当他们的界限被打破的时候他们会出现怎样的应激反应。这种或多或少有点无意识的行为调控在会谈中起着重要的作用:单纯地改变座位安排(距离、角度、在室内的位置:有没有人坐着是"背靠着墙"、"退路"有没有被切断等等)就能改变内部的状态和行为两者的模式。这个对来访者来说通常也是一种惊喜。对许多来访者来说,这个游戏有着完全不同的意义:这是一个让他们先照顾好自己的邀请("别着急,试着发现你喜欢坐在哪里,怎样坐,坐在哪里会让你感觉最好")。对很多人来说,这有点不太寻常,还可以加强他们的自尊和正念。

案例 咨询师从两个青少年女孩争执的非语言行为模式中感受到一种明显的不安的氛围。一个很显然想要去接近另一个,但是另一个有些迟疑,沉默不语,并转身离开。因此咨询师让她们把椅子摆到"看起来很合适"的位置。两个女孩来回移动她们的椅子——一个想近一点,一个想保持距离。五分钟以后她们终于找到一个两人都可以接受的位置。令她们惊讶的是,剩下的咨询显得非常放松。

身体的姿势、呼吸、移动和手势

当处理争论和冲突的时候，我们可以观察这些肢体特征并邀请来访者做一些小的调整。有没有人坐在椅子的边缘上，他们的呼吸有多快，他们的姿势看起来会不会有些吓人？我们也可以建议他们站着或者边散步边继续他们的争论，诸如此类，直到让他们觉得最舒服为止。

案例 在与一个母亲和她 20 岁的养女的咨询中，这一点就表现得很明显，她们很恐惧、小心翼翼地处理主要的冲突，而这些又通过道德控诉的方式表达了出来，特别是母亲对女儿的控诉。这样的一番指责之后，女儿突然瘫在椅子上，看着地板，她的呼吸变得很浅，看起来很不舒服的样子。她们两个人都对着咨询师坐着。在第二次咨询的开始，他要求她们直接面对面坐着。在咨询中，他使用了一个来自心理剧的技术（替身），即咨询师站在来访者边上——征得她们的同意后——用语言来表达在这个过程中他所听到的。他将话题从道德的问题上抽离出来，并朝向深层的愤怒。母亲的话是："我认为你不懂得感恩，你从来不按时回家吃饭，这让我非常失望。"咨询师的话是："在我听起来是这样的——如果我说错了请纠正我：当你说你要回家吃饭但是迟到了一个小时的时候，我很抓狂。我盼望着，做好了所有的事，把所有的东西都准备妥当，然后我就坐在那里等着你。我不喜欢那样。"这种情况越来越多，母亲承认有时候她对此确实有点生气。这样修改解释让女儿一下子直起身来，会谈获得了新的进展。当母亲说到她以前处理这些问题的方式不对，她现在想学习如何正确地对待这些问题时，咨询师说，他的职责不是要告诉她什么是对的或是错的，他只是重复他从她的话语里听到的潜台词。

将缺席者象征化

在循环提问中所使用的代表系统内缺席成员（如果 X 在这里的话他会说什么）的方法，在这里也可以用一些象征性的东西来辅助。可以在那里放一把空椅子代表在咨询中没有来的人。这就营造出一种有些好玩的氛围（"假装是这样"），方法各式各样。放这把椅子的时候可以问："他们想坐在哪里，他们坐在哪里会觉得舒服一些？"在特定的情境下，我们可以问那些在场的人他们想问缺席的人什么问题，或者想和他们说些什么。通过让他们和空椅子说话或是想象一个人就坐在那里，我们创造出一个全新的经验水平。这个效果甚至要比用动物模型来象征缺席的人要好得多。特别是年龄小一点的孩子都愿意做这种带有表演性质的隐喻的游戏。

设置界限

这是非常直接且非常必要的。在和那些有暴力倾向的来访者工作的时候，我们注意到经常有那种需要严格设定空间界限的情境。

案例 一个受训中的社会教育工作者描述一个家庭的访谈。他们的问题是，母亲常常将她自己表现得非常虚弱和无助，而 12 岁的儿子一直不停地威胁她，甚至有时候打她——甚至社会工作者在场的时候也不例外！他的母亲说当他感到挫败时就开始打她。社会工作者做了干预并终止了这种肢体冲突：她横在这对母子之间并去抓儿子，抱住他的背。这样做很危险但是起到了效果，因为她认识这个男孩有一段时间了，他们之间的关系也不错。她将他送回他的房间，和两个人先分别谈了一下，然后再马上放在一起谈。母亲将这个视为一个有效的示范。但是这种体验最重要的一个方面就是，她的儿子实际是可以在有限制的情境下"存活"的，而且他之后会变得更平静，也更加友好。在余下的咨询中他们经常讨论咨询师的哪些行为是母亲可以借鉴的。

5.6.5 情景呈现：扮演与活化

众所周知，这些方法来源于心理剧（（Fryszer，2005，2006）。来访者被要求描述一个特别的情境。日常生活的场景，甚至是更激烈的冲突场景，都相对比较容易扮演。当和家庭工作的时候，我们一般认为 4 岁以上的孩子会对这种方法表示出相当的兴趣——这点不像其他繁琐的方法。具体的场景如何展开，各自如何体验这些情境，这些随后而来的分歧同时也为完善个人观点提供了重要的灵感。

案例 A 家庭，家里有母亲、父亲还有 4 岁的女儿克劳蒂娅和 7 岁的儿子彼得。他们来咨询是因为父母非常担心彼得，他特别焦虑，尤其是在学校，他害怕班里的有些男孩子。早在幼儿园的时候他就对那些野蛮、攻击性比较强的孩子战战兢兢的，但是最近他已经开始做噩梦了，有时候甚至不肯去学校。他总是在晚上被惊醒，嚎啕大哭把整个家都吵醒了。第一次咨询时，咨询师询问晚上那个场景是如何发展的，然后要求整个家庭在咨询室里重建这个场景，他们用椅子和毯子来搭建孩子和父母的房间，包括他们各自的床。家庭成员躺在他们的床上表演他们正在睡觉的场景。当彼得哭的时候，母亲起来从她自己的卧室跑到孩子们的卧室，她坐在他的床边把彼得搂在她的怀里，紧紧地抱着他。克劳蒂娅在她的床上看着，爸爸醒着躺在自己的床上。在这个场景下咨询师分别对每一个参与者进行了访谈（见下文），克劳蒂娅很失落，因为当妈妈去安慰彼得并把他揽入怀里的时候，她必须一个人孤单地躺在床上。彼得觉得很舒服也很安全，他可以不再去想梦里的内容，在妈妈的怀里他的恐惧消退了。从一方面来说，A 太太很喜欢把彼得拥在怀里，她很享受那种可以安慰他的感觉。从另一方面来说，有时候这对她来说又太多了，她想回到她自己的床上。A 先生很高兴妻子去照顾彼得了，尽管他也很想知道隔壁的卧室里到底发生着什么：在整个过程中他感觉自己被忽略了。A 先生接受了咨询师的建议并做了一些他现实生活中从不会做的事情：他走到孩子们的卧室去看看怎么了。当他站在门口观察他的妻子和儿子的时候,彼得投给他一个厌恶的眼神,当爸爸真的要进入房间的时候,彼得开始大喊:"不,我不想让你进来! 出去!"彼得的声音比平时更加清楚、坚定,分贝也提高了。这个反应让父母很是惊讶。父亲停下了他的脚步,不知所措。咨询师再次采访了父亲,他表达了对于不知道该不该继续进去的不安全感,而且他那种被排除在外的感觉现在已经得到证实了。他很想融入,但是同时又有种他应该退回去的感觉。咨询师问克劳蒂娅的感受,她说她喜欢父亲过来——他应该走到她的床前。表演停在这里。

在随后的讨论中,咨询师询问孩子喜欢哪些场景,不喜欢哪些。彼得说他喜欢躺在妈妈怀里,他喜欢冲父亲大喊大叫。克劳蒂娅说当她父亲进入到那个情境中时她很高兴。随后的访谈更多地发生在 A 先生、A 太太和咨询师之间。父母两个对彼得的反常行为和他突然从焦虑到攻击的转变都感到很惊奇,还有一点高兴。在这样的情境下,他们很清楚地意识到彼得并不像他有时候表现得那么软弱,他有时候也会对家庭生活产生很大的影响。父亲那时必须长时间在外面工作,他说这个场景为他这种没有归属感的感觉提供了很多有趣的线索。而且,他渴望变成这个家庭的一部分,这个愿望也变得越来越清晰。但是他也意识到他害怕做错事时就倾向于放弃。父母以前从没注意过克劳蒂娅的嫉妒。咨询的最后,A 女士不太清楚她是否要像往常一样继续满足彼得的愿望。A 先生决定要更多地参与彼得和妻子的关系之中。

家人和咨询师都清楚彼得的症状对家庭生活有着很大影响,咨询师鼓励父母去处理这个问题——他们想怎么样逐渐形成自己作为父母的角色,哪些地方有改进的必要。这也促进了家庭继续齐心协力处理这个问题的意愿——而不是单纯认为这是彼得自己的问题。因此,从系统式方法的意义上来说,初次访谈的一个主要目标很显然已经达到了。

咨询师所谓的"旁白"式访谈和对未来可能情境的活现都是从心理剧中学到的干预技巧。在这样的访谈中,咨询师向来访者提问并要求他们间接地来回答,例如,离开场景("旁白式"),间接地谈他们的感受而不是停留其中。这种方法可以帮助来访者解决现状,同时也帮助咨询师去理解在每个演员那里发生了什么。它支持开放式沟通,把家庭成员之间以前无法一致沟通的主题引入场景。当有人说"旁白"的时候,比如说,不看着任何人,它已经成为家庭成员之间沟通的一部分了。这种方法能够使每一个家庭成员更好地理解自己与此体验相关的感受、需求和观点,以及他们与其他家庭成员的差异。

在这个例子中描述的"旁白式"访谈为咨询师带来了一个从心理剧借鉴而来的更深入的方法,即活现一个家庭成员可以尝试虚构的新事物的未来场景。父亲听从自己的需要走向儿子的卧室,去看看会发生什么。这种方法在和家庭工作时非常有效,因为它让他们有机会去:探索当一个角色的行为不同于往常的时候,其他人将会怎样反应。这可以进一步地应用于预测未来的重大变化及其对家庭生活的潜在影响,例如,当一个孩子离开家或者当家庭有了新生婴儿的时候。这个方法有时候能够帮助家庭更好地评估当时的状况并作出一个正确的决定,比如说,一个孩子是否应该被放在寄养家庭或是寄宿学校。可以这么说,有时候家庭成员需要为他们的新角色开发出新的方法,尝试模拟使用它们。想象或活现出家庭中重大的变化,通常可以让人在实际事件发生之前看清家庭的资源和局限。如果整个系统都在,这种检测未来事件的方法就是切实可行的。通过对这个未来场景的活现,咨询师帮助家庭找出指向未来的解决方案,并以有趣的方式来亲历一个可能产生的结果。

使用这种方法需要精心准备,还必须要契合正在工作的系统——其实不需要他们做太多("我不是一个好的演员")。在我们的经验中,大多数来访者,即使在刚开始的时候对活现活动表现得很冷淡,但他们最终还是能够融入到独白或旁白访谈的技术中。咨询师要能够根据不同的情况设计出不同水平的强度和参与度。

案例 咨询师请来访者帮助她更好地理解他们所描述的。她邀请他们都站起来并活现这个情境。这不完全是角色扮演,而是对空间情境的叙述。来访者做这些的时候一起站着,他们也可以站到别的地方("爸爸正坐在沙发上,他的两个儿子坐在边上,他们正在看电视。现在,当妈妈走进来说晚饭做好的时候发生了什么——当她说这些的时候她站在哪里?哦,我看到了,回到这里……")咨询师让家庭成员表演当时比较真实的情境。(具体这个争论是怎么进行的:如果你说"现在就说。"——"好的,谢谢你,你的答案是什么?")

如果有人想弱化导致问题的互动模式,那么就把它变得荒谬一点吧:咨询师可以要求在场的人夸大某种特定的行为并将其表演出来。或者咨询师可以引入一些荒诞的元素:戏剧化的姿势和夸大的距离。这里的假设是咨询师和来访者的关系良好,咨询师愿意冒险和做实验,并乐意使用此类方法。"假如"的表演方式让人和表达的内容之间产生了距离,并使它变得具有"实验性"且"不真实",使之前互动中的心理视角发生改变。演员不会再不知不觉地进入他们通常的问题产生模式,因为当下的互动发生在荒诞或可笑的背景之下。来访者常常汇报说,一旦回到家,他们就会恢复到从前的行为模式里,当他们想到"活现"中他们截然不同的做法时自己都会哑然失笑。

角色互换时也能起到类似的效果,来访者被要求扮演别人的角色。同样的,这个也只有当已经建立起很好的信任关系时才会有效,因为这个前提是没人会使用这种情况贬低他人,或是告诉别人其他人表演得有多差劲。然而,如果使用得当,这种方法可以帮助人们更好地理解其他角色并且体验一下穿别人的鞋是什么感受。这也是一个训练共情的绝好资源,通常对来访者的社交能力也会有一个提高。

这样的角色扮演可以用于实验目的。在互动中可以建立起新的角色行为,接着在之后的活现中尝试并强化它。

案例 咨询师问来访者:"这个看起来怎么样——他说他不喜欢但是并没有一点侮辱你的意思?"对伴侣说:"能不能请你试着这样对我?"

我们可以要求来访者在咨询中来模拟这些变化,以此鼓舞他们(拉拉队的价值,请参见 5.11.2 章节)。

这种方法甚至可以适用于个体治疗,用来诱导情绪的聚焦。在这里,我们用空椅子来代表在来访者生活中最重要的人。来访者能够试着去战胜困难,试着去表达他们之前难以表达的。一个例子是表达以前压抑的不被允许的愤怒。其结果可能是出乎意料的:会出现一个新的观点;或者你只要把它从你的胸腔发泄出来就没事了;或者来访者会惊奇地发现(连他自己都觉得惊讶),那个使人大发雷霆的问题似乎没有先前认为的那般重要了。人们也可以尝试各种各样的变化。有时候直言不讳比讨论它更有效。这个触发情感的过程可能会变得更清晰,重要的是,这会使人更加难忘。

所有这些方法为我们的工作引入了一些活动的、幽默的和趣味性的元素。它们会激发人们在困境时去创造性地解决问题。从葛拉威尔功能性因素的意义上来看,这些方法还有着更大的好处:它们是更新问题和提升来访者情感卷入的强大工具,据神经生物学的研究,这也是建立新的、替代性神经通路的一个重要的先决条件。它们归功于长期而强烈的视觉和动觉印象,它们可以为可能的选择在日常生活中提供锚点。

然而,所有这些方法必须高度契合来访者的系统,以防强加不熟悉的因素、引起负性阻抗或者出现退缩倾向。从这个意义上讲,比起纯粹的交谈方式,这些方法要求更高,因为它要求持续和细心地全程关注非语言及身体的水平。使用这些方法时,必须避免给来访者留下这种我们在"教"给他们"正确的"东西的印象。这是最需要诀窍的地方。我们的经验显示,一个人确实可以有效地使用这种方法,但是良好的、系统性的谦虚也很有必要。整个过程的设计要聚焦于尝试新东西,我们必须不停地去问来访者(和我们自己),他们有没有从中得到些什么(获益),这反过来也是一种促进,可以强化来访者的自尊。

5.7 塑造情境：社会关系网络

个案和治疗方法的概念在社会心理工作中踌躇了很长一段时间之后，最近出现了一种回归（Altmeyer & Kröger，2003；Herwig-Lempp，2004；Röhrle et al.，1998；Zwicker-Pelzer，2010）。让人惊讶的是这种理念再一次被视为"现代的"。早在爱丽丝·萨洛蒙（Alice Salomon）100 多年前奠定社会工作的基础之时，社会关系网络就已经被视为要"在人与人之间提供支持"（Zwicker-Pelzer，2010，p. 366）。社区的社会工作有着悠久的历史传统，社区心理学（Sommer，1982；Sommer & Ernst，1988）和家庭治疗的发展都见证了这一点（Speck & Attneave，1987）。在我们看来，处理和塑造社会关系网络是系统工作的一个基础环节。就通常的社会关系网络价值观来看，这个有悖于我们所理解的将社会系统仅仅局限于家庭的论点。当然，这种方法更具挑战性，需要更详细地了解事情的来龙去脉，而且也没有什么经济保障。并不是所有类型的系统培训都将社交网络囊括其中。然而，在工作中，将来访者的社会网络考虑进来是非常有价值的，同时也大大增加了解决问题的可能性。

1986 年，在布鲁塞尔召开的家庭治疗大会上，约翰·科雷夫贝克（Johan Klefbeck）和他的同事就介绍了一种用于社会热点的有趣的网络治疗模式（见 Klefbeck，1998）。当个体或是来访者面临危机时，科雷夫贝克和其同事将来访者的朋友、同事、邻居和其他重要的人纳入治疗过程之中。这种咨询有时可以包括 20 至 30 个人，以期激发关系网络中的资源来解决问题。这样的咨询需要做一些准备，要和来访者一起来盘点相关的社会关系网络，同时也要准备一个包含了家谱图或家庭地图常用符号的社会关系网络地图。社会关系网络地图可以分成几个部分，根据自己认为的关系亲疏程度将不同的人放入相应的部分。他们之间的关系可以用一些线和符号表示。这样一来，这个地图就可以描述比通常（脆弱的）家庭网络范围更广的网络，给焦虑的家庭成员提供了在其他地方建立联系的希望。赫维希-伦普（Herwig-Lempp，2004）将这个和一些其他的模型融入了他所谓的"VIP 地图"，这也让大多数来访者听起来更舒服一些。图 29 并列描述了两种模式。

构建这样的地图着眼于目标及意义：对于在森林中徒步的人来说，欧洲地图是没什么用的。因此我们建议大家自己要尝试一下，然后再用它来回答以下几个问题。

一旦所有相关的人员都召集过来了，咨询师就可以根据视觉印象试着做出第一个谨慎的假设（见下面的案例）。要应用得当，需要考虑下面几个重要的问题。

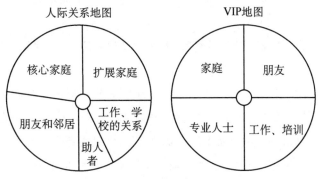

图 29　人际关系地图和 VIP 地图

它们参照了社交网络的维度,为社会支持的研究和实践提供了重要的指标(见 Sommer & Ernst,1988)。

内容:我生活中最重要的社会关系是哪种类型的(友谊、同事关系、家庭)? 在什么情况下它们会显得更重要或不那么重要?

密度:我的网络中有多少关系? 我的关系里是强的少弱的多,还是反过来的? 这些关系可靠还是不可靠?

可达性:我可以多快地联系到网络中的那些人? 有和我住得很近的吗? 如果我需要和谁聊天我能把他们从被窝里揪出来吗? 我们只是偶尔见个面,每隔几个星期之类的?

兼容性:我的人际关系网能够给我目前的人生提供支持吗? 我需要接触其他的人脉圈或是建立一些全新的关系网吗? 如果我是单亲妈妈,我认不认识其他的妈妈,她们可以和我交流育儿经或是互换小孩衣服,或仅仅是愉快地聊聊天? 如果我在参加培训,我认识其他和我情况类似的人吗?

互惠性:在这些关系中付出和收获是平衡的吗? 或者我只是在一味地付出? 或者有一些人因为我索取太多付出太少而离开了我?

稳定度:这些关系能够经受得住困难和危机的考验吗? 或者仅仅是一些只能同甘不能共苦的关系。自己研究过这些目录之后,我们可以邀请关系网中重要的人来帮助我们解决目前的问题。

案例　克劳·曼登尼斯(个人沟通,1989)报告了一个屡次企图在前女友公寓里自杀的年轻男子。在家庭咨询中可以看到这个男子十分的孤独:父亲已经不在了,但是他从小就跟两个叔叔很熟悉。鉴于这种严重的自杀行为,曼登尼斯让他这两个叔叔请了几天假过来帮助他们的侄儿去除这种消极的想法,然后去认识其他的女人。他报告说这三个大男人相处非常愉快,这个年轻人已经可以去建立新的关系,同时他也很享受来自叔叔的支持,他们承担了父亲的角色,给予了他从未享受过的父爱。

如果咨询师不能或不想走得更远,也许可以和来访者以人际关系图为基础来强化社交网络中某些特殊的部分。

案例 一个单身妈妈由于她女儿存在的各种问题被青少年服务中心送来咨询。她和女孩的父亲关系非常矛盾。他经常打她,打完之后又不停地保证说自己会改,但是却一如既往。她总是下决心要离开他,但最终还是回到了他身边。女儿对这种坐过山车的感觉表示困惑和不解。她对女儿照顾得很好,由于她想摆脱社会福利的救助,她现在正在努力完成自己的职业培训。从她的叙述里,我们明显感觉到她的人际关系网络是很薄弱的。她的关系网络地图见图30。这个关系图证实了我们的假设:她的孤独和一些实际支持的需要(开车载她外出,照看女儿,和她探讨与权威的会面)阻碍她离开她的伴侣。咨询的第一个措施包括扩大她的社交网络。我们将她的职业理想作为框架:如果她真的想参加并完成职业再培训,她需要有邻居支持她和她那个在学校极度需要更多人帮助的女儿。因此她又开始和老朋友联络,搬到另外的小区,也开始接触那里其他的妈妈。

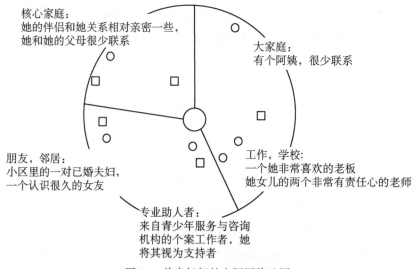

图30 单身妈妈的人际网络地图

这种方法是如此的卓有成效,以至于短短的六个月之后她开始下定决心离开女孩的父亲。她参加了一个培训项目,女孩在学校里的问题有了好转,生活状况也越来越好了,妈妈甚至也可以独立解决一些原本咨询师计划帮她解决的问题。小区中另外的一个妈妈成了她的好朋友,在女儿的教育上给予了很大的帮助。

咨询师可以和来访者一起在咨询中来画这个地图,也可以由来访者自己在家单独完成。当来访者在这个过程中开始讲故事、回忆和思考,这将是很有意义的。整个网络在进入咨询之后才会充分暴露出来,故事一个接着一个展开。在家庭雕塑和家庭格盘中,象征家庭成员的人或者模型可以随意移动直到他们找到合适的位置,这个地图也有异曲同工之妙。同样的,画社交网络地图时也要平衡清晰度和完整性的问题。

5.8 外化

通过使用外部干预,我们给问题或内部过程提供了一种象征的形式。这可以通过语言或具体的物体来实现。这种方法是由澳大利亚的研究员迈克尔·怀特(White & Epston)引入到家庭治疗中的。米尔顿·埃里克森在催眠疗法中发展了这些技术,将症状或身体或心理现象用外在的形象表现出来。一个肉瘤被描述成一个有很大、很强欲望的狡猾小伙子(Lenk, 1988);胃疼变成一个硬肿块,接着成为能表达重要信息的喇叭(Prior, 2012,私人交流)。在德语国家,很早以前许多咨询师写作时就开始使用这些象征,例如"抑郁"经常被说成是一个你可以邀请也可以让其离开的客人(Weber et al. , 1987)。

案例 一个经常被引用的经典案例是怀特描述的一个大便失禁的男孩。在和这个男孩及其家人访谈的过程中,怀特为男孩把大便拉在床上的习惯赋予了一个"鬼鬼祟祟的噗噗鬼"的形象。此后,治疗专注于研究噗噗鬼所做的事,它一般什么时候出现,什么时候不出现,对他的生活和家人有什么影响。基本上,这些问题跟我们在探索或是干预时问的问题一样(详见2.4和5.3章节),不同之处在于,它们围绕的是一个想象的存在物,而不是直接的症状或理想的解决方案。最后发现,这个噗噗鬼的显著影响是将这个男孩与其他小伙伴隔离开来,使大家难以看到他的积极有趣的一面。而这对于父母及其婚姻生活来说是一种压力,家人不能邀请朋友和邻居到家做客,同时也破坏了母子在一起的快乐时光,等等。但是小孩说也有噗噗鬼不出现或者被成功赶走的时候。基于这些描述和所提到的例外情况,可以得到一些可能的干预方式。首先,咨询师和家人一起决定控制噗噗鬼的负面影响,母亲和儿子在噗噗鬼偶尔来访的情况下如何能够乐享天伦之乐?家人怎么样能继续与他们的朋友保持联系?最重要的是父母要意识到孩子的力量并享受和其在一起的时光。其次,咨询师利用这些象征物来找出家人和孩子一起赶走噗噗鬼的办法。

在症状外化方面,我们从来访者的描述开始,和他们一起着手为症状找出或者创造一个意象。也可以用问题的形式进行：

案例 "如果你听到的声音是一个生物，那会是什么？""如果抑郁是一个总在最糟糕时刻出现的人，他会是一个怎么样的人？"

这些意象可以是人、神秘的或者幻想的生物，或者其他物体。咨询师也可以不问问题，而是提出一个建议看来访者如何应对，看看他们是否接纳这个建议。

案例 "当你提到一次又一次让你失控的愤怒，我会想起一只张牙舞爪的老虎。""你描述日常生活的方式使我想起一个背着装满石头的袋子到处走动的人，他还在不停叫人往包里塞石头。"

有时候要通过提问的方式让来访者用具体的语言来描述场景，这样象征能更有机地嵌入到访谈中。

案例 "你的肚子疼是怎么疼法，热疼、冷疼、刺痛还是钝痛？疼痛是什么颜色的？你感觉疼痛面积很大还是很小？""那么这是一种尖锐的、冰冷的红色物体，这个很小但尖锐的东西在你的肚子里翻江倒海。如果这东西是种动物，会是什么呢？当你描述它时在你脑海中会浮现出什么？"

案例 "这个声音不停在你耳边说话，不要让它牵制你。不要让它欺骗你！""这声音来自哪里？前面还是后面？""哦，我明白了，从你的后面。这可能有点困难，但描述得更准确点可以帮助我理解。是来自左后方还是右后方？是男声还是女声？高音调还是低音调？确切地说，它说了什么？它总是在重复还是说着不同的话？假设听到这个深沉的男声时，现在你从右肩看，有人站在那儿，那会是谁？你能辨清他的脸吗？"

有些来访者需要时间来适应这样的过程。也就是说，我们咨询师需要克服阻抗，逐步提高来访者对这些不同寻常的（奇怪疯癫的）提问和陈述的接受度。如果我们已经建立了一个充满信任的、足以经得起这些疯疯癫癫、奇奇怪怪提问的良好关系的话，这将会是很有帮助的。要克服这些障碍，一定要不断调整频率让来访者感到舒服。也可以提一下他们的孩子和用儿童语言表达的好处。或是评论一下已有人从这种全新的谈话中受益很多。

案例 "我更想使用对比的方式，因为这样孩子能更好地听明白，你能接受吗？""最近有个家庭也面临着同样的问题，他们用这种方法取得了出奇好的效果，他们将'抑郁'想象成一个不断来访的不速之客。""现在我有一个疯狂的想法，让我们假设你拉到床上的是一种神话里的生物，它锲而不舍地来骚扰你，你认为它是什么样子的？"

一旦物化象征被引入，来访者接受了，咨询师可以从不同的方向来工作：
询问例外的情况，什么能阻止这个不速之客。

和来访者一起决定哪些方面会让怪物来访更多。

找出有助于驱除怪物的方法。

让来访者找到一个可以用来象征自己症状的物体,并和它待一段时间。

案例 根据冈塞尔·斯密特(个人交往,1991,2004 年再印刷,p. 285)给出的建议,咨询师建议一位来访者去找几块砖并背着它们。这个女性来访者习惯让自己承受重压,耐心地承担着直到最后陷入抑郁的情绪之中。来访者觉得这个主意太稀奇古怪了,但是咨询师认为如果她去具体体验自己的状况会很有意思——让别人在你背上放那么多东西会是什么样的。咨询师说接下来的三周直到下次咨询,她都要背着这些砖。她这样做了,并汇报说大约 10 天后她开始生咨询师的气,因为他给了她这个"愚蠢的任务"。有一次,她在城里的时候太生气了,就拿起砖头将它们统统扔进了最近的废纸篓里。无论从哪种意义上来说,这都让她如释重负。下次咨询时,她提到自从这件事之后,她有一次避开了父母,还有几次躲开了她的女性朋友,她们总是向她求助。接下来的讨论转向了她的攻击性行为(这不是典型的她)是否有助于提醒她:她也有设置界限的权利。

这种方法也可以包括让来访者将他们的内心状态想象成一个现实的人,可接触到的象征性的形象,并和他们对话。

案例 在和一个因为压力症状寻求帮助的男人咨询时,咨询师发现这个男人总是喜欢给自己增加很大的压力,要求自己迅速地完成每个任务并尽善尽美。但是这种行为同时也让他忽略了自己的家庭和兴趣爱好——以及他自己。他也明白,是自己的宏大抱负让他不停地给自己制造压力,这也使他做每件事都150%地投入且不接受任何外援。在访谈过程中,一个反映他内在动机的特别形象不断地冒出来:一个身穿黑衣,名叫"谨慎"的牧师(他父亲曾是新教神职人员);他还发现了另外一个相反的形象:一个名叫"放松"的魔鬼。咨询师和来访者谈了一会魔鬼的含义其实就是堕落的天使,咨询师提到彼得·乌斯季诺夫写的一本书《老人与史密斯先生》,书中描述了上帝和天使互相需要彼此的有趣故事。咨询结束时,咨询师要求来访者买两个能分别代表上帝和魔鬼的玩具,每天和他们谈话约 20 分钟,回忆一天中发生的事情。或许他们可以告诉他哪天由谁来掌控的,为什么要这么做以及他们如何看待"谨慎"和"放松"之间的竞争。仅仅讨论这个任务本身就很有趣。下次咨询时来访者说很喜欢这个任务,他想象着魔鬼欺骗牧师的情景。这种外化性对话是两个重要过程的起点:找到生活中新的平衡点和回忆童年的重要事件。童年的回忆也帮助他找到了一个健康的压力水平线。

象征物也可以用来提醒生活中重要的进步和变化,也可以说是重要目标和意图的外在表现形式。

案例 一次管理培训中,一个来访者汇报说,对于她来说严格要求下属、减少自己的让步是非常重要的,但这么做时她又会同情下属而忽略了自己的需求。她从咨询师收集的东西中选了一块石头放在书桌上,作为装饰物同时也提醒自己:不要忘记自己的目标。

背景资料:外化症状如何起作用? 一个小警示!

外化和重构起着相似的作用。外化可以给人带来一个看问题的新视角,也可以在自我和严肃棘手的问题之间创造一个好玩的距离。问题(比如自我压力过大)可以用一个象征来表达(口袋中的砖),直接处理这些象征物(对任务生气而扔掉负荷)进而就过渡到卸下现实生活中的重负。一个艰难的令人精疲力竭的内部冲突(冷静与凡事尽善尽美)以可视化的形式呈现出来了。虽然这个方法会把情景搞得荒诞至极,但它可以阻止之前的内心冲突。如果来访者能够容许自己卷入到冲突中,而后伴随着的是外化的游戏,可以最终带来娱乐、距离和新的视角:解决问题的新方法开始出现。这种方法有趣、幽默,可以让来访者面对童年时被压抑的资源,从而发现自身有趣的创意。如果要使行为模式产生变化,所有这一切都是必要的。由于孩子们经常使用象征性的神奇的思维形式加工他们的经历,因此在和孩子们的系统咨询中这种方式的趣味性会发挥得淋漓尽致。心理剧的儿童治疗会有意识地使用这种方法,并使用象征来提高孩子们的理解和合作能力。症状中比较消极和令人羞愧的部分开始退居二线,这使整件事显得更有趣。而且,重要的潜意识的东西现在可以表达出来了,它们就呈现在日常生活中,并且可以激发出一些新的决定。

迈克尔·怀特对于找出症状(鬼鬼祟祟的噗噗鬼)("sneaky poo")伪装的这些建议本身也是对系统治疗干预目录的创造性贡献和拓展,然而,仅仅(或更多的)从消极面看待令人恼火的问题要承担一定的风险的:所有糟糕的事情都必须得到克服。这样会让我们忽略一个事实,这些问题在整个的情境中还是很有意义的。如上所述,这些方面也可以通过象征的游戏成为我们的话题。

5.9 隐喻与故事

人们为什么这么喜欢隐喻和故事，一位波斯的诗人萨阿迪（Saadi）给出了一个答案："科学、数学以及学术讨论是我们无法回避的，这帮助我们发展人类的意识。不过有时我们也需要诗词、象征和故事，这使我们心情愉悦、耳目一新。"（萨阿迪引用自 Peseschkian 19，1979/1993，p. 9）

背景资料：在治疗和咨询中使用故事

"早在心理治疗成为一门学科之前，故事已经成为一种流行的、处理冲突的心理疗法"（Peseschkian，2012，p. 17）。在所有的文化中，故事过去是，现在也依然是咨询中的一个元素。故事帮助人们从不同的角度看待事物，采纳新的解决方案，适应无法改变的现实，并给人提供慰藉。东方的说书人、许多非洲国家的吟游音乐家、给孩子讲神话故事的父母、精心撰写传说的作家都起着类似的作用。在心理治疗中，故事和隐喻很快就成为治疗技术目录中的一部分。我们在这里要提一下那些为此做出实质性贡献的作者，感谢他们为我们带来许多的灵感。

第一个是伟大的诺斯拉特·佩塞施基安（Nossrat Peseschikian），他收集了许多东方故事用于心理治疗（例如佩塞施基安，2012，2007）。第二位是米尔顿·埃里克森，他在自己独特的催眠治疗中经常采用这些方法，他的学生继承了他的传统并为收集大量的故事和隐喻奠定了基础（Lankton & Lankton，1989；Trenkle，2010，2013；Zeig，1980）。在系统治疗中，叙事疗法（Anderson & Goolishian，1990，1992）将这种理念用到了极致：人类系统首先是言语的系统，它们通过故事和传说的口口相传永存不朽。这种传统鼓励来访者去讲述他们的故事，而咨询师试着通过提问、评论和重构的方式来重新处理这些故事。

当我们更直接的干预遭遇阻抗的时候也可以引入故事和隐喻。它们处理的更多是潜意识的、真实的信息。佩塞施基安（2012，pp. 30f.）曾提到"贮藏"效应：通过刺激我们的想象，故事可以更久地保存在我们的记忆里，并且也更容易在日常生活中被记起。它们可以越过来访者阻抗的雷达，让来访者能以最符合自己需要的方式来适应和解释它们。在佩塞施基安的跨文化的方法中，故事起着传承传统、在多文化之间传递信息的作用。东方的人们总是利用故事来呈现他们故乡的资源,时刻提醒自己不要忘记传统和价值观,有意识地激励自己身在异乡为异客,老祖宗的东西有些不能忘。西方的人们把这些故事看做另一种观点及行为的宝库。

故事也起着"辅助退行"的作用(Peseschkian,2012,p. 32)。故事可以缓解紧张的气氛,提供与童年行为模式的连接,唤醒一些遗失的资源,鼓励人们充满创造性、幽默地去面对现实,激发人们的想象力,为新的愿景和乌托邦提供必要的空间。故事理想地补充了像魔法式提问和对未来的想象等短程治疗中的一些方法。

我们有大量不同的方式处理隐喻的元素。比如我们可以:

从寓言中选编故事;

汇报早期干预的进展;

讲自己的(或是适当改编的)故事,以及过去发生在各地的趣闻轶事;

使用格言和座右铭。

下面所列出的隐喻的作用机制以及应用特意参考了佩塞施基安(2012)和泽格(Zeig,1980)的著作。

5.9.1 连接:故事是有用的

在某些气氛紧张的初始阶段,故事和趣闻轶事可以帮助来访者放松下来或是"破冰",这有利于建立信任和信心,支持咨询的总体过程。

案例 一个母亲一辈子处理了生活中层出不穷的问题,但是却羞于来咨询,我们给她讲了下面的故事:"如果你想拥有自己未曾拥有过的东西,那你就必须去做自己未曾做过的事情。"从资源的角度来看这个故事不是完全正确的,因为它假定某个梦寐以求的目标已经存在或者唾手可得。但是对于这位女士而言,这种小技术与她目前的状况(从来没参加过咨询)及经历(敢于冒险新事物)相符合。她大笑之后若有所思,最终能够放松下来完成了接下来的访谈。那些和来访者经历相匹配的趣闻轶事也有着异曲同工之妙。在和一位从事建筑业的父亲打交道时,我(R. S)有时告诉他们我自己曾经也在修路公司干过。时机恰当的时候,我甚至会讲一些很尴尬的小故事——我们这帮学生有一次将公司的班车开进水沟里,一位当班工作人员把我们救了出来。这既缓和了气氛,同时传递了这样的信息:即使是咨询师有时也需要从朋友那里得到小小的帮助,房间里的每一个人都拥有某种特殊的资源。

5.9.2　阐述故事,促进领悟,镜映

那些执拗于旧习惯的人经常发现很难找到"元水平",很难客观地看待自己对于冲突所承担的责任。在这种情况下,故事可以为他们设置一面镜子,这避免了面对面的质问。来访者可能经常会说这个故事不错,但他们自己的情况不一样。即使咨询师做出让步并表示同意,但是故事也已经在那里了,可能会产生超乎想象的深远影响。

当一对争吵的夫妻或者其他冲突的双方不顾一切试图赢得我们的支持或同盟时,下面这个著名的故事就派上用场了。

案例　一对吵架的夫妻来找一位犹太教教士。丈夫给教士描述了情况,教士经过考虑之后说"你是对的"。丈夫对此欣喜若狂,告诉了妻子教士对他的评价。而当妻子义愤填膺跑到教士处从自己角度叙述时,教士也说"你是对的"。回到家,妻子转达给丈夫,丈夫跑回教士那里生气地质问:"教士,你说我是对的,一个小时之后你又告诉我妻子她是对的,你不可以这样做!"教士考虑了一会又对丈夫说:"你说得对。"

在事件异常的转折点上出现的困惑会使来访者认识到自己顽固的立场。他们也能够处在元位置,更细致地思考自己的处境:万一我们两个都是正确的呢?根本不用咨询师来评论。

案例　在培训那些对自己和其他人都要求很高但却无法分配任务的管理人员时,我(R. S)经常讲一个我多年前经历过的故事:一个诊所的主任有很多工作压力的问题。他思维敏捷,对于突如其来的问题常常很快就能找到解决方案。当整个团队对目前的情况进行分析时,大家突然发现原来主任的睿智事实上会使其他的经理变得有些被动。一个科室主任在会上狡猾地笑着说,他们已经学会了在问题出现后等待,直到主任提出他的解决方案。而这很快就被验证了——而且屡试不爽。这种互动的模式让诊所的主任认为提出解决方案的重任在他,当然这也符合他自己的管理理念。

这个故事总会引起大家对管理风格及团队互动模式的讨论。好的一面是故事没有描绘出有缺陷的地方,相反突出了诊所主任过人的天赋。

5.9.3　鼓励改变视角

故事、隐喻和笑话已经存在了几个世纪,它们总是能使人们的视角产生瞠目结舌的变化,同样它们也可以在治疗和咨询中引发同样的效果。

案例　对于一些总是把自己看作受害者的来访者,我会让他们承担更多的责任,我会给他们讲一个我在柔道训练中的经历。我们参加了一个日本培训师举办的为期一周的柔道工作坊,我们在地板上练习挣脱束缚。我们两两躺在地板上,我

的搭档紧握住我的手(擒拿的一种手法),我试着使用刚刚学到的脱身之计——但是无济于事。我急于松开他对我脖子的限制,激烈挣扎却徒劳无功。培训师走到我们这儿,猛地在我头上一击说:"如果想移开对手就先移动自己。"然后他离开走向其他人了。据说日本的培训师认为他们的指关节和掷地有声的言辞足以传达他们的信息。我正躺在那里垂头丧气、不知所措的时候,突然灵光一现:我只需专注于擒拿的部分(更像一个紧箍),让身体余下的部分像瘫痪了一般垂悬着就可以了。我开始变得主动起来,调整了角度,用腿和下半身脱离对手,用我的腿紧缠着对方的腿。结果是他为了不放开我不得不重新调整手势。整个过程中产生了新的动力,在他疏忽的一瞬间我逃了出来。

有一句谚语说的也是这个意思:"如果你想做一件事,你总会找到方法;如果你不想做一件事,你总会找到借口。"但这对于很多来访者并不适用,因为这句话言辞强烈且有对抗的感觉。

有时谚语或小诗可以给我们带来新的思路:"走弯路会让你更了解自己所处的位置。"这个格言适用于那些总是抱怨生活不那么一帆风顺的来访者,或者:"如何让上帝大笑呢? 开始制定计划吧。"

5.9.4 故事让人追寻和发掘一些遗失的资源

从形式上来说,讲故事有点像催眠:一个结构很好的故事可以让听众忘记正在发生的问题(游离)。故事召唤出很多意象,它们就像心理治疗一样,激活内在的搜索程序,解放人们自身的资源从而找到解决方案。

案例 在和一个有很强成功意识的来访者工作时,谈话转向他和父亲的关系。他把父亲描述成一位冷酷的、缺失的人。唯一能得到父亲关注的机会就是做出特别的成绩。作为家中的长子,他责任最大,因此也不难理解为何取得成就成为了他生活中最重要的一部分。我(R. S.)给他讲了一个捣蛋鬼的故事,他以前肯定也有这样过,只是这些年忘得一干二净了。我们一起编的那个故事,主要是关于小淘气为打发时间想出了哪些鬼把戏和恶作剧。编完了那个故事后,我给他布置了一个作业:要在他目前的生活中寻找这个小淘气,每隔一天他要花约半小时的时间阅读儿童书籍,回忆童年,和他的兄弟姊妹聊天,凡是有帮助的方法都可以尝试。在下一次咨询中,他说忘记了这个作业,本来他是想给我打电话,但是他实在觉得太惭愧了。每天他都努力去回想作业的内容。谈到这期间他是否做了些有趣的事情,他提到有天下班后他情不自禁地和四岁的儿子玩起了枕头大战。这一点也不像他,因为他通常用晚上的时间来刷新房子。从那天起,和孩子玩成了他日常生活的一部分,他还做了一些看起来很傻也很有趣的事情。他这个任务完成的比我预期的还要好,对此我表示祝贺。

5.9.5 间接通过范例介绍可能的解决方案

故事为我们提供范例。"它们描绘出冲突情境,并提示可能的解决之道或个体尝试之后可能的后果。因此,它们代表了一种学习的范例,虽然说这个范例不是固定的,但它包含了大量可能的解释,并反映出某个人所处的境遇。"(Peseschkian, 2012/2007. p. 29)

最后这一点对我们来说尤其重要,许多故事或多或少包含着明确的道德色彩并可能会因此而被拒绝,因为这似乎是在限制选择而不是增加选择。然而,它们还是提供了挖掘可能的替代行为和结果的机会。这些故事的"贮存效应"能够激发各种散布在日常生活情境中的特定元素,这比从认知层面进行工作要好得多。我们要避免用道德说教的方式讲述故事,要改写它们(将其放入其他的情境中,增加东方的或者神话的元素)让故事看起来更像是一个"提议"。

案例 在处理冲突时,用两个驴子的故事非常有意义。两头驴被拴在一起,两边各自放两堆草,它们都在极尽所能地各自去吃靠近自己这边的草。由于绳子太短,谁都没能如愿。经过思考,它们决定共同协作来填饱肚子,先共同吃一堆草再共同吃另一堆。这个隐喻可以被用作下次咨询思考的素材,或者咨询师也可以在讲完之后去和来访者讨论绳子代表什么——是什么把两个博弈者绑在一起? 同时试图想要达到两个目标却徒劳无功反映了怎样的情境? 每只驴子全然不考虑对方而是竭尽全力实现自己目标的后果是什么? 什么样的解决方案在这样的情境中对驴子来说是有效的?

提出可接受的解决方案就意味着要把以前的案例利用起来,作为一个样本。"几年前我咨询过的一个单亲妈妈苦思冥想后找到了一个非常棒的解决方法。""去年我遇到一个和你有着类似问题的青少年,他从一个朋友那里找到了答案……"

为了更有效地使用故事和隐喻,我们需要注意以下五点:

1. 共情:来访者需要理由

有些人可以通过观察别人来学习,而有些人必须要亲力亲为地去经历,还有些人可以通过思考独立学习。咨询师必须要记住,大多数来访者都会觉得在治疗中讲故事有些别扭或是奇怪。因此插入故事并证明故事言之有理是非常有帮助的。

案例 "许多人通过观察其他人来更好地学习,比如在咨询中,我发现观察来访者提出的创造性观点会让我受益匪浅,我的许多来访者也认为学习其他人如何处理类似的窘境会大有帮助。我突然想到一件和我们现在谈论的话题相关的事情,我想在这儿提一下。"

案例 "我坐在这儿听你说话时,一个故事突然冒了出来。这是一个佩塞施基安博士收集的东方故事。我喜欢讲故事,大约60%的来访者也确实从中获益,或者这对你们也会有用。"

案例 "几年前我曾经咨询过一个和你们有着同样问题的家庭,他们想出了一个绝妙的主意解决了问题。这个主意太奇妙了,非同一般,我很想和大家分享一下。"

案例 "那使我想起一个比较偏激的谚语,我在考虑要不要和你们说,但它总是不停地浮现在我的脑海里,现在我认为最好认真地来考虑一下这个想法。"

2. 构思一个好的故事:面具和剧情

有效的故事应该在多个方面都切合来访者的情境:背景、空间、涉及的人员及时间。然而故事必须戴上足够好的面具以避免和现实产生直接的联系。故事的目的是鼓励来访者联想到自己的境况,给故事戴上面具也可以把故事放在一个截然不同的历史性或隐喻性的情境中(神话、其他国家、其他时间),或者将故事改编得一点也看不出来(主角是一位妈妈,而不是一个单亲父亲,是叔叔而不是好管事的奶奶等)。不论在任何时候,故事都应该包含可以解决手头问题的有用资源,而且这些问题来访者已经意识到,并可以在某个点上进行讨论:这能够增加认同的效果。

但是故事也必须要有一些特定的固有的剧情。咨询师必须要练习讲一些内容跌宕起伏的故事,设立悬念,突出某个部分,使听众身临其境,同时要变换你的腔调、音速及音量。最好的方法是通过给孩子们讲故事来练习,然后去了解哪些部分可以让他们全神贯注,又有哪部分让他们心不在焉。

3. 有效资格:邀请,但不说教

很多故事都充满了教育和说教的成分(想想你自己的童年),作为编故事的人,我们可不愿意对来访者做这样的事情。而且,这样讲故事也几乎达不到预期的目的,或者说完全无法进行下去。即使我们采用一些隐性说教的故事,来访者也会假定有一些说教的成分并猜疑我们的动机。但是也不需要把故事变得唠唠叨叨。故事可以很轻松地引导我们从好的方面来看待问题,探索其他的途径。如果想让你的故事被接受,那么就要注意度的把握。

4. 不要讨论

"言多必失"这句古话至少可以追溯到歌德时期。通常,故事不需要解释、不需要阐述和讨论。这就是故事释放"贮藏效应"的方式,并且在过程中形成了内在思维的过程,并最终带来一个创造性的想法。正是由于这个原因,我们要打断自己要去讨论的需要,改说我们不确定这些是否符合当下的情景,然后改变话题。有时候,在咨询结束的时候讲故事或把它讲给那些比较"上道的"来访者。然后,我们充分考虑故事对来访者产生的效应。

5. 故事的效果是因人而异的

如果这看起来还是有些说教、启迪的意味,这里有一个构建主义式的安慰:讲故事时,具体有什么效果完全要看来访者而定,他们听和解读的方式和我们的预期可以非常不同,咨询师永远也不能精确预测到某个具体的来访者会做出何种反应。而这正是这种方法的意义:从故事和隐喻中过滤来的解决方案总是源自来访者自己的联想。只有在这一刻,来访者才将这些解决之道体验为自己的成就。

案例 一位极度焦虑的女性来咨询。她父母给她灌输了这样一种理念:自作主张就是自私自利的标志,因而是罪恶的。她的第一张发票上贴着一张邮票,上面印着威廉·布什及他的一句诗文:"是的,善就是我们不做的恶。"第二次咨询时她确信这张邮票是特别为她选择的。她花了很多时间考虑这句话的意思,然后突然意识到她应让自己多做一些她曾一度认为是罪恶的事。她甚至试着下意识地对其他人"恶"一点,并且很意外地发现她很喜欢这样,她觉得很自由,而且其他人并没有因此而有意地避开她。我挣扎了很久要不要告诉她那张邮票其实一直贴在我们办公室的信封上,而且威廉·布什的意思和她理解的完全相反:他所说的是限制做某事,不允许它出现。

5.10 咨询间隔期间

米尔顿·埃里克森曾写过一个他给来访者布置的最有意思的任务(个人沟通,Bernhard Trenkle, 1997)。

案例 有人给埃里克森打电话邀请他去治疗一个在丈夫过世后陷入深度抑郁的老妇人。由于他此次到市里只是为了参加一个短训班,所以只是一次咨询。在咨询中他发现她参加了一个教会组织,但已不再参与其日常的活动。他在她的房间里发现一盆怒放的高山仙客来。说到这个的时候,她很骄傲地说要养好它们有多么的不容易,这是丈夫去世后唯一能给她力量的事情。咨询的最后,埃里克森以一种权威的姿态,给她布置了以下的任务:她要继续养这些花,每周都要去做礼拜,去做坚信礼,去参加教堂成员的婚礼或者是葬礼,并将自己的花作为礼物送给他们。她听从了他的建议,很快又融入自己的交际圈,并最终战胜了抑郁。

这个故事体现了系统式咨询是如何安排任务的。通常重要的并不是任务本身(听起来"送花"并不像一个真正的治疗目标),但以特殊的方式结合情境和资源可以带来新的经验。上述任务将这个女人和她的资源(养高山仙客来)以及教会团体中重要的人联系在了一起(她和别人联系的中断既是一个结果也是她抑郁背后的驱力)。这个特定的任务聚焦于那些教会成员和她本人的人生中都会面临的一些挑战：生活的变故，一部分是悲伤，一部分是快乐的转折。不难想象，在他们随后的接触中，除了收到这样一个珍贵的礼物的愉悦外，重要的话题都是围绕着诸如失去某人或是面对生命新阶段之类的——正如她目前所经历的一样。

因此，这些任务有着以下的目的：

强化咨询间歇期间改变的过程；

证实和记录来访者改变自己生活的责任；

启动随后可以在咨询过程中修通的新经验；

暂缓特定的问题，去试验新的行为；

隐喻性地引出重要的话题，从而间接地处理相关主题（但是也许是禁忌）。

这些方法被广泛地应用于各种治疗中。尤其是行为治疗发展了大量可以让来访者在咨询间"练习"的方法。例如，自信的训练是用各种计划让来访者去面对越来越难的任务——从问路到直接跑进鞋店里和卖鞋的一起试上一个小时都不买一双。系统式的治疗从这些干预中获益不少，虽然系统式的方法经常着眼于目标；目标不是简简单单地练习一些新的行为，而是用一种可以引起相关来访者系统模式改变的方式来完成任务（见 5.10.3 章节的例子"改变型任务"）。

任务可以根据各种不同的标准来分类。我们推崇的是一种将任务按功能分类的目标导向的结构。如果使用得当，我们还可以让这种任务的功能顺应来访者的意愿。下面我们列出了各种干预类型及相应案例。当然这种分类还是有些武断，但是对于学习和示范的目标来说是非常有用的，练习中难免会出现一些混杂的形式。

表 13　不同类型的任务

观察型任务	矛盾型任务	改变型任务	仪式	练习新东西
来访者被要求写下问题发生的时间并记下发生前后的事件。	要求来访者保持一些他们的问题行为，但是时间可以更长。	给予来访者的任务可以引发新的行为和互动模式。	仪式在应对重要转变或对某些关键情况的反应中得到发展。	新发展出的和渴望的行为模式。
这就带来一个分化的观点：将情境考虑进去，集中注意力，行动的路径通常就会变得清晰。	在改变倾向非常矛盾的时候，允许来访者慢慢来，尊重和把不改变视为一种较好的替代性选择。	在系统中无论是行为层面还是互动模式层面，都可能会产生新的经验。	允许人们去克服丧失亲人的悲痛，集中精力于某个情境中最重要的元素，去适应，为处理困难情境提供保证。	帮助人们去练习及巩固新的功能性行为模式。
低级的	改变的愿望			高级的

哪项任务是最佳选项取决于问题和解决的情境、来访者改变的意愿和资源。如果我们将咨询看做一种提高来访者能力的方式,我们必须仔细斟酌,最好这些任务是"可以用主观技巧来处理的"(斯密特,2010,p. 113),即可以支持来访者的自我意识和帮助来访者取得进步的。

5.10.1 观察型任务

观察型任务能够使形势变得清晰和明确——这在咨询伊始是非常有用和必要的。可以收集相关的信息供咨询师和来访者思考,这也可以用来测试来访者的合作意向。当改变的意愿不确定时后者就显得非常必要了。许多来访者觉得能在早期接到一些有建设性的任务是可以让人欣慰的。

通过这些任务我们可以:

获取关于问题发生的更详细信息:"你可以将一周中头疼的频率和程度详细写下来吗(用数字 1 到 10 来表达)?"

探索背景并得到对目前问题的清晰概述:"请详细地写下你头疼的频率并记下头疼前的五个小时内你在做什么(做了什么,见了什么人,地点)? ——"请观察在引发争端的那个瞬间是谁先批评谁的。"

集中注意力,关注资源:"请记下在接下来的几周里,你想改变什么,保持什么。"——"在接下来的几周里,记下凡妮莎表达她助人意愿的方式。"——然后再对老师说:"这周,在我们的小组里,杰西卡表现出了相当大的学习动力,家里的氛围也变得更放松了。接下来的几天你可以帮我们观察下杰西卡,然后告诉我们她在学校的行为上发生的即使是很微小的变化。"对一个有学校问题的同学,尤其是他跟某一个老师有问题,你可以跟他说:"在下周,请观察并写下老师跟你说的好话。"对他的老师说:"我和斯文及他父母谈过了,说他不能再继续这样对你表示不敬了。他的视角非常局限,只能看到周围消极的方面。因此,我要求他完成这个观察任务,仅仅是去记录你何时对他友好了几次。或者你也可以记下这周他的行为是否有明显变化。"

最后的这些观察任务代表的是如何在消极的过程中预设一个积极的结果,或是通过给两个互动伙伴不同但是互补的任务来进行干预。这是自我实现的预言的一个积极用途。玛丽·路易丝·雷德曼(Marie Luise Reddemann,2007,p. 42)使用了一个叫做"快乐日志"的方法,特别针对那些受过创伤的人或是陷在问题里出不来的人:她要求来访者买一个特别漂亮的日记本并记下他们那些天经历过的所有的积极的事情,无论事情有多小,可以是每天一次、每两天一次,或是一周两次,只要觉得合适便好。对于那些身处困境的人,通过观察已有的资源,这种日志可以对每天感受到的麻烦起到很大的缓解作用,可以成为一种力量的来源——无论道路有多么漫长或泥泞,都能在沿途"嗅到玫瑰的芬芳"。还可以修改一下这些任务,让整个家庭共同参与一个仪式并记录结果:"我今天做了些什么来使其他人高兴?每个人一天中最精彩的部分是什么?"

在练习中强调获得回旋余地的方式:"当你感到抑郁时请记下来,写下那天做了什么,经历了什么。"——"仔细观察是什么让你女儿那么快乐,她更喜欢和你玩什么。"——"当你儿子没有太闹腾就上床睡觉时请记下来。记下和往常不一样的地方。"——"你们可以一个人在单日哄大卫睡觉,另一个在双日哄他。记下他特别调皮的那天发生了些什么。"

当来访者观察到周围正在发生的例外或发生例外的情况时——或是在特殊的互动情境下观察到问题行为时,他们能够更好地去采取策略。随后的任务与恶化性提问有着异曲同工之妙(问他们怎么做可以让事情更糟),或问他们哪些因素会对问题产生特别强烈的影响(见5.3.2章节)。

5.10.2 矛盾型任务:"什么都不做!"或者"做更多相同的事情!"

这种任务与5.4.4章节描述的处理矛盾还有4.1.3章节描述的处理来访者自相矛盾的诉求是一致的。它们实际上等同于把矛盾的评价延伸到具体的任务里,就像之前一样:来访者被要求在一段时间内继续或强化他们的问题行为。最重要的是要积极地重构问题,强调不改变自己行为的意义和价值。因此,如果对改变的态度十分矛盾,来访者就可以暂停一下,或什么都不做。一旦咨询师站到不改变的那边时,来访者就可以在没有外部压力的情况下自由地探索改变的益处了。

案例 一个有着广场恐惧症的青年男子现在还和父母住在一起,他说如果不是这样,他早就活不下去了,但是很明显他担心母亲和父亲独处。我们建议他别着急。他应该想想他母亲可能需要怎样的帮助,他打算和父母住多久,他愿意牺牲自己的利益到什么程度,他的底线是什么。(假设:这种症状是为了解决另一个截然不同的问题,比如母亲的孤独或者是对儿子搬出去的真实的恐惧。)

案例 一个年轻男子一和人发生冲突就表现出肚子疼,我们常常会建议他什么都不做,因为他需要更多的时间找到代替肚子疼的解决办法。举个例子来说,他可以试探性地做一些"假设",假设出怎样的事情,看看有没有帮助。(假设:他的症状通过弱化冲突的影响来保护他。)

案例 我们对来访者建议,他们需要的不是实实在在地开始改变,而仅仅是思考一下这个改变。让来访者每天用半个小时考虑一下这些改变是否会带来任何消极的影响以及损失。(假设:症状有时候是为了增加力量和影响。)

案例 我们也可以要求来访者强化他们的行为。例如,为了发现他们"问题行为"所包含的重要的信息,我们可以请他们再慎重地考虑一下他们的决定。

正如 5.4.4 章所涉及的矛盾的理解，这类任务需要审视坚持在一个系统中的价值——如果要促使来访者执行一个任务，有些在动机上起重要作用的东西必须准确澄清。只是简单随意要求"再保留一小段时间症状"是不会有什么效果的。

5.10.3 改变型任务

也可以给来访者布置一些能够刺激新行为和互动模式的任务，让他们能够在这两种水平上都有新的体验。当咨访关系很好、来访者的改变动机很强烈时，这个方法会非常有用。这个任务包括避开已有的习惯，用新的或暂时的模式来修订先前的习惯，例如米兰小组的著名策略——单双日作业（见 Selvini Palazzoli et al.，1979 和以下的案例）。就是迫使来访者非常积极地做一些事情或是尝试一些与以往完全不同的事情。旧的模式被打断，这本身就在创造出新的体验。与此同时，咨询师也可以建议来访者使用在咨询中讨论过的一些替代性行为（例如，询问例外或特殊的情境）。

案例 一对抱怨孩子不孝顺的父母接到的一个任务，大家分工给孩子设置界限——父亲负责单日，母亲负责双日。他们无论如何都要互相支持并记下谁做得更好一些。这个任务打乱了旧的模式，包括母亲一直负责设置界限而父亲总是批评她的方法不奏效的模式。

案例 一个因为丧失亲人而长时间陷入悲伤无法自拔，无法重新掌控自己生活的来访者，我们可以建议她每天专门留出一小时来悲伤或是适当地去安排她的悲伤时间（蜡烛、图片、特别的地方，等等）。当悲伤在其他时间出现时，她应该将这种悲伤延迟到她特定的悲伤时间并继续完成她正在做的事。或者在确保她生活中重要的人在场的情况下，建议她休一个星期的假，并在此期间尽情地悲伤。这两种方法都改变了以往的时间架构，我们的经验认为这种改变对来访者是有好处的：悲伤有了自己的容身之处，并腾开地方让生活中的其他事情重新变得重要起来。

我们还可以通过问话或表演的方式来准备任务。

案例 一个不能按照自己的意愿说"不"的来访者，被要求在咨询中练习角色扮演。她的任务就是要在接下来的一个星期，当她对自己不能完成的要求说"不"的时候，要轮流进行简洁的解释和冗长的解释。跟以往的案例相似，来访者说"不"的次数一般都比预计的多。她并没有因此被拒绝或是被惩罚，这个事实大大地鼓励了她。

任务也可以用来更深刻地探究系统中的结构和行为模式中实实在在的积极变化。这就是我们从行为治疗借鉴过来的方法，接下来我们用例子来阐述一下。

案例 一个母亲和他 11 岁的儿子肯（Ken），由于他在学校的突然发作而被建议去咨询。她、她的伴侣和小女儿一起住在她母亲家一楼的一间公寓里。她的母

亲,也就是肯的外婆住在楼上。肯在一楼有一间屋子,夹在妈妈和外婆的房间之间——考虑到房间有限,这是"最实用的解决方案"。因此,肯更像是被夹在了两个女人之间的中间地带,不知道他到底属于哪边。他所知道的就是挑起两个女人之间的争端,从而避开所有的限制。我们的假设是这种夹缝的状况引发了一些问题,因此我们决定邀请包括外婆在内的整个家庭一起来参加咨询。两个女人对待问题都非常积极,但对于彼此都没有什么好话。母亲的伴侣对整个过程充满了敌意,肯对他进行了攻击,但没有什么用。同时肯表达出想和母亲多一些接触的愿望。除了他在学校的问题,接下来也提到一些其他的问题:自从父母分开后他开始尿床,他曾严重超重并因此在学校被嘲笑。他的体重问题也和他的生活状况有关:他已经习惯了先和母亲一起吃一顿,然后到外婆那里将她的冰箱"洗劫一空"。对肯来说,解决尿床问题是当务之急,而他的母亲和外婆则更关注他的体重问题。因此我们选择这些作为我们的主题,作为"工具"来修通我们看到的问题模式。针对进食的问题,我们要求两个女人合作和设定一些规则让肯来执行,她们两个来监督。这样做是为了促进她们互相支持团结一致,这个目的很快就达到了。针对尿床问题,我们建议只让妈妈来关注(我们第一个强化家庭界限的尝试)。我们从行为治疗中选择了一个经典的疗法并根据我们的目的稍作调整:母亲和儿子可以使用日历来标注"床干"的日期。为了加强效果,我们要求母亲缝了七个袋子,每个里面都放一张单子。她应该先观察他的儿子然后和他一起讨论,他希望和她一起做些什么(诸如一起买冰激凌球,一起读故事,一起做饭,一起玩游戏等小事情),接着,她需要在那些单子上写下这些活动。当肯晚上不尿床的时候就可以拿一张单子,妈妈答应在一周内兑现单子上的内容。晚上不尿床的次数飞速增加,妈妈也履行了她的诺言。如此这般,妈妈和儿子共同参与的活动也明显地增加了,因此积极的体验也越来越多。几周之后,当他手里抓着全部的单子,笑得合不拢嘴的时候,这真是咨询中一个令人动容的场景:这些证明了他和母亲一起度过了很多时间。当我们谈及他的母亲有没有被这么多的单子搞得苦不堪言的时候,他说其实妈妈有没有完全履行所有单子上的内容并不是那么重要——她在他身边他就很高兴。这个场景也说明了他那么多个晚上都没有尿过床。随着他的自尊心逐渐提高,我们现在可以返回来处理他学校的问题了。居住的状况并没有改变,但是这个男孩现在很确切地更归属于他的母亲。母亲再次成为主要抚养人,而外婆只是支持。

有人可能会指责我们在这个案例中使用如此简单的调节方法,或认为一个男孩通过不尿床来获得母亲的喜爱是一件很悲哀的事情。但真正令人难过的是,妈妈因为一系列的拒绝和暴力行为逐渐不再关心肯了。她曾努力地想屏蔽家人,尤其是把伴侣和困难的儿子分开,但却付出了儿子被开除的代价并为此深感内疚。

在这种混乱的状况下,我们用尿床当做"交通工具"来邀请母亲再次扮演起父母的角色,然后给这对母子提供一个可以在一起拥有积极体验的机会。这种强化性策略应当被看作是一种改变互动关系的重要方法。

5.10.4 仪式

正如故事和隐喻一样,仪式也是世界各国文化中一种古老的转换、改变和治愈元素。冯·斯利普(Von Schlippe)和施韦泽尔(Schweitzer)(2007,p. 191)曾指出,心理治疗也是一种仪式。博斯科洛(Boscolo)和伯特兰(Bertrando)(1993,p. 282)甚至提到在治疗中复制转换性仪式的结构。

与埃文·因贝尔·布莱克的想法一致(Evan Imber-Black,2003,私人沟通),我们根据主题将仪式分为:归属仪式、治愈仪式、认同感重建仪式、表达信念仪式和转变仪式。在以引发改变为目标的咨询和治疗中,最重要的仪式都是关于生活转折的,这点贯穿于所有文化里有关辞旧迎新的过程中:洗礼、入会仪式、婚礼、葬礼、新的工作、退休,这里不一一列举了(见5.12:道别和最后的阶段)。

接下来的案例是"杰西卡的仪式"和安东尼·威廉姆斯对仪式的讨论(2003)。

案例 "杰西卡是一个对工作非常投入的中年女子,她收集了许多她觉得重要的东西。她拥有大量的画作和雕塑,这些都凌乱地堆在她的公寓里,占据着家里的每一寸空间。它们中的大部分都来自她已故十多年的爱人,他是一个著名的画家。她一直没能克服这种丧失带来的痛苦,现在依然很孤独地生活着。她参加了一个培训的团体,大家要讨论她的问题。这个小组的成员和培训师一起为杰西卡发明了一种仪式,具体的说明如下:你今天回家的时候,把卧室里所有的画作都取出来,把它们放到一个安全的地方。在接下来的一个月里,每天都花一个小时的时间待在这个没有画的房间,什么都不用做。如果你在度假,那就想象出这个房间,并且每天花一个小时沉浸在想象里,就好像你待在自己家的卧室里一样。当你坐在那里的时候,任由这个房间里的空旷感染你。然后问问自己:应该改变些什么?下个月就是你的生日了,到时候你可以邀请任何你希望来的人来参加一个为你和你朋友举行的生日聚会。在你生日当天你能够随心所欲地改变你的卧室。"

杰西卡接受了这个仪式。一年以后,我在后续的课程中再次遇见她。她向我汇报了她的变化:"在过去的一年里,我感觉好像生活在无边的旷野上,无拘无束。我知道我想要和另一个男人生活在我的房子里,但以前我没有这样做的自由。失去爱人让我感到非常痛苦——我认为我没有真正和他告别。我现在在很多方面都变得更有创造性了:学了一些新东西,有音乐还有旅行。在工作中,我也遇到了许多的困难挫折,但是我比以往更好地战胜了它们。我现在可以很容易地说出"不"了,也可以更好地分辨哪些是我的责任,哪些不是。我也可以直截了当地和人们说出这些。我以前倾向于让自己背负着各种义务。现在我在自己的房子里感到很安全，我可以待在那里，独自一人，为我自己，体会我的孤独，或享受我的财富。我不再需要保护他的那些艺术品了，这些都结束了，我可以走出去购物或仅仅是放松一下。当遇到困难的时候我还是会回到我的卧室待一个小时：我的空空如也的卧室。"

杰西卡的案例中有以下一些关键点：

仪式可以用来引入一些不同的体验，不同的视角。问题是："什么类型的体验可以使杰西卡改变她的视角？"

仪式是一种典礼性的元素：移走那些画，每天在房间里坐一个小时：这些行为有其自身的神圣性，有某种特别意义但不是宗教上的。一个好的仪式会使用一些意义非比寻常的元素。30天的期限，每天一小时，这能和日常生活形成鲜明的对比。

仪式也包括一个等待的时间。杰西卡这一个月可以不做改变，目的是让所有的事情都慢下来，以便她能够看清她该往哪走。即使是到最后她还是决定将照片挂回她的卧室（这甚至也是治疗师计划的一部分），她在这件事上密集的沉思也会给她带来许多改变。

过程的最后是一个纪念活动：在她生日的那天结束这个仪式使她更清楚，每个人的生命周期中都有许多自然的转折点。这使她停下来并开始思考她的生活已经发生了哪些改变。

仪式和其他任务的区别

我们常常在家庭治疗中使用任务。仪式是一种特殊的任务。任务和仪式都可以引起来访者在两次咨询之间的变化。它们能够激发来访者产生新的想法和行为模式。有时候任务也可以用来检验一个假设，为当下的情境引入新的视角，而且，如果顺利的话还有可能带来新的突破。

另一方面，仪式更多地用于转型：通过直接改造祭奠仪式、忏悔仪式和启蒙仪式中的元素，它们可以给来访者的生活或在来访者身上创造一个新的秩序。它们给暗淡、杂乱的丛林带来了光亮，允许态度的改变和新建构的产生。任务着眼于平凡的日常生活，而仪式主要针对更重大的问题，如归属感、旧伤口的治愈、认同和基本信念。它们创造出一个独一无二的时间和空间，并且用象征手段促使重新定向的过程。一个仪式可以覆盖来访者的旧模式——只是改变或扩展它们。在上述的例子里，仪式使杰西卡接受了过去对现在生活的影响，与此同时也来考虑改变的可能。她的悲伤通过空空的房间呈现出来（甚至有些夸大），而生日聚会昭示了新的生活。

新仪式的元素

仪式可以用来纪念和鼓励从一个阶段到另一个阶段的转变。实施一个仪式有时候需要几周到几个月的时间,它们是否真的被执行可能并不是那么重要。转变的准备过程、直接的经验和融入到每天的生活可能是更重要的。在团体背景下完成仪式共有四个部分。

分离:仪式将个体从早期的角色中释放出来(例如:青少年长大成人)。这个过程通常伴随着死亡、地位的丧失、裸体的象征、脆弱和分离等隐喻。情绪的压力不断增加,与之有关的内容完全集中在未来的事件上。杰西卡在她被允许做出任何与绘画有关的决定之前,必须要等一整个月。

准备:准备可能是仪式中最重要的部分,即使我们通常会关心最后执行时的经历。例如婚礼的准备,可能会绵延一年之久,尽管真正的仪式仅维持了一个小时。在准备过程中,参与者忙于服装、颜色、材质、食物、饮料、歌曲、舞蹈和特殊事件的日程安排。我们不需要任何特别的东西:一般的象征物就能够起到很好的作用("穿上你最喜欢的红衬衣,在星期六的早晨去市场买两个最漂亮的、最成熟的茄子")。

实施:在仪式的实施中,来访者不应只是说或想一些事情,而是要身体力行地去做。不管用什么方式,得给仪式的执行增加困难,虽然很明智的做法是把它们置入到来访者喜欢的活动中。这些活动应该介于难易之间:如果太容易,仪式就失去了它本来的意义;如果太难(例如太混乱不清、太贵、太苛刻、和某人基本的价值观太相悖),来访者可能会拒绝去做。仪式的"实施"需要一些特别的行为和象征——这需要在预定的事件和可选的事件之间提供一些特别的时间、空间和顺序。我们要仔细研究现有的解决模式和资源,把它们从原来的含义中解放出来,使用它们来创造新的意义:杰西卡的卧室不仅仅是一个卧室,也是一个她做重要决定的非常特别的房间。

庆祝:这是转变性仪式的最后阶段。我们带着新的身份回到生活之中。仪式的这部分有集体主义的成分,它帮助我们接受人生中新的角色及新的阶段。每一个庆祝几乎都暗含着接受了丧失的事实,准备开始新的生活:杰西卡仪式的最后是和她的朋友们举办了一个生日派对。

仪式背后的理念不是为了倡导一种如何更好生活的理念,而是用仪式的力量使来访者看到生活中的一个新视角和新意义。我们从来都无法确定来访者会从一个仪式中带走哪些视角及哪种意义。这就是我们为什么要使用有点模棱两可的象征和象征性的活动的原因:这允许来访者去构建属于他们自己的意义。

5. 10. 5   练习新的行为

如果发生了变化,但情况仍旧不稳定,我们可以把替代性行为模式布置成一个任务。这帮助来访者去练习和巩固那些新的、已经起作用的行为模式。它的优势在于已经限定了一个类似于试点工程或者排演的状态,预先确定了要持续的时间长度,比如"那个星期的第一天"或者"一个星期"。这就使得任务更加容易操作,并暗示了它是可以被验证的,如果有必要的话,还可以对结果进行微调。

案例   在一个青少年的团体中讨论并建立一个新的规则。团体决定在四个星期内试用这个规则,然后对它的优缺点进行判断。

案例   一个单身妈妈练习接受来自父母的帮助,并在必要的时候向她的朋友们寻求帮助。她对于关系的改变有些惶恐,要从一个给予者变到接受者的位置。我们达成一致,在接下来的四周里,她尝试一下,并看看将会发生什么,然后我们再讨论这一切。

案例   一个来自精神病疗养院的来访者学习了怎样使用一些新的方式来构建她的一天,现在她想自己来尝试一下。她和她的咨询师安排了每隔一周的会面来讨论她试验的结果。

5. 11   陪伴和支持改变

想象一下:大量的问题已经提了出来,也得到了解答,一次或两次的雕塑也提供了重要的动力,来访者对于一些评论或者自己能掌握一个有神奇效果的任务感到十分吃惊。我们已经目睹了改变的第一个标志——现在呢?以前有的治疗师认为事情发展太快是一种"移情式治疗",并对隧道的尽头是否能看到光亮表示怀疑。毕竟,复发随时都可能发生。"好的"来访者会注意到这个怀疑论。这里推荐三种方法来更好地评估这些结果。我们在这里也会提供一些有关方法使用的小贴士。

5. 11. 1   如何支持来访者

处理积极的变化:助产士

每一个观察过维吉尼亚·萨提亚和茵素·金·伯格独具个人风格的工作的人,都会发现他们至少有一个共同的特点:无论是语言上还是非语言上,他们都是以特别欢喜的感觉来迎接来访者,就好像助产士用满脸的微笑和真实的快乐将新的生命接到这个世界上一般。这种态度可以从咨询开始一直使用——当来访者讲到他们最初的成功时,可以用得更多。维吉尼亚一直强调自尊绝不是偶然的。大部分来访者都不够幸运,他们没有稳定的自尊。我们对变化的反应支持着这个过程。

连接小岛开辟大陆

每一个积极的变化,无论多小,都可以看成是太阳底下的一个新岛屿——要立即以一种极大的快乐和关心迎接它,以防它被洪水再次淹没。要时刻谨记,波浪随时都有可能袭来,淹没一切。这就是出生的意义:生活充满了冒险。不要屈服于怀疑论,而是要假设一个岛屿会通向另一个,最后形成群岛。荷兰人在此过程方面有相当多的经验,有兴趣了解更多的人可以参考玛瑞亚·阿尔茨(2009)的马尔特·梅奥方法。

如果拿园艺来比喻:一旦我们播下"变化"的种子,耕耘好土壤,初叶就会长出,虽然乍看一下很像杂草。园艺的艺术在于识别差异,抚育照看苗圃,并保护它们免受践踏。只有这样它们才能变成我们所能看到的植物,和其他植物一起形成真正美丽的花园。当然,我们这里说的是一个真正生态的花园,里面总会有一两根杂草。

积极:喜悦、幽默、快乐

诺斯拉特·佩塞施基安(2007)将他的方法称为"积极心理治疗",美国"积极心理学"流派的研究者团队做了一个关于成功人生关键要素的研究(Seligman, 2012)。研究显示,个体对自己和别人的生产力、发展和改变拥有积极的心态是多么的重要。积极的情绪和心态对人际关系也非常重要,就好像幽默、快乐和喜悦。这些态度有助于更美好的人生,这一点也体现在很多理论中,如协同论(Haken & Schiepek, 2010)和格劳(Grawe, 2000, 2005)的研究结果。目前,塞里格曼组所做的研究里发现了许多不同的、突破性的结果。研究表明,保持一个好的心情——无论以哪种方式,如幽默、美好的午餐或是友好的谈话——都可以极大地提高人们的生产力:人们可以更好地工作,更全神贯注,更有效率——医生在心情好的时候可以更好地为病人诊断(Seligman, 2012, pp. 70ff.)。神经科学最新的研究结果也证实了这样的假设,神经网络里新的循环在积极的情绪状态下会建立得更加迅速(见Hüther & Rüther, 2010, pp. 224ff.)。

5.11.2 拉拉队和资本积累

拉拉队(Cheerleading, Walter & Peller, 1992)这个词精炼地概述了我们上面所说的内容。如果我们将这个术语的英文拆开会更明白:cheer 代表欢呼,leading 代表引导。通过表扬(小的)进步,赞美和庆祝它们,我们可以带领人们去完成他们生活中重大的改变——让他们变得更加勇敢,同时更加自信。沃尔特、佩尔(1992)和杜兰特(Durrant, 1993)的四个问题可以帮助提高这种态度:

"你是怎么决定要做一些不同和让人惊讶的事情的?"

这类问题强调来访者的主动性和自我决断力。由于人们一般不会特别地去思考自己的行为,因此通常我们只会得到一个模糊的答案。但这无关紧要,因为我们的目的是让来访者把注意力放在自己做决定的事实上。这是我们所提倡的。即使我们在重复提问后还没有得到清晰的答案,这些问题也是非常有力量的。

"你具体是怎么做到的,你是怎么应付这些的啊?"

类似这样的问题需要详细的答案,也常常用来阐述问题。然而在这里,它们是用来探索成功的策略——去发现什么样的行为过程可以带来最终的成功。这对于那些经常不知道积极的结果是怎么出来的来访者是非常重要的。在这种情况下,这种方法可以促成更大的成功和改变。

"这突然就变得可能了,你是怎么理解的啊?"

我们通常会去问来访者自己的理论,他们是怎么解释这个事情的,从而得到如何构建未来变化的领悟。

"那真是不可思议!"

我们得有一个起码的热情度。当然,没有咨询师能够"练习"怎样变得兴奋。但是,正如我们上述提到的一样,更重要的是一个人内在的态度。当深陷问题泥潭的来访者最终开始改变时,我该如何真诚地向他反馈这其中巨大的变化呢?

这里有一些和一个青少年会谈时提出的问题,他曾犯攻击罪,现在正在参加社会康复项目。

案例 所以你在酒吧里被激怒,但是你并没有还击,我觉得这真是不可思议!这对你来说是很大的进步,也许我们应该把它写进吉尼斯世界纪录?——但是你是怎样决定这样做的呢?是什么让你决定不去回击——处在那样的情况之下,你具体是怎样想的?——这就意味着你第一次开始在行动之前考虑后果了,我指的是,回击或是挑衅其他的家伙。这对你来说真的是一种全新的体验!对此你的朋友怎么说?——你女朋友呢?其他人是什么反应——他很有可能在那里等着你打回去,因为他知道你通常的反应方式。——你这次这么沉得住气,你的经验是什么?我知道这里有好多烦人的问题,但是你知道我是做什么的——我想搞清楚所有事情的细枝末节,主要因为我认为你处理事情的方式真的非常了不起。

获取资本(Capital gain),在这个情境中与金钱无关。它指的是来访者通过自己解决自己的问题和完成目标来积累资本。来访者总把自己看作是弱者或是依赖者,认为解决方案超出了他们的能力,超出了他们的控制,超出了他们的影响。

案例 "这些把我困住了。""我别无选择。""我无能为力。""好吧,因为我生病了。"

陪伴改变意味着拓展来访者的视野、扩展他们控制和影响的范围。这通常要从自我意识开始!也正因为如此,我们常常就他们缺乏控制力以及没有影响力的假设来进行提问。

案例 "它是什么时候开始困住你的? 什么时候又没有? 这之前发生了什么? 在你的人生中有过一些表现得特别不一样的情况吗? 其他人在这种情况下会做些什么?"

我们指出这些变化并将其描述为正向的,或是来访者成功的一个标志。

案例 "你是怎样做到的? 有时候事情解决了,不是吗? 你如何在有些情况下不使用一贯的反应方式? 你做了些什么来平息或是缩短你暴怒的时间呢? 你是怎么做到的?"

中国有句古话:"反其道而行之。"这句智者之言起初是对管理者而言的,但和以下的故事也遥相呼应。

案例 一个在康复中心工作的护士,每天都要带着病人们一起走路来加强他们运动的能力。她会挥着胳膊和他们一起在走廊里上上下下做运动。然后她观察到:如果你比病人走得稍快一点时,会让他们觉得不安全——他们感觉自己被拖着,也得加快脚步——他们会变得害怕和过度小心。然而,如果你比病人走得慢一点,稍微落后一点,他们会觉得更加安全,自己走起来也更自信一些:走路也变成了一项令人愉悦的活动。

在我们的咨询工作中,这意味着和来访者一起使用现有的方法来支持并帮助他。我们的干预必须要符合时间、空间和来访者的习惯。

5.11.3 变化的氛围

德国文化非常注重揭露缺陷。相反,在一些东方文化里,医生的收益来自为患者保持健康。德国的病史也是集中在报告患者的缺陷上。如果我们想在未来用更加资源取向的方式进行系统的工作,我们需要做出巨大的改变。我们非常清楚,这和那些付账单的人的要求相悖,他们只允许给那些有严重问题的人提供咨询。这里有一些方法可以帮助在来访者的日常生活中营造改变的氛围(杜兰特,1993)。

档案或报告:有哪些可以证明行为变得比以前好些了的证据? 来访者有进步了吗? 治疗还值得继续吗? 在哪种情况下旧的行为会再出现——或是不会? 来访者做了哪些不一样的事情,哪些是出乎意料的?

案例讨论:这周有哪些改善? 有一些显著的变化吗? 这次复发告诉了我们些什么? 这是个消极的结果吗? 我们怎样来判断问题? 有什么不同的看法吗? 我们可以对此做出不同的反应吗?

每天的情况(餐饮、旅行、游戏):同样,还有很多来访者看不到改变的嫩芽,其常常在变成看得见的植物之前就被踩死了。我们需要指出,例外和小变化都是可能出现的,同时要从积极的角度来谈论它们,例如通过简短的评论。

5.11.4 复发和突发事件

次级控制论教导我们必须一直察觉到观察者对被观察的事件的贡献。我们说些什么,做些什么,哪些话题会让我们面带微笑,哪些会让我们皱起眉头,我们选择的词语——所有这些都会对来访者有所影响:我们的行动调节着他们的注意力。"复发"这个词就是一个很好的例子:一方面来说,它意味着有些事情又退回去了,没有往前走,没有奔跑和跳跃,而是变得消极(它又发生了!)。另一方面,它又清晰地显示了方向:后退,而不是左右徘徊,甚至都没有缓慢地前行(人类真的会向后发展吗?)。因此,我们在说到复发的时候,脑海中出现的是不想改变的意象:

我们会讨论疾病、人格结构、基本的障碍、缺陷和不可逆的创伤,而不会说:"病人会有一种倾向,一种常见的移置,不断地导致……"

悲观的预期:"这种行为一而再再而三地循环往复。""一次又一次的,每到秋天……""……当紧张的时候……""……每次,当……"

尽管有一些小的变化,但可能被忽略了:"相同的行为又重复出现了。"

失去控制的概念:这个行为像一个不速之客征服了某人。

最坏的:"复发"使之前所有的成功功亏一篑。这显示了一个实际上已经到达的阶段:来访者"没有做好准备"(还没有发生,没有很快的发生)。这使咨询师和来访者都感到悲观和绝望。

这很容易就会变成一个自我实现的预言:即使最微小的迹象都可以被解释为即将复发的前兆,最终引起病人及其环境的一些反应,随后引发行为反应的问题螺旋。冈塞尔·斯密特(Gunther Schmidt,2010,pp. 361ff.)特别强调,这样的过程能够成为催眠性的暗示,最终会诱发那个我们想竭力避免的现象发生。

因而,针对这种现象去尝试发展出一个不同的方法和创造出不同的词汇,就变得很有价值。每当我们谈到"复发",来访者立即诉诸旧的行为模式,这其中暗含了来访者曾经是可以在没有那些模式的情况下处理事情的(至少暂时可以),同时也有过替代性的模式:因此,来访者表现出了一些在恰当的行为模式下生活的基本能力。在这种情况下,我们决计不用"复发"这个词,而改用"意外"或"返回"(Schmidt,2010,p. 371),用系统的镜片观察行为。我们必须问一下为什么一些人愿意——在这种特殊情况下——重新恢复到旧的模式中。这样的行为在试图满足什么样的问题和挑战?

一些方法论上的建议

避免使用"复发"这个词:用"回马枪"、"重启"、"再次拜访"、"旧模式与新模式的较量"等取而代之。这种单纯语言上的变化可以魔幻般地引出其他的联想或是想象,帮助来访者从解决问题的方向来思考。

以正常的感觉来呈现：不要干等着而是要预先想象事情可能发生的情况。来访者(或者是来访者的亲戚,其他相关的人,等等)可能会做些什么触发这种"意外"？用这种方法我们可以预想出可能会导致问题的情景。一旦有时恢复到旧的模式被认为是正常的,来访者在"轻微的小意外"来临的时候一定不会那么担心先前的努力会毁于一旦。有时,我们会全部退回到我们以为已经远离我们的、旧的、不受欢迎的模式中。我们知道有时候咨询师也会这么做。

如果你简单地忽略这次重访会怎样？这种悖论性的问题可以让来访者从元水平的层面思考,并为来访者和他们的问题之间留出一些空间——这些事情是讨厌,但并不是完全没有希望。我们也可以问一下,偶尔重复一些旧的东西有没有可能会有些益处呢,抑制这种重复有可能带来什么损害呢？

案例　如果你继续大踏步地坚决地朝向你的目标走去,谁将会最生气？如果在前进的路上你从未跌倒,谁会闷闷不乐呢？谁会一直坚信你永远无法成功？也许有时候也得给这些人提供一点安慰。

假装的回访,好像它发生了一样：如果来访者的发展方向和其他人的意愿背道而驰,伪装成一种复发实际上是非常有好处的。

案例　想象一个希望自己女儿在人生中不成功的妈妈,她经常会预言她将会面临失败。思考和计划一下来访者可能在何时怎样发生这种反复,例如,她怎样因为抑郁不得不待在家里,给她的母亲打电话,为她的命运而恸哭,这些能引出一种非常有创造性、积极的声音来处理这种旧行为的反复。

讨论和计划替代性行为：如果我们认为回到旧的模式看起来似乎是最好的解决方法,我们应该开诚布公地来讨论这种替代性选择。

案例　来访者还可以做些别的什么、相似的、意义相同的但却不用付出这么大代价的行为？也许她可以休息一下而不是变得抑郁；她可以给某个朋友打电话,而不是到外面喝酒；她可以立即离开她的公寓而不是让争吵升级,最终变成一种暴力行为。

重新设计这种重访：如果重复的行为还是发生了,尽管我们做了一些预防措施,我们可以讨论怎样才能让这种过程不那么激进。

案例　"每当你注意到你开始陷入抑郁的感觉时,你能做些什么迅速从其中脱离出来呢?""如果你决定再逃学,你怎么能确保你再回来不是在几个星期之后呢?"

但是如果"它"仍然发生？ 意外的系统式治疗

"意外"不是"复发"：正如上面所描述的,使用正确的词汇是至关重要的。我们应该清楚,这个事件在漫长的发展过程中是再正常不过了。

差异："不同于以往的是什么?"非常重要的一点是要确定在相似的情况下有哪

些行为与先前不甚相同。这就打消了人们所持的悲观的念头：事实上，又出现了和过去"一样"的行为。

提供新的意义和功能（重构）：这种方法和其他系统情境中的方法类似，尽管这里会有一定的困难，因为来访者（有时候包括咨询师）要在内在的失望中逆流而上。然而，很明显，处理复发的关键是要从崭新的、已有的优势角度来描述这个意外，将其理解为试图解决现有挑战的一种努力——而不是一个突如其来的、对旧模式的消极重复。我们可以这样描述：

压力的标志。对你来说这是一个非常艰难的考验。显而易见，由于这个新的行动无济于事——尽管你做了各种尝试，于是你又逃回了温暖的巢穴中。你应该从中学会如何暂时避免这种情况，或是接受这种时不时的反复。

尝试重新获得平衡。有意思的是，当你已经确认自己处在两种冲突中而一次平衡正在酝酿的时候，你在这个节骨眼上变得抑郁了。这就好像你为了再三地展示你的自信，而不愿意过多要求你的合作伙伴。是什么让你如此害怕你的表现又回到先前的那种状况里呢？

尝试满足旧的需要。在我看来，你是在对自己说你的父母还没有从心理上准备好接受你是个独立的女儿。而你又是一个他们想要的如此乖巧的女儿，如果需要，你会为了父母而放弃独立的生活。也许你感觉父母一直在挣扎你是不是一个有担当的年轻人，所以直接忽略了这个事。

重复一些事情来看曾经是怎样的。因此，现在你证明了你基本可以规律地去上学。也许你只是想再体验一下那种逃离学校的书山题海，去和男孩们闲逛的感觉。也许你只是想验证一下你究竟想要做什么：在学业上取得成功还是追随你父亲的脚步，不去关心学习的事情，只是把精力放在那些挣钱的机会上。

对自主权的渴望（对外部的影响力的阻抗，可能是助人者或是一些充满善意的人）。我们一直都很努力想看看你能怎样去改变。也许我太急于求成了，你需要告诉我你有你的节奏，你想自己选择接下来的步骤。你一直试图和你父母的需要保持距离，然后寻找自己的路。也许你一直以来都在迁就我作为咨询师的需要，我也一直为你的进步喜形于色。但是现在你说你需要休息一下，这是好事啊！

提供安慰和鼓励。这可能是所有元素里的重中之重。有时候，咨询师安慰和鼓励来访者去"忍耐"和重整旗鼓就足够了——这也传递了一个信息，生命的旅途上难免有些跌跌撞撞，你很确定这些跌跌撞撞终会结束，来访者会再次踏上征程。

5.12　道别和最后的阶段

"以终为始",这是史蒂芬·科维在那本相当感性、但是又朗朗上口的书《高效人士的七个习惯》(2004,pp. 96ff.)里为人有限的生命开发出相应的策略时说的一句名言。这个建议当然也可以用在咨询、治疗或是管理中。无论什么时候,专业的助人者都要陪伴来访者的转变和问题解决的过程,因此这需要一个时间和范围的限制。然而,很少有文献甚至是系统式的文献提及如何来完成离别的过程。

5.12.1　分离过程的动力

分离标志着一个新的开始,也因此是一个如释重负和高兴的时刻。但是离别也暗含着分离和丧失。来访者常常在进入咨询前就已经历了充满伤痛的、未解决的离别。即将来临的离别,包括专业关系的离别也同样有可能会激活早期的经历。一个共同纽带的断离,加上对丧失依恋的恐惧可能会激活阻抗的模式来避免面对这种突如其来的感觉。相应的,这可能会引发各种各样的避免或者是延迟分离的行为。接下来的这种邀请是咨询师常说的一句话:"如果你有什么问题,或者发展得不顺利,当然你还可以回来。"然而,这种表达也有可能激发一些危机,这样来访者就可以保持联系了。或者,在讲座之后,有人会计划下一次的会议,为下一次在何时何地聚会做打算。或者大家一起回避这个主题。

案例　大约 20 多年前我(R. S.)在儿童之家做督导。我亲身经历了一个在这里工作多年的女同事的离开。她说她将在几个星期之后离开。当我问及她打算怎么和孩子们告别时,她也觉得这很困难,特别是对这些在短暂的人生中已经经历了无数次离别的孩子。也正因为如此,为了不让大家太难过,她决定先什么都不说,只是在最后一天简单地通知他们。

能够如此"体谅"确实是很罕见的,然而,从专业的角度还是有很多方式可以用来告别的。也有许多行为可以避免接下来的悲伤、痛苦以及焦虑。防御机制的概念提供了许多的理念,防止将这些行为解释为不愉快的表现,其实它们是一种自我保护的方式。(这种见解以及接下来的这些条目来自我们的同事艾丽卡·卢茨蕾。)

告别的模式

贬低:为了使离别对彼此变得容易些,有些人会贬低过去。青少年比较擅长于此,咨询师往往是被贬低的对象。碰到这种治疗情形的时候,我们可以有所察觉:"无论如何已经结束了……很无聊的……不再能真的帮到我……其他的咨询师更了解我。"

不辞而别：错过预约，来访者不再联系我们。即使在进展顺利的工作进程中也会出现这种突如其来的状况。没有解释的中断。这也遵循了一种模式："在你离开之前我先离开，我是主导者。"

否认："现在说再见的事没什么用处。该发生的总会发生，那时一切就都结束了。现在离结束还早着呢。"

退行："为了维持这种联系，在分离阶段来访者又发展出新的或者旧的症状。"

戏剧化，胁迫："我不能这样做，我肯定受不了的。""如果你现在结束，然后一切就结束了——我将会自杀。"

投射，人格化："在我看来你想让我走。可能有很多其他的来访者等着我的这个位置，他们比我更需要咨询也比我更好相处。"

理智化：讨论结束时异常冷静，不带任何情绪的表达。"这是正常的，每件事情终将过去。春去秋来，每一个结束都是一个新的开始。"

逃避，转移，拖延：每当谈话转向说再见的时候，就会转移话题，或者是又开始讨论哪些想法仍旧是可能的，就如上面提及的培训班小组的例子："你看过这个很棒的电影吗？""我们就不能试试……"

争吵：最后的阶段会因为面对分别的话题不知所措而导致突然的冲突。在这种情况下，这种模式和贬低有些类似，因为这也是用来逃避将至的变化。

案例 我（R. S.）的职业生涯中有几年是在一个青少年咨询和指导中心做负责人，和我一起共事的有一个女同事还有一个实习生。当我要离开这个位置时，我提前八周通知了大家。大部分的青少年很平静地接受了这个消息并很快地恢复了他们的日常生活。接下来，中心有几个青少年开始因为一些鸡毛蒜皮的事情和工作人员吵架。这种情况持续了几天。那时我们正在筹备告别晚宴，正想把这些青少年也都邀请过来，所以这种状况让我们有些沮丧。只有在明确地提到这些新的动力，讨论了离别和在这种情况下会出现的感受之后，争吵才停了下来，大家可以真正地对话。这些青少年们说出了他们对这个中心将来会发生什么和他们能不能再见到我的担心："你为什么要离开？你找到了更好的事情吗？"他们先前的伤心，遗憾还有对我未来的好奇全部涌了出来。

那些和再见相关的情境交错在我们的生活中，提醒着我们早期的那些伤口。因此要提前计划告别的阶段。是时候清理存货了，是时候决定哪些可以处理，哪些不能解决了。度过这种分离并体验与之相关的情绪是应对和可以开始新关系的必然过程。对住院病人更是如此，这样做可以更方便接下来的同事的工作。

背景资料：告别过程的不同阶段

回顾一些文献，我们发现大量关于分离阶段的描述。试图描述这些典型阶段的尝试注定会像所有的分类系统一样是徒劳无益的，因为生活有偏离既定轨道的倾向。然而，它有时候会有助于提醒人们正在进行的过程和产生的现象是什么，从而对它们有更好的理解，避免在面对正常的痛苦或丧失时有某些病理性的反应。下面我们将对比伊丽莎白·库布勒-罗斯（Elisabeth Kübler-Ross）和维蕾娜·卡斯特（Verena Kast）的两种阶段模型。有意思的是这两个模型关注的是告别的不同方面，但却殊途同归，得到了几乎一致的结论（见表14）。

表14　告别过程的阶段模型

伊丽莎白·库布勒-罗斯（2008）关注即将去世之人，例如，在面对一个终极诊断时的情感反应。	维蕾娜·卡斯特（2002，2013）关注一个人悲伤或觉得无从应对丧失。
1. 拒绝： 不愿意且无法承认这些是真的。	1. 拒绝相信： 情感阻滞，情绪像被罩住一样僵化。
2. 愤怒/暴怒： 为什么是我？	2. 情感爆发： 愤怒、悲伤、焦虑、内疚、痛苦。
3. 讨价还价： 试图改变事实。	
4. 悲伤/抑郁： 在所有的尝试都失败时。	
5. 接受、同意、意识到现状和剩余的时间。	3. 寻找和分离：开始理解，打断与死去的亲人之间的接触（内在的对话）。
6. 重新定向：在所剩无几的生命中我能做些什么？	4. 重新看待生活和自己的新阶段。

在给悲伤的来访者进行咨询时，要注意这个过程可能会有不同的形式。同时，当计划告别时，一个有帮助的做法是我们也可以假设来访者会有一些普遍的反应——特别是当人们和某个来访者工作了很长时间（例如：在家庭指导、咨询中心或是福利院），当人们曾经参与到他们的日常生活中（在住院部或是日间看护的背景下），当治疗进展非常顺利，咨访关系很牢靠，或是当主要的危机已经过去了，或者当一个极大的压力性事件已经成功解决了。

5.12.2　筹划最后的阶段

自我察觉是我们训练计划的一部分,在这个环节,我们编制了一个由参与者命名的列表,它可以成为积极的分离经验的前提条件。这个列表里通常一定会包括这些元素:时间、可接受的感觉和行为的范围、好朋友和谈话的伙伴、仪式、大大小小的安慰姿势。这些是在专业情境下可以完成恰当临别的方式。我们将下面的观点分为咨询还在进行中时处理这样的主题和最终完成实际的分离。

过程的开始和中间

在开始时就确定议程:在咨询开始具体界定目标时就要包含结束阶段,这也可以帮助来访者牢记这是一段有时限的专业关系。许多来访者,特别是那些没多少社会接触的人,把这段关系看得比实际情况要重一些。有时候,咨询师对治愈效果的夸大符合了来访者对这段关系的渴望,并不必要地波及整个咨询过程。因此,设立初始目标和在很早的时候就设定好结束关系的基调是很有用的。在这种情况下,评分问题是一个很有用的方法。

案例　"在我们咨询结束的时候,有多少——百分之多少的问题能被解决? 单纯靠自己能解决多少? 需要解决、重建、改变什么,我们两个才能都感到满意,可以在结束关系时说这是值得的?"对住院病人的机构来说,杜兰特建议用特别的办法来减缓转变并构建治疗。一个曾参加过我们课程的人员给我们提供了一个很好的例子:他们为每一个发病期间待在住院教育机构的儿童制作了一个相册,并告诉孩子们,在他们离开机构的时候会将相册分发给他们。这些照片和其他小纪念品记录了一些重要的阶段和经历。这种方法其实已经包括了离别。孩子们随身携带他们个人的故事,这个回忆录可以在分离的时候作为一种过渡性客体(Winnicott,1965,p. 143)。

提早谈结束:这个也可以用到阶段性评估里,用来回顾最初的目标,细想一下迄今为止达到哪些了。这也提醒我们咨访关系不是永恒的。这个方法也可以根据程度不同用于长期住院病人的治疗中。

欣赏小的进步,强化来访者在成功中的角色:当我们和来访者工作时,强化来访者在漫长的过程中获得的微小的成功和他们对成功的贡献是有很多好处的。这可以增强来访者的自尊,直接将目光转向现有的资源,并鼓励来访者在某天可以独自掌控生活中那些大大小小的挑战。

重建社交网络(见5.7章节):在分离阶段有一个功能良好的社交网络是至关重要的,这在来访者的长程咨询中也起着重要的作用。专业的关系和支持一定也是(虽然很慢)在人际交往中建立起来的。对于那些人际关系较差的来访者来说尤其如此,他们变得越来越依赖这种专业的帮助,为了延迟告别的进程不惜制造新问题：毫不夸张地说，这些来访者没有一个聊天的对象。

实际的分离阶段

回顾这些过程、成功和悬而未决的问题：每一种分离都应包含回顾。我们去回看那些咨询中的高潮和低谷、成功和成绩、资源和力量。这就可以生成一个对已做过工作的积极评估。来访者也能够通过回顾自己过去是如何处理问题的来学习为未来的命运洗礼做好准备。除了晤谈的方法，我们也可以使用雕塑、视觉化、时间线、绘画、布置房间等一切可以利用的方式来呈现出更好的结果，让其更有纪念意义（关于这些工具，参见 5.1 章节）。但是这种回顾也有一部分是批判性的，同时要咨询师去讨论未解决的问题。咨询师应该坦言自己的局限性，同时和来访者一起讨论在哪里或怎样来处理未解决的问题。

预留情感的空间：说到告别会涌现很多情感，感到被抛弃的愤怒、事情到了结束时的悲伤、失去支持后的如释重负或者焦虑。准备好体验全部的情绪并尝试接受和尊重所有。但也要记住：咨询师也有他自己告别的模式，重要的是要对这些感觉有所察觉，避免强迫来访者进行一些不情愿的讨论或是刻意地避而不谈并切断联系。

重建系统边界：每一段咨询或支持关系都会破坏系统的界限。这些应该在咨询结束时被恰当重建。例如，针对住院的病人，可以很正式地让他们上交钥匙，并且做一个声明来解释何时何地来访者可以进来，以此澄清一个阶段的结束。这些仪式会引发强烈的感受，在处理实际的离别时这些感受非常重要。有时候来访者会建议偶尔约见咨询师喝杯咖啡来从另一个层面上继续这种关系。尊重并与来访者划清界限是一种明智的行为。

平衡关系：在任何咨询过程的最后，重新平衡助人者和受助者不对称的关系是非常重要的。咨询师可以谈及一些自己的轶事，并阐述他们从咨询中学习到的，同时要谨慎处理以避免来访者对延续关系有所期待。这也暗示了这种不对称的关系正在结束。

展望和憧憬：正如对过去的回顾，对未来的展望在任何的分离中也是非常必要的。人们会谈到愿景，谈到信心，通过指出学习到的技巧再次提到可能遇到的障碍和如何克服障碍。这也是对复发的一种预防，在先前的章节里我们详细描述过。总会有一些来访者在将来经历了大量的挫折之后会再去寻求专业的帮助。我们作为咨询师可以通过调低这种阈值来减轻他们的焦虑，并让他们知道在遇到危机时可以随时获得帮助。为了避免让这种方式变成一种邀请，预防来访者为了获得帮助而制造危机，我们要给来访者传递一种信号——我们对来访者的问题有着特有的兴趣，即使没有问题也可以和我们联系。

案例 "当然,当你需要专业的帮助或你无法独自处理时可以随时打电话给我。但是,我还需要重申的是,你不需要为了和我取得联系而让自己陷入危机。如果你在一年以后再联系我或者让我知道你过得很好,那是最好不过的。"

构建社交网络:在离别时和来访者讨论这种支持性关系对他的意义,以及他从哪里可以找到替代者是非常有帮助的——谁可以给他提供建议,给他安慰,鼓励他支持他,或有时也会出现对峙。就像我所提及的,这个话题不能到最后一次咨询时才谈。

仪式和过渡性客体:这是在任何告别和过渡中都非常必要的部分。它们可以是在短程咨询结束时做一些微不足道的事,或是在长程咨询结束时喝一杯咖啡、吃几块曲奇饼。我们应该和来访者讨论怎样做是最好的。一些带有个性化元素的仪式是最好不过的,诸如吃顿大餐、写一首歌或诗、做一个相册。这些象征性的礼物仿佛在说:"祝你一帆风顺!"在我们的经验里,小的礼物特别重要,因为这表达了咨询师对来访者幸福的一种希望——正如温尼科特所说可以作为一种过渡性客体(1965,pp. 143ff.)。之前举过一个例子,从咨询师桌上拿走的那块石头成了良好合作的提醒;还可以用一些其他的象征来代表治疗中最重要的主题和成功。

当来访者避免说再见并在结束的日程前突然终止了联系:在这种情况下我们通常要求做最后的咨询,过去的经验证明这是一个明智之举。如果没有最后的会谈,所有的事情都会保持一个敞开的、未完成的感觉,随后任何临时的会谈都会让人觉得尴尬,容易引起错误的假设和判断。如果来访者拒绝参加最后一次咨询,有一个建议就是咨询师可以写一封很短的信来声明这个过程完成了。试着将来访者的缺席看作是一个积极的事情,提供一个最后的会谈,但是尊重来访者的自主权。要一直对来访者抱有一个美好的祝愿。

5.13 何时是这样做的最好时机? 有所谓的典型过程吗?

我们不能自以为是地回答这个问题。来访者系统有各种类型,每一种类型都有自己的模式和背景,咨询师也用不同的设置和心理模型及方法去观察系统——因此会出现各种可能的过程。我们想起埃里克森的话:每一个家庭都值得拥有一个自己的治疗流派。这反映了专业方法的多元性,它包括了从把每一次访谈都视为初始访谈的问题解决取向方法(Hargens,2006)到描述阶段主题和干预的模型(Haley,2007;Gammer,1999,2005)。

让我们来强调一下系统式的范围:它给予了我们去决定最佳模型的自由。也许我们可以让我们的建构方法指引我们去了解:没有什么是完全对的,也没有什么是完全错的。让我们对其他同事为何会在不同的情境中和众多的个人或专业传统中选择不同的治疗方法保持好奇之心吧。也许当我们不依赖任何方法,而是在工具箱里选取适合的可选方案时,才能最大限度地帮到我们的来访者。当我们在决定应该选用哪个方法的时候,我们喜欢让读者参考下面介绍的两个截然不同的方案。请注意,不管怎样,我们的经验告诉我们,选择其中一个折衷道路最有效果。

卡罗尔·加默尔在 1983 年提出了一个被广泛应用的家庭治疗阶段模型,她是本书的其中一个作者(R. S.)的老师。她假设了三个可以分开和独立工作的阶段。第一个阶段针对的是症状——来访者表面的问题。这可以作为咨询合同的第一个目标。紧密地围绕着症状和问题,这里的干预主要用来促进家庭互动模式的改变("工具"的发展)。一旦最重要的症状被消除或至少是减轻,再转向一些普通的诸如互动的问题、来自原生家庭的精神负担、家庭中的发展性问题等家庭问题就很有意义或者说很有可能。现在信任慢慢建立了起来,也许先前藏在症状背后的一些困难话题会渐渐浮现出来。第二阶段之后是第三阶段:其中的一个目标是夫妻治疗,我们与夫妻讨论他们的日常生活、婚姻和亲密关系。只有来访者表达出特定的需要和咨询师认为这些问题适合进行咨询的情况下,才进行第二阶段和第三阶段。这两个阶段也可以用来预防。

这种模式似乎会带来很长的治疗疗程,同时也是一种可以让治疗师充分发挥作用的方式。但是它也有其内在的逻辑,同时包含了大量的建议。例如,在前几次和来访者成功的咨询中累积的信念(大量临床经验后获得的)有助于建立信任关系,并使一些困难的、羞耻的或是其他禁忌的话题可以在这里诉说。它还包含了一个非常重要的警告:这个概念在父母层面和夫妻层面是不同的,它建议开始的时候从关注父母层面或关注症状来接触家庭系统入手。随着时间的推移,在信任的保护下会出现越来越多的需要讨论的私人话题。每个症状都掩护着一个夫妻的问题,这个家庭治疗早期的信念会让咨询师过快地进入到夫妻的水平上找出"真正的"问题。

案例 一个家里有小孩尿床的家庭找到我们说,一个同事一开始就建议他们进行夫妻治疗。尽管他们觉得治疗很有意思,但这个男孩在第 20 次咨询之后仍旧在尿床。

一些来自社会教育家庭援助者的观念也和这个阶段系统不谋而合:熟识的阶段、工作的阶段和告别的阶段。这就反映了在渗透性如此之强的服务中建立信任有多重要——为结束关系而准备、告别和恢复自主性有多么重要。

许多问题解决取向的咨询师会讨厌这种方法。相反,基于成功的解决方案会不断汲取这个经验,他们建议坚持预想的方案。史蒂夫·德·沙泽尔明确警告说

不要关注那些假定的更深入的主题:"如果没有破损,就不要去修理它。"(1997,个人交流)

哈根斯(Hargens, 2004, p. 102)认为资源取向的工作意味着每一次的咨询都是初始咨询。改变是不可避免的,要牢牢记住"在每一次与他人相遇时,记着他们已经发生改变。同样的这也适用于我,我也已经发生改变"。他将治疗工作定义为"一种持续性的研究,在这个过程中,期望、观点和假设都有助于治疗师和来访者走向治疗要达成的目标"(2004, p. 30)。"每一次的相遇都是一个三部曲:连接、制定目标和最好地达成目标。"(p. 107)他也认为每一个理论和每一种行为都必须因人而异。

如果生活是如此的丰富多彩和千变万化,为什么还要不厌其烦地去定义阶段和差异呢? 我们认为有三个原因:首先,它们为咨询师建构学习的过程。它们为咨询师在信息和选择的海洋里提供了顺序和安全感。第二,阶段或过程模型代表了许多经验的基础,如果我们了解了其他案例的成功经验,这将会提高我们成功的机会。第三,处理这些模型就意味着对比经验和概念,发展新的假设和(或)新模型的变化。贝特森将随意的组合(创造)和严苛的思考模式(组织)看作是获取洞察力的前提(2000, pp. 117ff.)。从这个意义上说,我们愿意提供一些我们的有用经验。这些都是从之前几章的案例中选取的,现简短罗列如下。

根据内容划分阶段:施密特(Schmidt, 2010, pp. 123ff.)提出了一个根据内容划分的阶段模型,用来寻找方向并计划干预。

1. 确定促使来访者前来咨询的背景。
2. 签署协议并建立合作解决问题。
3. 发展目标。
4. 聚焦例外及使用过的解决方案。
5. 比较问题和解决方案模式,同时比较这些模式的不同结果。
6. 或许可以介绍一种矛盾的教练技术并更新发展目标。
7. 发展出清晰的、可检验的步骤并达成一致。
8. 评估。
9. 筹划最后的庆祝或仪式。

小步骤——大步骤:咨询是为了开发解决问题的能力。没有什么比亲自体验成功更有效。因此,系统式咨询的艺术在于构建小的、可解决的问题,再到大的、复杂的难题,这在开始阶段特别重要和有用。在和来访者的合作中我们安排出细小的、可控的步骤,并相信这种成功将会激励来访者到达更大的、更难的台阶。

利用症状和发展"交通工具":这就意味着去攻克来访者最重要的问题。我们选择最容易获得成功,同样也有利于积极地(即使只在隐喻水平上——见微知著)反映出其他领域问题的那种。例如,从孩子上床睡觉这个"交通工具"看父母怎样在纪律的标准上取得一致,或从白天的安排看日常生活如何安排,或从早上起床学习看一个人如何履行职责。

提供空间:系统式干预的工作比较耗时,任何的变化都必须发生在来访者每天的生活中。因此我们建议系统式的咨询两到四周进行一次,给来访者时间来整合新的事物,去尝试并积累新的经验。在住院病人或是高频率的门诊,干预的强度必须与之相呼应,例如,不要一周使用两次家庭雕塑或是循环提问,而是要在渗透性的干预和支持每天的生活问题中找到一个平衡。

从上到下来融化冰山:修通苦难的问题需要一段良好的、充满信任的、有发展潜力的关系,虽然对一些来访者来说冰也可以迅速地融化。我们最好假设,开始阶段出现的是"呈现的问题",更"羞耻"、痛苦或是创伤的问题往往留在后面。咨询师应该睁大眼睛,竖起耳朵,给来访者留出一些空间。如果我们在冰山的顶端取得了成功,如果在那里发现的问题很容易处理,那我们就能够继续处理那些更深层次的可挖掘和讨论的问题了。

我们已就工具和方法进行了主要描述和讲授。这似乎在说，系统治疗的专业水准主要体现在：如何在临床工作中艺术性地运用这些技术。然而，对于我们的专业服务来说，坚实的伦理基础至少与专业技能和勤奋同等重要。现在，在本书的结尾，我们来简单谈谈这个话题——我们也知道篇幅有限，只能浅尝辄止。

《德国系统治疗与家庭治疗协会伦理守则》（DGSF）对在系统咨询中的基本态度和价值观作了总结（http://www.gdsf.org/dgsf/gremien/ethikrichtlinien.htm/view）："系统咨询师、治疗师、督导师、继续教育老师的基本态度应体现为：对个体和系统都要心怀尊重、敬意和欣赏。不论他们的年龄、性别、种族背景、文化、社会地位、性取向、世界观和宗教背景如何，要把个体当作人来接纳，也要接纳个体对系统中其他人的各种偏见。我们应把来访者看作他们自己生活和处世方式的专家，鼓励他们独立自主地发现和运用自己的资源，咨询师只是在这段旅程中支持和陪伴他们。咨询师和治疗师应致力于扩展来访者及其系统的可能性，支持他们的自组织。特别是，在涉及性别议题时应非常谨慎小心。要不断反思自己的咨询目标。提供咨询和治疗的原则是：尽可能地短，必要地长。

在很大程度上，这与我们自己对咨询伦理的理解有关。在以下论述中，我们参考了乔纳斯·赫维希·伦普（Johannes Herwig-Lempp）在哈瑙（Hanau）进行的关于系统人类学（2005，个人交流）的演讲，以及罗特豪斯（Rotthaus, 1989）、德荣和伯格（De Jong & Berg, 2012）的文章。

6.1　立场和价值观

系统治疗的伦理，首先根植于系统治疗的范式，其次植根于被普遍接受的伦理标准和与我们有关的社会规范。以下系统论的几个方面，是基于乔纳斯·赫维希·伦普的描述（2005，个人交流）：

1. "人是坚持己见的。"他们赋予事件以他们自己的意义，得出他们自己的结论，也相应地调整他们自己的行为。

2. "通过他人，我们成为自己。"（马丁·布贝尔）这一作为自治系统的人类特性，我们必须扩展一下，它包含两层意思（Rotthaus, 1989, p. 12）：其一，人只有在一定的社会情境下，通过与其他人的互动，才能成为人；其二，作为个体的我们往往是更大系统的一部分。

3. 人一直处在持续的变动中。人们随情境而变换着立场、思想、情感和行为。

4. 人类拥有几近无限的资源和潜能，来规划人生和解决问题。

5. 人们构建自己的真理和现实，没有人可以声称"拥有"唯一的客观真理。

如果我们重视这些思想，那么它们将直接影响我们的从业方式。

1. "人是坚持己见的。"这句话包含了两个概念：自组织和自主性，即我们可以影响、但不能决定来访者的行为模式和思考方式。他们总是掌控着自己的生活，独立自主地决定如何运用我们传递的各种干预措施、邀请、建议。作为从业者，这意味着我们面对来访者时，要尊重他们的自主性和做决定的能力。对一些个案而言，甚至意味着我们得接受来访者的决定，置专业意见于不顾，拒不执行我们用心良苦的行为建议。在咨询过程中，我们要把来访者看成自己生活的专家，不断根据来访者的愿望和目标调整咨询过程，并且持续与来访者一起检视做些什么合适，什么不合适。

2. "通过他人，我们成为自己。"人是生活在特定情境脉络中的，只有通过参与到其他人的交流中才能成为真正意义上的人，这一观点要求我们在与系统工作时保持公正和中立。当我们进行干预时必须时刻提醒自己，这些干预会给来访者的环境及其本人带来什么后果。这并不意味着我们要放弃保护孩子，或支持雇员向公司维权，而是要更多地理解和共情所有相关人员的立场，反思他们对我们的干预会如何反应，哪些步骤可以为改变提供更多的选择。

3. 人一直处在持续的变动中。人们随情境而变换着立场、思想、情感和行为。我们总认为自己可以发现标志着生活起起落落的波动和变化，甚至对那些被问题彻底催眠、对生活无可奈何的来访者也是如此。我们观察着这样的变动，关注着来访者在不同情境下的表现，运用所学达成我们期望的改变。我们必须是心存良善、满怀兴趣的探索者，才能与来访者一道探索生活的未知领域、抵达成功彼岸。

4. 人类拥有几近无限的资源和潜能。来访者必须清晰地意识到这件事，艰辛的改变之路才能成功。这一真理及其反面都可从自我反思的经验中得到证实：越关注缺陷，就越会发现缺陷；越坚信资源，就越能找到资源。这里是态度和方法的交汇之地。但是，我们必须以专业的学习过程为后盾，才能用权威的口吻提出这些观点。我们的经验是，这种真诚的，内在信念和应用方法的结合，决定了干预的有效性。有了这样的态度，我们就可以无所畏惧地陪伴来访者，穿越问题的丛林，看到远方的美景、沿途的鲜花、隐秘的岔路、稀有的植物和茂密的森林。我们可以向来访者展示所有这一切，并鼓励他们努力发现更多。

人们常说，每个人都有解决自己问题的资源。我们则更为谨慎地假设，人类具有发展必要资源的潜能。有些来访者过去没有适当的学习体验，因此我们要帮助他们"补学"这些资源。系统干预也意味着为来访者提供适合的学习框架。

正如一位名叫安东尼·布鲁姆（Anthony Bloom）的俄罗斯修道士所说："如果

我们没能成功地看到一个人、发现他的美,我们将无法给他任何东西。发现一个人的错误、丑恶或扭曲等对他没有任何帮助。我们每个人都是上帝的化身(image of God),有点儿残破的化身。假如我们发现了一件残破的圣像,无论是因使用日久而受损、还是因仇恨或其他缘故被破坏,我们依然会心怀敬畏、喜爱和悲伤。我们不会只关注残破的部分,还会探究它被毁的悲剧。我们会关注留存下来的美,而不是失去的部分。这就是我们必须学习的、对待每一个人的态度……"

5. 人们构建自己的真理和现实,没有人可以声称"拥有"唯一的客观真理。这句话要求我们对来访者及其世界观、人生经历、结论和决定保持尊重、好奇和谦虚。然而,这也要求每个人对他们的决定和行为承担更多责任。如果无法用客观真理来证明我的行为合理,我就必须对自己的行为负责。这些道理同样适用于我们的来访者。作为咨询师,我们将来访者生活的责任留给他们自己:我们与他们一起探索他们行动的背景、成效和后果,有时也稍微撼动一下他们的固有信念,提供一些新观点、新想法。我们好奇他们对于这些观点和想法将如何选择、如何执行、会有什么结果。尤其是最后一步要求我们充满好奇和尊重,以开放的视角观察来访者的自主发展过程,以及决定如何在以后的工作中使用所学到的东西。

这个方法也同样适用于与同事之间的合作。有时专业讨论会变成对错之争,每一方都只选择有利于各自立场的信息。让我们从一个更有价值的假设出发似乎更有意义:好比人类的视觉,只有通过比较两个不同的物体影像,才能形成深度视觉。这就需要我们觉察自己的习惯、价值和观点会渗透到每一次观察之中;我们的观点仅仅是一鳞片爪。从多个不同视角观察事物才能有更高的可靠性。特别是在讨论案例时,这意味着,大家都亮出自己的假设,视之为并行不悖的方法,以便形成治疗基调或发现矛盾之处,以决定如何将矛盾之处变成一致意见。

作为专业基础的价值观不是靠读几本书、尝试几种方法得来的,而是在专业老师的督导下,在接受系统培训的过程中,与伦理的问题反复博弈得来的。另外,我们还必须面对自己的生活历史。这一点颇具争议:系统培训应该只包括学习适当的方法,还是必须包括自我觉察和自我反省?

我们认为,没有彻底的自我反省就没有基于价值观的系统实践,也就是说,那只"真正握着工具的手"(详见序言)是那个使用具体方法的人。每个从业者都会将自己的视角、价值观、观点、习惯带到治疗中来。有些人喜欢调解、缓和激化的矛盾;有些人喜欢喧嚣激烈的辩论;有些人听到风吹草动就会出手干预;有些人无视警报,静坐一边,相信系统的自组织能力。我们必须通过个人体验意识到这些个体的差异,只有这样才能使用已有的资源,避免短板、小心应对。

个人体验还有许多其他有益的效果:

个人的"盲点"浮现之后,可以减少它们成为系统问题的概率。助人者与系统拉开距离,可以更好地认识到此前系统中的隐秘领域。

家庭重构方面的自我体验尤其可贵,因为它为家庭故事带来洞察,拥有经过尝试和检验的解决方法百宝箱,理解了家庭面临的挑战和解决之道,就能开阔视野,更好地尊重不同的选择。它给我们提供了更多的关于家庭如何掌控生活的想法。特别是作为家庭雕塑或角色扮演的参与者,我们对每一代人的不同生活和环境有了更深的理解和共情。

如上所述,开阔视野的同时也开阔了空间,我们可以形成假设,尽量避免用诊断标准给来访者贴标签的危险。

对各种系统问题的理解和共情,使我们更容易加入和接近"困难的来访者"。

一旦我们体验过某些干预的滋味,我们就能更好地理解这些方法的操作模式,以及为什么来访者不愿意选择这一方法或那一方法。

自我体验还有一个特别重要的作用,就是避免咨询师的耗竭。对自己的动机和弱点的觉察,可以帮助我们更容易地与来访者工作。当我们在某些议题上过度卷入时,它可以提供空间和警示。

案例 一个在自己的生活中经历过暴力的女老师,也许不愿意与有暴力倾向的系统一起工作,因为这可能会导致她过度卷入或超负荷工作。一个目睹了自己的兄弟变成酒鬼并觉得自己难辞其咎的医生,也容易在专业意见中提出天真的拯救计划。

有意识地处理自身的感受,意味着我们可以容许自己在能够发挥自己最佳优势的情景下工作,这意味着,我们可以暂时或永久地远离那些触碰自己痛点的情形,或许也意味着为自己寻求有力的同道支持。

6.2 控制

在治疗的环境下,不论理论取向如何,要想获得来访者的信任、搭建开放交流的舞台,有两个基本的先决条件:来访者必须是自愿前来的;咨询师必须承诺保守秘密。系统治疗师往往在这一点上走得更远:基于自主的理念(Maturana & Varela, 1992),我们认为来访者的自主性最为重要。库尔特·路德维格(Kurt Ludewig)(1991)说:"来访者与治疗师在治疗对话中决定了治疗目标;治疗目标不是由外界决定的。"

就治疗本身而言,社会控制与治疗之间的"清晰"界限("clean" break)值得探讨

（更详细的讨论请参考 Russinger & Wagner，1999）。一方面，治疗常常是来访者或多或少不太情愿的，比如精神科的司法鉴定。另一方面，"真实"治疗中的自愿参加也是传说多过事实，至少只有部分是事实：被妻子强迫来咨询的丈夫，也许要面对不愿意改变的行为的后果；一个为取悦雇主而进行药物治疗的雇员，可能就要失去工作；一个被家庭医生送来的来访者，只能勉强接受非常规办法以解决、缓解问题。在这些案例中，参加心理治疗的自愿动机大相径庭，为了把"被迫来访者"变成"客户"，我们需要精心准备邀请函（详见第 4.1.6 章节）。

在其他旨在有效改变人类系统的社会心理环境下，这种区分就更不可能了：在青少年服务办、残疾人工作坊、青少年援助病房、家庭援助机构——所有这些都是带着鼓励人发展或改变旧行为的诉求来实施监督控制任务的。这一点很少在系统治疗的文献中提及，甚至是在系统式社会工作的文献中也是如此（例外：Rotthaus，1994；Pleyer，1996；Conen，1999，2011；Russinger & Wagner，1999；Berg & Kelly，2000）。柯南（Conen，1999）认为，这植根于"我们德国的历史背景"之中，"权威和权力的滥用程度已经史无前例了"。我们认为更深层的原因在于，许多社会领域被治疗化，把一切领域治疗化后，它们的社会地位提高了，而非自愿进行、需社会强制的领域受到轻视。典型的例子就是儿童指导或咨询中心与青少年服务或封闭病房的社会地位悬殊。这一差异也反映在各自的工资方面（与员工所承担的压力和责任却毫不相干）。我们都想把强迫或控制的脏活累活留给别人，以免污染了治疗环境。强迫和控制并不符合尊重来访者和自主性的概念——而这可是系统思想的最高信念。

关于如何更好地面对和解决这一矛盾，我们如何在强迫的氛围下系统性地工作，这样的讨论不断地出现在培训中。这些实践中的问题，不是说受训的咨询师有内在认识论上的冲突，而是更为现实的困难：咨询师会回避面质这样的来访者，或明确指出其行为的后果。也许他们从未学会如何面质这样的来访者，也许他们害怕来访者的反应，也许这样的策略不适合他们的性格。或者他们害怕伤害了已经建立起来的信任关系，或者，害怕自己没有能力建立起这样的信任。

案例　在一个继续教育小组中，一位托儿所所长汇报了与某些家长对话的困难，他们不断违反规则，使孩子生活艰难。尽管讨论了好几次，在角色扮演中模拟了各种解决措施，还是没能解决问题。事情很快就清晰了，她总是小心翼翼地传达改变的愿望，唤醒家长的理性，即使她明白这一切都是徒劳，而且给人感觉她太胆小怕事不敢发飙。当小组成员建议她下次更加开放、清晰地表达自己的立场和决心，指出家长下一次还不配合的后果时，她吓坏了：这听起来太苛刻了。在角色扮演中，我们告诉她，现在该是向家长施加压力的时候了，而她之前的每一次尝试都不过是无目的的纸上谈兵。但是，她仍然担心这会破坏她与家长之间的信任。我们问她是否有自己的孩子，她说有，我们又问她与孩子的关系是否够好，她说是的。当我们问第三个问题"当你的孩子违反规则时，你难道不给他们设限或解释后果吗？这会破坏你和孩子的关系吗？"时，她笑了。

父母和孩子的良好关系常常意味着关心和控制、养育和严格的结合，这不会威胁到信任（尽管有时也会激起强烈的不满或对抗）。有些人会提出异议，养孩子是一回事，治疗是另一回事。这只是叫法不同而已：在实际的社会心理工作中，这两种行为常常是并存的。对我们来说，与其将两者严格区分，倒不如一边有意识地察觉控制和施压的立场，一边掌握一系列透明的、完全符合伦理的工作更有效。我们首先要看到的是，在社会心理领域施加压力和控制的积极面：

需要强制的情形常常会帮助来访者形成一个框架，至少让来访者考虑接受帮助。这样来访者和从业者才可以见面，才有机会以新的方式做出改变和减少对现状的控制和干预的必要性。

压力和控制可以使系统前进，迫使来访者处理以前试图忽视的生活问题。这一任务非常适合系统方法：专注于优点和资源并不意味着回避和否定系统中的现实。我们必须处理来访者系统中违反社会规则和道德规则的行为，这要求我们有勇气和技巧来确保必要的尊重。

自主性概念无视系统中的权力不对称。依赖、压制和利用等概念既是建构，也与我们的价值观息息相关。我们必须要建立规则来约束来访者系统中的权力滥用。在儿童性侵的个案中，我们不能、也不该寄希望于家庭的自主性力量，只对旧的秩序做轻微的"扰动"，而是必须进行干预并建立（重建）安全和保护。在判断系统会如何看待和回应各种干预措施时，系统的概念将会非常有用，并为我们提供方向。

与人争吵、对抗某人或限制某人——这些都表明我们在乎这个人，这件事情对我们很重要，我们对此感兴趣并非常投入。许多社会服务机构推荐来的来访者，其家庭大多缺乏关爱和保护。我们的经验是，如果我们设置了清晰的界限，或者用好奇和尊重的方式实施控制，经过一段时间的阻抗，与来访者的关系大多会更好更密切。很多来访者之后会说：我们的努力是多么重要和有效。

为了更好地拿捏微妙的分寸、避免权力的滥用，必须要遵守以下几项要求：

最好的途径是自我体验。治疗师必须能够识别自己过往体验中形成的权利、压力和控制模式。我们在哪里体会到对抗的恐惧？何时开始回避这样的情景？特别是在挑战忌讳的话题时，治疗师会面临武断或过度反应的危险，为了充分有意识地处理好有关权利的问题，我们必须明了自己对权利的渴望。

我们手边必须有适合自己方法的工具箱。如何在尊重来访者自主决定的前提下,更好地面质来访者? 以下是一些有用的面质语句的例子:如果你决定不采纳我的建议,对你来说后果是什么? 你觉得我们有可能成功吗,虽然我们的关系是被迫的? 这对你来说意味着什么? 你想要什么? 你想做什么?

即使在被迫咨询的情况下,咨询的目标仍是拓展来访者的机会。我们应该假设,即使不是自愿来咨询的来访者,也想改变他们的生活方式。我们应着力于来访者或系统的这个部分。一位有暴力倾向的父亲,从前并不知道有更好的办法,或正在努力尝试做一位爱孩子的父亲;一位忽略孩子的母亲,渴望找回生活秩序,给孩子一个正常的家和关爱。

我们认为开诚布公地与同事沟通、交换信息和经验非常重要。如果我们不得不顶着系统的重重压力来干预,就需要同道一路同行,鼓励、甚至纠正我们的行为。这种关系需要相互支持和批评的、开诚布公的氛围。

举例来说,如果我们知道一个家庭不是自愿来咨询的,那么很重要的是要与他们讨论这个问题,让他们明白自己采取措施、解决问题是多么重要。这样的来访者一开始会觉得我们的支持是一种强制,但事实上他们正在做出更为积极的决定:

挽救他们的家庭;

避免他们的孩子被安置到其他家庭或机构;

避免家庭破碎;

最终让家庭重归于好。

这就是家庭做出的积极的决定。"当局"也许是强迫他们接受"制裁",但是他们的自由体现在决定自己未来如何生活上面。尽管无可奈何、毫无热情地接受了帮助,这正是他们韧性的标志。自由有时也意味着接受那些无可回避的事情。

家庭最终接受这个"被迫"的决定表明他们真的看到了制裁的必要性。这是家庭的成就,也是自主行动的表达。我们应该,而且必须欣赏他们的能力,尽管阻力重重。我们应该反复提及,不断强调我们理解和欣赏他们在压力下采取行动时所展示出的自由和洞察力。

这个行动的另一部分就是接受我们自己作为控制者的角色,作为国家的代表来限制公民权利的角色。我们需要清晰地表达和声明:

对每个人的期待是什么,包括来访者、助人者和其他相关各方?

谁负责实施控制和报告? 何时? 如何?

以我们的经验,忽略或掩盖强制的事实并不能为"非自愿的帮助"打下坚实的基础。最好一开始就开诚布公,清晰界定初始访谈。

6.3 咨询师的角色：教师、促进者、顾问、评估者

鉴于我们面对的情况、人群和问题的多样性，系统治疗呈现出复杂的多样性也就不足为奇了。前几章所讲述的方法，要求咨询师承担多种角色、展示超强的灵活性。安东尼·威廉姆斯(1995)作为督导将此归纳为四种不同的角色。我们觉得这四个维度对于展望咨询师在系统干预中的角色很有帮助。威廉姆斯认为根据具体情况，督导师可以：

讲授、协调、告知——"教师"；

倾听、释放和解决情感，为自我发现提供空间——"促进者"；

鼓励来访者和系统探索他们自己的观点和认识，得出他们自己的结论——"顾问"；

反馈自己的认识、判断，并总结、评估成果——"评估者"。

6.3.1 教师

在许多情况下，我们通过担任教师角色给来访者以最好的帮助。这意味着向他们传授信息、解释关系、做出行为建议，给他们尝试新的行为提供空间并激发学习的过程。从系统建构主义者的角度尊重系统的自组织性，才是好老师所为。尊重并不意味着怕损害自主性的建构，而不发表意见或不分享经验。当然，也不能将之强加给来访者。

案例　被创伤的来访者发现获知创伤后果的信息对他们很有帮助。这可以帮助他们更好地评估自己的体验和行为，理解自己对"异常情景的正常反应"。

案例　丧亲者知道哀伤的反应有几个阶段后会得到宽慰。当然，他们还会继续哀伤，但是认知框架的建立会对他们极端脆弱的状态起到支持的作用。咨询师可以提供一些技巧帮助他们更好地应对惊恐或焦虑的情绪。

案例　父母了解到关于儿童发展的各个阶段或睡眠和进食习惯的确切信息是非常有帮助的。有暴力倾向的青少年在教练的监督下改变行为，从而获益。今天，我们知道心理教育对许多症状是非常有效的干预方法（比如睡眠障碍、边缘性障碍，等等）。解释通常也有教育的一面。

6.3.2 促进者

有时，我们仅仅是倾听来访者的诉说、听他们的故事、与他们在一起、在情感上支持、提供情绪的宣泄空间，就可以帮到来访者。之所以有用，是因为我们表达了重视，提供了必要的空间以便他们探索自己的情感、纠结和行为模式。以来访者为中心的心理治疗非常强调它有许多证据支持其疗效。系统式咨询也把这一角色作

为基本的方法,比如联结,众多咨询的实践也证明了其有效性。

案例 住院青少年团体中的一位少女需要有人与她说话:近来学校生活不顺,她与最好的朋友不停地吵架。她不需要什么训导、善意的建议、解释、雕塑或循环提问,只需要有人坐下来听她讲话。

案例 一家公司的组织发展部门有一段时间情况很糟糕。员工需要有地方谈论他们的不满。一个小时过后,还没有解决方案、没有明确的目标、没有合适的策略,但氛围却起了变化,似乎每个人都更加乐观自信了。有些员工甚至说,他们觉得非常隔离和孤独,知道其他人也有相似的体验真是一件好事。

如果来访者努力使咨询师成为抱怨的倾听者,而不是引发生活改变的助人者,这样的角色就会有用。如果我们扮演了其他任何角色,而不是促进者,我们的工作就得不到来访者的认可。爱抱怨的来访者很少进行自我探索(详见下面的顾问角色)。如果来访者不想听或不愿意接受,提供反馈就不受欢迎(详见下面评估者的角色)。若解释当下的解决方法(见上面提到的教师角色),抱怨型的来访者往往会反驳说,这个方法没用的,我之前已经尝试过了(当然是不成功的),或者说我的情况比较特殊。抱怨者总是扮演着他或她所处环境的受害者的角色。

然而,作为促进者经过几次咨询后,咨询师常会与来访者开始讨论是否有任何的咨询诉求,用沙泽尔的话说,终于将抱怨者改变成一位客户。

在很多情况下,咨询师在工具箱内保留促进者的角色相当明智。处在危机中的人首先需要的是一只共情的耳朵,然后才会努力改变。

然而,当今心理咨询的"时代精神"却与此背道而驰。高明的技术、干预和神奇的提问、诱发"恍惚"和其他状态的方法都只为激发来访者系统快速地改变——这是我们快速和高效的时代标志,既要节约时间,也要节省金钱。充当"情感垃圾桶"或者简单地倾听"抑郁的酸水"(depressive regurgitation)已经不流行了。但是,在危机时刻,人们仍需要他人,需要耐心,需要一只共情的耳朵。一句安慰之于行色匆匆的人,正如贝托尔特·布莱希特(Bertolt Brecht)所说:两点之间最短的连接也许是曲线。

6.3.3 顾问

这一角色概括了大部分人听到"系统咨询"这一术语时的理解。我们厘清脉络,并以视觉或空间的形式呈现出来。我们使用循环提问,即指向将来的或解决之道的问题。我们使用家谱图、时间线或雕塑。我们促成新的视角和新的行为,并鼓励负责任的行动。顾问会提议调整每一次咨询的结构和方式,以引导来访者发现自己的观点,与以往不同的新脉络或者未来的选择。顾问咨询时不带任何特定的期望,不像老师那样提供建议。相反,顾问提供不同类型的对话自助餐,激发来访者系统发展出自己的解决方案、观点和行动方案。

6.3.4　评估者

评估者会对正在发生的事情给出自己的观点。评估者会提供反馈,不管是对当前状况的直接反馈,还是对来访者系统的直言。

案例　一位社会教育的家庭咨询师对来访者说:"穆勒夫人,我有个印象,自从我们开始讨论你儿子搬出去的事儿,你就不再参与家庭讨论了。"

案例　在团体督导中,督导师说:"我有个印象,今天充满了紧张的气氛,你们有类似的感觉吗?"

但是,反馈不仅是对情景或系统反映自己的观点,它也包括了判断。

案例　在对父母咨询时,咨询师说:"我觉得你们对待儿子彼得的方式不是始终如一的。在这里跟我谈话时你们说要建立规则。但在家里,你们显然并未建立适当的规则,彼得一犯错,你们就说下不为例。"

案例　在督导团体时,督导师说:"上次我们都同意不在私下里讨论对同事舒尔茨女士的批评,而是每个人直接向她表达批评。但是,我现在看到你们并未遵守。我们该如何处理此事?"

案例　在一个密集的青少年个体咨询中,咨询师说:"你在过去几天将自己置于如此危险的境地,以至于我不能再保持沉默了。我在考虑找你父母以及社会机构的负责人和你会谈,一起来决定如何处理现在的情况。"

这一特定的角色也许让许多系统咨询师很难接受,因为它意味着评判,也似乎与系统思想的基本构建相矛盾。然而这样的行为也许还有一个更大的问题:一旦做出评判,我们就要承担责任,并将自己置于来访者之上。这会使我们对阻抗束手无策。因此,在咨询师中间并不流行。然而,人类的每一点认识,必然是与主观判断相关的,咨询师也不例外。同样,一些特别注重资源取向的、中立的咨询师,其来访者会反复考虑咨询师的话:"他真的是那个意思吗? 为什么他不给我任何批评性的反馈? 他忽略了我的弱点,我还能信任他的赞许吗,还是说所有这些仅仅是他学到的一些技术?"当咨询师在与来访者讨论已经取得的进步、哪里还有不足时,有勇气给来访者提供批评性的反馈,此时的赞许才更有效。最真诚的时刻莫过于咨询师既可以谈论来访者的优点,也可以谈论缺点;当来访者未能遵守规则和没有完成自己的目标时可以公开面质。

许多来访者非常敏锐,可以快速准确地抓住咨询师的情绪。如果咨询师试图掩盖自己的反应或情绪,假装中立或放松,来访者会感到非常困惑。这种压抑情绪和表达中立的尝试不仅会折磨咨询师,奔向不可能、不人性的目标,也会损害来访者,将来访者置于一种所说与所感不匹配的情境中。咨询师保持真诚,袒露并讨论自己的情感,修通自己作为咨询师对来访者的意义,这对双方都是更好的选择。

特别是与青少年工作时,这样的角色更为重要,因为他们需要意义明确的行为,无论是言语的还是实际的。这样一个"陈述"可提供必要的方向或立场,来帮助他们发展自我限制、和环境互动的个性化方式。

评估者也不仅仅表达批评。在5.11.2章节中,我们也描述了"拉拉队"。当我们强调来访者系统的成功、好的表现、取得的进步时,我们也在扮演评估者的角色。我们也会就来访者的积极方面和资源给出反馈。

以上所描述的四种角色,本质上没有哪个比哪个更好,而是在咨询中各有各的位置。我们的目标(和技艺)是,在与系统工作时区分这四种角色,并恰当地使用。我们需要知道:

我们当前在来访者的系统中扮演什么角色?

什么时候我们调换角色?

为什么我们在这个系统中扮演一种角色,而在其他系统中扮演另一种角色?

为什么有些来访者恳求我们保持特定的角色,而不能想象我们扮演其他类型的角色?

当我们与面前的系统工作时,我们选择的角色与自己有什么关系? 与我们特定的敏感度有何关系? 与我们的经验、我们的担心又有什么关系?

当我们对来访者系统所做的咨询进行评估时,着眼于这四种角色非常有用。比如,我们可以列出一个清单:

我们在什么角色上花了多少时间?

这个过程对我们来说是典型的工作方式,还是特别针对某个特殊的来访者系统?

咨询师是根据咨询中正在讨论的议题选定了某个角色,还是其他原因?

咨询师习惯了某个特定的角色,(几乎)总是会在所有的咨询中"卡在这里"?

咨询师何时主动调换角色,背后的动机是什么?

当然,清单上还可列出许多其他问题——以上只是几个例子,来说明如何使用这一模型评估咨询的情况。

多样性就意味着选择,但太多选择也会让人困惑甚至感到可怕。最好我们能精确地知道事情将如何进展,而系统咨询通过多种方法、多种心态、多种咨询策略、多种人格来理解大千世界,从而搞定多样性。要建设性地运用多样性,下面两个立场是必备的先决条件:

第一,有探索每个系统、每个来访者新奇之处的兴趣和好奇:探索什么方法最有效? 什么视角最有可能带来改变? 这其中的挑战是,不管你有多么丰富的经验、积累了多少临床和治疗的知识，要永远保持好奇。

第二，什么视角可以为我的咨询工作提供创新之处，对此有重新探索的兴趣和好奇：哪种方法最适合我的工作？哪种方法最能助我成功？哪种方法令我信服？

上述的第一种态度帮助我们有效地工作，第二种态度令我们的职业生涯更持久、更愉悦。并且，所有从事系统治疗的人都明白，它们是循环往复、紧密相连的。

Aarts, M. (2009): Marte Meo, ein Handbuch. Harderwijk.

Altmeyer, S. ; Kröger, F. (2003): Theorie und Praxis der Systemischen Familienmedizin. Göttingen.

Andersen, T. (1991): The Reflecting Team: Dialogues and Dialogues about the Dialogues. New York.

Anderson, H. ; Goolishian, H. (1990): Menschliche Systeme als sprachliche Systeme. Familiendynamik 15(3): 212 – 242.

Anderson, H. ; Goolishian, H. (1992): The client is the expert: A not-knowing approach to therapy. In: McNamee, S. & Gergen, K. (Eds.): Social Construction and the Therapeutic Process. Newbury Park.

Antonovsky, A. (1987): Unraveling the Mystery of Health-How People Manage Stress and Stay Well. San Francisco. Bastine, R. ; Fiedler, P. ; Grawe, K. ; Schmidtchen, S. ; Sommer, G. (1982): Grundbegriffe der Psychotherapie. Weinheim.

Bateson, G. (2000): Steps to an Ecology of Mind: Collected Essays in Anthropology, Psychiatry, Evolution and Epistemology. Chicago.

Bayerisches Landesjugendamt (2005): Sozialpädagogische Diagnose. München.

Bayerisches Landesjugendamt (2005): Hilfeplan: Aufstellung, Mitwirkung, Zusammenarbeit. München.

Berg, I. K. ; Kelly, S. (2000): Building Solutions in Child Protective Services. New York.

Berger, M. ; Spanjaard, H. (1996): Families First. Utrecht.

Boeckhorst, F. (1988): Strategische Familientherapie. Dortmund.

Boelicke, T. (2004): Kognitive Lebenszielanalyse in Therapie und Beratung. Verhaltenstherapie und psychosoziale Praxis 36(2): 313 – 324.

Bohm, D. (2004): On Dialogue. New York.

Boscolo, L. ; Bertrando, P. (1993): The Times of Time: A New Perspective in Systemic Therapy and Consultation. New York.

Boscolo, L. ; Cecchin, G. ; Hoffmann, L. ; Penn, P. (1987): Milan Systemic Family Therapy: Conversations in Theory and Practice. New York.

Boszormenyi-Nagy, I. (1985): Intensive Family Therapy. Theoretical and Practical Aspects. New York.

Bradford, L. P. ; Gibb, J. R. ; Benne, K. D. (1964): T-Group Theory and

Laboratory Method Innovations in Re-Education. Hoboken.

Brem-Gräser, L. (2011): Familie in Tieren: Die Familiensituation im Spiegel der Kinderzeichnung. Entwicklung eines Testverfahrens. München.

Buggenthin, U. (2005): Sozialpädagogische Familienhilfe. In: Ritscher, W. (Hg.): Systemische Kinder-und Jugendhilfe. Heidelberg, 217 – 235.

Bünder, P. (1998): Video-Training. Eine neue Methode innerhalb der Sozialarbeit, dargestellt am Beispiel der MarteMeo-Methode. In: Mrochen, S. ; Berchtold, E. ; Hesse, A. (Hg.): Standortbestimmung sozialpädagogischer und sozialarbeiterischer Methoden. Weinheim, 83 – 103.

Bünder, P. ; Helfer, A. ; Sirringhaus-Bünder, A. (2005): Praxisbuch Marte Meo. Köln.

Carter, B. ; McGoldrick, M. (1989): The Changing Family Life Cycle: A Framework for Family Therapy. Boston.

Cierpka, M. (2008): Handbuch der Familiendiagnostik. Berlin.

Conen, M. -L. (Hg.) (1992): Familienorientierung als Grundhaltung in der stationären Erziehungshilfe. Dortmund.

Conen, M. -L. (1999): "Unfreiwilligkeit"-ein Lösungsverhalten. Zwangskontexte und systemische Therapie und Beratung. Familiendynamik 24(3): 292 – 297.

Conen, M. -L. (2011): Wo keine Hoffnung ist, muss man sie erfinden. Aufsuchende Familientherapie. Heidelberg.

Covey, S. (2004): The Seven Habits of Highly Effective People. New York.

De Jong, P. ; Berg, I. K. (2012): Interviewing for Solutions. Stamford.

de Shazer, S. (1980): Putting Difference to Work. New York.

de Shazer, S. (1985): Keys to Solution in Brief Therapy. New York.

de Shazer, S. (1992): Dem Klienten zuhören-ein Interview mit Steve de Shazer. Geführt von Thomas Keller und Roswitha Schug. Zeitschrift für systemische Therapie 10(4): 279 – 287.

de Shazer, S. (1994): Words Were Originally Magic. New York.

Duhl, F. ; Kantor, D. ; Duhl, B. (1973): Learning, Space and Action in Family Therapy: A Primer of Sculpture. In: Bloch, D. (Ed.): Techniques of Family Psychotherapy. New York, 47 – 63.

Durrant, M. (1993): Residential Treatment: A Cooperative, Competency-Based Approach to Therapy and Program Design. New York.

Eggemann-Dann, H.-W. (2004): Externalisierung am Beispiel des Familienbrettes als stützende Intervention bei unvollständigen Familien und im Trennungsprozess. Unveröffentlichtes Seminarhandout. Hanau.

Eggemann-Dann, H.-W. (2005): Situationskompetenz als Qualifizierungsziel in den Hilfen zur Erziehung (HzE). praxis im dialog. Zeitschrift des Praxis-Instituts für systemische Beratung: 9 – 16.

Ellis, A.; Hoellen, B. (2004): Die rational-emotive Verhaltenstherapie. Stuttgart.

Foerster, H. von (1984): On Constructing a Reality. In: Watzlawick, P. (Ed.): The Invented Reality: How Do We Know What We Believe We Know? (Contributions to Constructivism). New York, 41 – 62.

Foerster, H. von; Pörksen, B. (2002): Understanding Systems: Conversations on Epistemology and Ethics. New York.

Fryszer, A. (1995): Das Spiel bleibt Spass. Psychodrama 8(2): 169 – 187.

Fryszer, A. (2005): Leistungsdiversifikation in der Sozialarbeit und ihre Folgen für die sozialen Dienste. In: Fröse, M. (Ed.): Management Sozialer Organisationen. Berlin, 293 – 318.

Fryszer, A. (2006): Psychodrama in der Arbeit mit Familien. In: Bosselmann R.; LüffeLeonardt, E.; Gellert, M. (Hg.): Variationen des Psychodramas.

Gammer, C. (1999): Phasische Familientherapie. In: Schneider, K. (Hg.): Familientherapie in der Sicht psychotherapeutischer Schulen. Paderborn, 110 – 133.

Gammer, C. (2005): Kursausschreibung Systemische Therapie und Beratung. Wiesbaden.

Girolstein, P. (2005): Elterncoaching nach Haim Omer. praxis im dialog. Zeitschrift des Praxis-Instituts für systemische Beratung: 17 – 22.

Glasersfeld, E. von (2002): Radical Constructivism. A Way of Knowing and Learning. London.

Glasl, F. (Hg.) (1983): Verwaltungsreform durch Organisationsentwicklung. Bern u. Stuttgart.

Glasl, F.; Lievegoed, B. (1996): Dynamische Unternehmensentwicklung. Bern.

Grawe, K. (1999): Wie kann Psychotherapie noch wirksamer werden? Verhaltenstherapie und psychosoziale Praxis 31(2): 185 – 199.

Grawe, K. (2000): Psychologische Therapie. Göttingen.

Grawe, K. (2005): Interview: Ich bin kein Anhänger von Wahrheiten. Report Psychologie 7(8): 304 – 308.

Grawe, K.; Regli, G.; Smith, E.; Dick, A. (1999): Wirkfaktorenanalyse-ein Spektroskop für die Psychotherapie. Verhaltenstherapie und psychosoziale Praxis (31) 2: 201 – 225.

Haken, H.; Schiepek, G. (2010): Synergetik in der Psychologie. Göttingen.

Haley, J. (2007): Directive Family Therapy. Philadelphia.

Hargens, J. (1989): KundIn, KundigE, KundschafterIn. Gedanken zur Grundlegung eines "helfenden" Zugangs. Zeitschrift für systemische Therapie 11 (1): 14 – 20.

Hargens, J. (2004): Aller Anfang ist ein Anfang. Gestaltungsmöglichkeiten hilfreicher systemischer Gespröche. Göttingen.

Hargens, J. (2006): Aller Anfang ist ein Anfang. Gestaltungsmöglichkeiten hilfreicher systemischer Gespräche. Göttingen.

Hawellek, C.; Schlippe, A. von (Hg.) (2011): Entwicklung unterstützen, Unterstützung entwickeln. Systemisches Coaching nach dem Marte Meo Modell. Göttingen.

Herwig-Lempp, J. (2001): Multiproblemfamilien. Kontext 32(2): 160 – 161.

Herwig-Lempp, J. (2002): Maschinen, Menschen, Möglichkeiten. Eine kleine Ideengeschichte des systemischen Arbeitens. Kontext (33) 3: 190 – 212.

Herwig-Lempp, J. (2004): Die VIP-Karte-ein einfaches Instrument für die Systemische Sozialarbeit. Kontext 35(4): 353 – 364.

Herwig-Lempp, J. (2012): Ressourcenorientierte Teamarbeit. Systemische Praxis der kollegialen Beratung. Ein Lern-und übungsbuch. Göttingen.

Hillmeier, H. (2003): Sozialpädagogische Diagnose. Mitteilungsblatt des Bayerischen Landesjugendamtes Nr. 3. München.

Hollstein-Brinkmann, H. (1993): Soziale Arbeit und Systemtheorien. Freiburg.

Hollstein-Brinkmann, H.; Staub-Bernasconi, S. (2005): Systemtheorien im Vergleich: Was leisten Systemtheorien für die soziale Arbeit? Wiesbaden.

Hosemann, W.; Geiling, W. (2005): Einführung in die systemische Soziale Arbeit. Freiburg.

Hosemann, D.; Kriz, J.; Schlippe, A. von (Hg.) (1998): Familien the rapeutInnen im Gespräch. Freiburg.

Hüther, G. ; Rüther, E. (2010): Die nutzungsabhängige Reorganisation neuronaler Verschaltungsmuster im Verlauf psychotherapeutischer und psychopharmakologischer Behandlungen. In: Schiepek, G. (Hg.): Neurobiologie der Psychotherapie. Stuttgart, 224 – 234.

Imber-Black, E. ; Roberts, J. ; Whiting, R. (Eds.) (2003): Rituals in Families and Family Therapy. New York.

Kast, V. (2002): Trauern. Freiburg.

Kast, V. (2013): Sich einlassen und loslassen-Neue Lebensmöglichkeiten bei Trauer und Trennung. Freiburg.

Kinney, J. ; Haapala, D. ; Booth, C. (1991): Keeping Families Together. The Homebuilders Model. New York.

Klefbeck, J. (1998): Netzwerktherapie-Eine Behandlungsmethode in Krisen. In: Röhrle, B. ; Sommer, G. ; Nestmann, F. (Hg.): Netzwerkinterventionen. Tübingen, 139 – 152.

Kos, M. ; Biermann, G. (2002): Die verzauberte Familie. Ein tiefenpsychologischer Zeichentest. München.

Kübler-Ross, E. (2008): On Death and Dying. Abingdon.

Kunze, M. (1998): Interkulturelle Psychologische Beratung. Wege zum Menschen 50: 195 – 205.

Laing, R. (1972): Knots. New York.

Laing, R. ; Phillipson, H. ; Lee, A. (1966): Interpersonal Perception. New York.

Lankton, S. R. ; Lankton, C. H. (1989): Tales of Enchantment. Goal-Oriented Metaphors for Adults and Children in Therapy. New York.

Laucht, M. ; Schmidt, M. H. ; Esser, G. (2000): Risiko-und Schutzfaktoren in der Entwicklung von Kindern und Jugendlichen. Frühförderung interdisziplinär 19 (3): 97 – 108.

Lenk, W. (1988): Psychotherapeutische Behandlung eines Lipoms im Eigenversuch. Hypnose und Kognition 5(1): 45 – 52.

Lévi-Strauss, C. (1966): The Savage Mind. Chicago.

Lévi-Strauss, C. (2012): Tristes Tropiques. London.

Lewin, K. (1951): Field Theory in Social Science. New York.

Lorenzer, A. (1983): Sprache, Lebenspraxis und szenisches Verstehen in der psychoanalytischen Therapie. Psyche 37(2): 97 – 115.

Lösel, F. ; Bender, D. (2008): Von generellen Schutzfaktoren zu differentiellen protektiven Prozessen: Ergebnisse und Probleme der Resilienzforschung. In: Opp, G. ; Fingerle, M. ; Freytag, A. (Hg.): Was Kinder stärkt: Erziehung zwischen Risiko und Resilienz. München, 37 – 58.

Ludewig, K. (1991): Vom Stellenwert diagnostischer Maßnahmen im systemischen Verständnis. In: Schiepek, G. (Hg.): Systeme erkennen Systeme. München, 155 – 174.

Ludewig, K. (1999): Die therapeutische Intervention-Eine signifikante Verstörung der Familienkohärenz im therapeutischen System. In: Schneider, K. (Hg.): Familientherapie in der Sicht psychotherapeutischer Schulen. Paderborn, 78 – 95.

Ludewig, K. ; Wilken, U. (Hg.) (2000): Das Familienbrett: Ein Verfahren für die Forschung und Praxis mit Familien und anderen sozialen Systemen. Göttingen.

Luhmann, N. (2009): Soziologische Aufklärung. Wiesbaden. Madanes, C. (2002): Hinter dem Einwegspiegel. Salzhausen.

Maturana, H. ; Varela, F. (1992): Tree of Knowledge: Biological Roots of HumanUnderstanding. Boston.

McGoldrick, M. ; Gerson, R. (1986): Genograms in Family Assessment. New York.

Merl, H. ; Korosa, H. (1981): Eine Modifikation der Familien-Skulptur. Partnerberatung 3: 146 – 154.

Minuchin, S. (2012): Families and Family Therapy. Cambridge, Massachusetts.

Minuchin, P. ; Colapinto, J. ; Minuchin, S. (2006): Working with Families of the Poor. New York.

Minuchin, S. ; Fishman, C. (1981): Family Therapy Techniques. Cambridge.

Minuchin, S. ; Lee, W. Y. ; Simon, G. M. (1996): Mastering Family Therapy: Journeys of Growth and Transformation. New York.

Minuchin, S. ; Montalvo, B. ; Guerney, B. ; Rosman, B. ; Schumer, F. (1967): Families of the Slums. New York.

Minuchin, S. ; Rosman, B. ; Baker, L. (1978): Psychosomatic Families. Cambridge.

Moreno, J. L. (1953): Who Shall Survive? Foundations of Sociometry, Group Psychotherapy and Sociodrama. New York.

Moreno, J. L. (2001): Psychodrama und Soziometrie. Köln. Moreno, J. L. (2008): Gruppenpsychotherapie und Psychodrama. Stuttgart.

Morgan, G. (2006): Images of Organization. Thousand Oaks.

Mrochen, S.; Berchtold, E.; Hesse, A. (1998): Standortbestimmung sozialpädagogischer und sozialarbeiterischer Methoden. Weinheim.

Müller, G. (2002): Themamit Variationen: Strukturen und Prozeß derSkulpturtechnik. In: Moskau, G.; Müller, G. (Hg.): Virginia Satir. Wege zum Wachstum. Paderborn.

Neumann, W. (2004): Das "Familienbrett" als methodisches Hilfsmittel bei der "Spurensuche als psychologische Erinnerungsarbeit". Kontext 35(3): 247 – 260.

Omer, H.; Schlippe, A. von (2011): Autorität ohne Gewalt-Coaching für Eltern von Kindern mit Verhaltensproblemen. "Elterliche Präsenz" als systemisches Konzept. Göttingen.

Omer, H.; Schlippe, A. von (2012): Autorität durch Beziehung. Die Praxis des gewaltlosen Widerstands in der Erziehung. Göttingen.

Opp, G.; Fingerle, G.; Freytag, A. (2008): Was Kinder stärkt: Erziehung zwischen Risiko und Resilienz. München.

Palmowski, W.; Thöne, E. (1995): Zirkuläres Fragen, was war das noch? Zeitschrift für systemische Therapie 13(2): 111 – 120.

Papp, P. (1976): Brief therapy with couples groups. In: Guerin, P. J. (Ed.): Family Therapy-Theory and Practice. New York, 350 – 364.

Papp, P. (1977): Family Choreography. In: Guerin, P. J. (Ed.): Family Therapy-Theory and Practice. New York, 465 – 479.

Papp, P. (1996): The Process of Change. New York. Peseschkian, N. (2007a): Positive Familientherapie. Eine Behandlungsmethode der Zukunft. Frankfurt a. M.

Peseschkian, N. (2007b): Wenn du willst, was du noch nie gehabt hast, dann tu, was du noch nie getan hast. Freiburg.

Peseschkian, N. (2012): Der Kaufmann und der Papagei. Frankfurt a. M.

Pleyer, K. -H. (1996): Schöne Dialoge in häßlichen Spielen? überlegungen zum Zwang als Rahmen für Therapie. Zeitschrift für systemische Therapie 14(3):

186 – 196.

Prior, M. (2012): MiniMax-Interventionen. Heidelberg.

Reddemann, L. (2007): Eine Reise von 1000 Meilen beginnt mit dem ersten Schritt. Freiburg.

Ritscher, W. (Hg.) (2005): Systemische Kinder-und Jugendhilfe. Heidelberg.

Ritscher, W. (2012): Systemische Modelle für die soziale Arbeit. Heidelberg.

Röhrle, B.; Sommer, G.; Nestmann, F. (1998): Netzwerkinterventionen. Tübingen.

Rotthaus, W. (1989): Die Auswirkungen systemischen Denkens auf das Menschenbild des Therapeuten und seine therapeutische Arbeit. Praxis der Kinderpsychologie und Kinderpsychiatrie 38: 10 – 16.

Rotthaus, W. (1994): Sexuelle Mißhandlung-Anmerkungen zur Konstruktion einer Welt der Verantwortlichkeit mit dem Täter. Zeitschrift für systemische Therapie 12(1): 25 – 32.

Russinger, U.; Wagner, E. (1999): Gewalt-Zwang-System. Systemisch-konstruktivistische Konzepte in institutionellen Zwangskontexten. Zeitschrift für systemische Therapie 17(3): 144 – 156.

Satir, V. (1988): Familienbehandlung. Freiburg.

Satir, V. (1990): Peoplemaking. London.

Satir, V.; Baldwin, M. (2008): Satir Step by Step: A Guide to Creating Change in Families. Palo Alto.

Schiepek, G. (1991): Systeme erkennen Systeme. München.

Schiepek, G. (Hg.) (2010): Neurobiologie der Psychotherapie.

Schiepek, G.; Kröger, F.; Eckert, H. (2001): Nichts ist praktischer als eine gute Theorie. Kontext 32(4): 243 – 261.

Schindler, R. (1957): Grundprinzipien der Psychodynamik in der Gruppe. Psyche 11(5): 308 – 314.

Schlippe, A. von; Kriz, J. (1996): Das "Auftragskarussell". Eine Möglichkeit der Selbstsupervision in systemischer Therapie und Beratung. System Familie 9(3): 106 – 110.

Schlippe, A. von; Schweitzer, J. (2007): Lehrbuch der systemischen Theorie und Beratung. Göttingen.

Schmidt, G. (2010): Liebesaffären zwischen Problem und Lösung. Heidelberg.

Schmitt, A. (2004): Magische Gestalten auf dem Familienbrett. Familiendynamik 29(1): 22 – 53.

Schneider, K. (1999): Familientherapie in der Sicht psychotherapeutischer Schulen. Paderborn.

Schulz von Thun, F. (1998): Miteinander reden. Reinbek.

Schulz von Thun, F. (2010a): Miteinander reden 1. Störungen und Klärungen. Allgemeine Psychologie der Kommunikation. Reinbek.

Schulz von Thun, F. (2010b): Miteinander reden 2. Stile, Werte und Persönlichkeitsentwicklung. Differenzielle Psychologie der Kommunikation. Reinbek.

Schulz von Thun, F. (2010c): Miteinander reden 3. Das "innere Team" und situationsgerechte Kommunikation.

Schweitzer, J. (1995): Kundenorientierung als systemische Dienstleistungsphilosophie. Familiendynamik 20(3): 292 – 313.

Schweitzer, J.; Weber, G. (1982): Beziehung als Metapher: Die Familienskulptur als diagnostische, therapeutische und Ausbildungstechnik. Familiendynamik 7 (Sonderdruck): 113 – 129.

Seiwent, L. J. (2000): Selbstmanagement. Persönlicher Erfolg, Zielbewußtsein, Zukunftsgestaltung. 9. Aufl. Offenbach.

Seligman, M. E. P. (2012): Der Glücksfaktor. Warum Optimisten länger leben. Bergisch-Gladbach.

Selvini Palazzoli, M. (2006): Das Mailänder Modell-Ein Interview mit Mara Selvini Palazzoli. Geführt von Klaus Deissler am 10. 4. 1979 (http://www. systemagazin. de/buecher/klassiker/selvini_paradoxon. php).

Selvini Palazzoli, M.; Boscolo, L.; Cecchin, G.; Prata, G. (1981): Hypothetisieren-Zirkularität-Neutralität. Familiendynamik 6(4) 123 – 139.

Selvini Palazzoli, M.; Boscolo, L.; Cecchin, G.; Prata, G. (2013): Paradox and Counterparadox: A New Model in the Therapy of the Family Schizophrenic Transaction. Lanham.

Simon, F. B.; Stierlin, H. (2004): Die Sprache der Familientherapie: Ein Vokabular: Kritischer überblick und Integration systemtherapeutischer Begriffe, Konzepte und Methoden.

Simon, F. B.; Rech-Simon, C. (2012): Zirkuläres Fragen. Systemische Therapie in Fallbeispielen-ein Lernbuch. Heidelberg.

Sirringhaus-Bünder, A. (2011): Marte Meo-Videounterstützte Beratung und systemische Perspektive. In: Hawellek, C. ; Schlippe, A. von (Hg.): Entwicklung unterstützen, Unterstützung entwickeln. Systemisches Coaching nach dem Marte Meo Modell. Göttingen, 227 – 241.

Sommer, G. (1982): Gemeindepsychologie. In: Bastine, R. ; Fiedler, P. ; Grawe, K. ; Schmidtchen, S. ; Sommer, G. (Hg.): Grundbegriffe der Psychotherapie. Weinheim.

Sommer, G. ; Ernst, H. (Hg.) (1988): Gemeindepsychologie. München. Speck, R. ; Attneave, C. (1987): Die Familieim Netz sozialer Beziehungen. Freiburg.

Steiner, C. M. (2009): Wie man Lebenspläne verändert. Die Arbeit mit Scripts in der Transaktionsanalyse. Paderborn.

Stierlin, H. (1982): Delegation und Familie. Frankfurt a. M.

Stierlin, H. (1992): Von der Psychoanalyse zur Familientherapie.

Stuttgart. Stierlin, H. ; Rücker-Embden, G. ; Wetzel, N. ; Wirsching, M. (2002): Das erste Familiengespräch.

Stuttgart. Stindl-Nemec, E. (2001): Wieder dabei. Systemische Sozialarbeit in der gemeindenahen Psychiatrie. Heidelberg.

Trenkle, B. (2010): Das Ha-Handbuch der Psychotherapie. Heidelberg.

Trenkle, B. (2013): Die Löwengeschichte. Hypnotisch-metaphorische Kommunikation und Selbsthypnosetraining. Heidelberg.

Varga von Kibéd, M. ; Sparrer, I. (2011): Ganz im Gegenteil. Grammatik und Praxis der Aufstellungsarbeit mit kleineren und größeren Systemen. Heidelberg.

Walter, J. L. ; Peller, J. E. (1992): Becoming Solution-Focused in Brief Therapy. Levittown.

Watzlawick, P. (1977): How Real is Real? New York.

Watzlawick, P. (Ed.) (1984): Invented Reality: How Do We Know What We Believe We Know? (Contributions to Constructivism). New York.

Watzlawick, P. , Bavelas, J. B. ; Jackson, D. D. (2011): Pragmatics of Human Communication: A Study of International Patterns, Pathologies, and Paradoxes. New York.

Watzlawick, P. , Weakland, J. H. ; Fisch, R. (2011): Change: Principles of Problem Formulation and Problem Resolution. New York.

Weber, G. ; Simon, F. ; Stierlin, H. ; Schmidt, G. (1987): Familientherapie bei manischdepressivem Verhalten. Familiendynamik 12(2): 136 – 161.

Werner, E. ; Smith, R. (2001): Journeys from Childhood to Midlife: Risk, Resilience and Recovery. Ithaca.

White, M. ; Epston, D. (1990): Narrative Means to Therapeutic Ends. New York.

Williams, A. (1989): The Passionate Technique. Strategic Psychodrama with Individuals, Families and Groups. London.

Williams, A. (1995): Visual and Active Supervision. London u. New York.

Williams, A. (2003): Rituale: Impulse für Veränderung und Entwicklung. praxis im dialog. Zeitschrift des Praxis-Instituts für systemische Beratung, 13 – 16.

Winnicott, D. W. (1965): Maturational Processes & the Facilitating Environment: Studies in the Theory of Emotional Development. Madison.

Wirsching, M. ; Scheib, P. (2003): Paar-und Familientherapie. Berlin.

Wustmann, C. (2004): Von den Stärken der Kinder ausgehen. Das Konzept der Resilienz und seine Bedeutung für das pädagogische Handeln. Unsere Jugend 56 (10): 402 – 412.

Zeig, J. (Ed.) (1980): A Teaching Seminar with Milton H. Erickson. Philadelphia.

Zwicker-Pelzer, R. (2010): Beratung in der Sozialen Arbeit. Stuttgart.

图书在版编目(CIP)数据

系统式心理治疗工作手册/(德)安德雷亚斯·弗利斯泽尔,(德)瑞纳·史汶著;吕文瑞等译. —上海:华东师范大学出版社,2019
ISBN 978-7-5675-9354-1

Ⅰ.①系… Ⅱ.①安…②瑞…③吕… Ⅲ.①精神疗法-手册 Ⅳ.①R749.055-62

中国版本图书馆 CIP 数据核字(2019)第 129119 号

系统式心理治疗工作手册

著　　者	【德】安德雷亚斯·弗利斯泽尔
	【德】瑞纳·史汶
译　　者	吕文瑞　任　洁　王素华　胡　斌
译　　校	闪小春
译　　审	刘　丹
责任编辑	张俊玲(策划组稿)
	王国红(项目统筹)
特约审读	王瑞安
责任校对	王丽平
装帧设计	高　山
出版发行	华东师范大学出版社
社　　址	上海市中山北路 3663 号　邮编 200062
网　　址	www.ecnupress.com.cn
电　　话	021-60821666　行政传真 021-62572105
客服电话	021-62865537　门市(邮购)电话 021-62869887
地　　址	上海市中山北路 3663 号华东师范大学校内先锋路口
网　　店	http://hdsdcbs.tmall.com
印刷者	上海展强印刷有限公司
开　　本	787 毫米×1092 毫米　1/16
印　　张	20
字　　数	363 千字
版　　次	2020 年 4 月第 1 版
印　　次	2023 年 5 月第 4 次
书　　号	ISBN 978-7-5675-9354-1
定　　价	68.00 元
出 版 人	王　焰

(如发现本版图书有印订质量问题,请寄回本社客服中心调换或电话 021-62865537 联系)